U0263158

岭南
中医药
文库

岭南中医药文库·医疗系列

罗浮山下国医魂

——惠州市中医医院发展纪实

主　编　廖承建　李华生

廣東省出版集團
广东科技出版社
·广　州·

图书在版编目(CIP)数据

罗浮山下国医魂：惠州市中医医院发展纪实 / 廖承建，李华生主编. —广州：广东科技出版社，2016. 7
(岭南中医药文库. 医疗系列)
ISBN 978-7-5359-6533-2

Ⅰ. ①罗…　Ⅱ. ①廖…　②李…　Ⅲ. ①中医医院—历史—惠州市　Ⅳ. ①R199.2

中国版本图书馆 CIP 数据核字(2016)第 130889 号

罗浮山下国医魂——惠州市中医医院发展纪实
Luofushanxia Guoyihun——Huizhoushi Zhongyi Yiyuan Fazhan Jishi

责任编辑：马霄行
封面设计：友间文化
责任校对：蒋鸣亚
责任印制：彭海波
出版发行：广东科技出版社
（广州市环市东路水荫路 11 号　邮编：510075）
http：// www.gdstp.com.cn
E-mail：gdkjyxb@gdstp.com.cn（营销中心）
E-mail：gdkjzbb@gdstp.com.cn（总编办）
经　销：广东新华发行集团股份有限公司
印　刷：广州伟龙印刷制版有限公司
（广州市从化太平经济开发区创业路 31 号　邮政编码：510990）
规　格：889mm × 1 194mm　1/32　印张 9.75　字数 240 千
版　次：2016 年 7 月第 1 版
2016 年 7 月第 1 次印刷
定　价：42.00 元

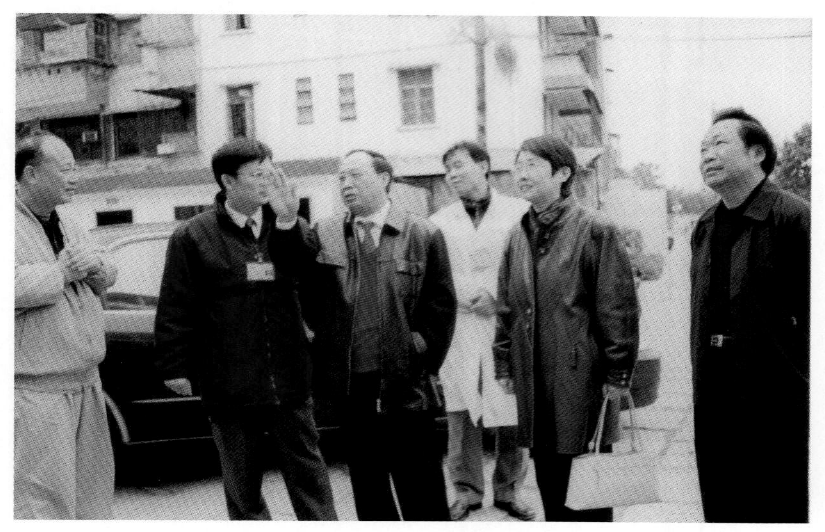

▲ 2003 年 1 月 8 日，惠州市委副书记杨维到惠州市中医医院视察

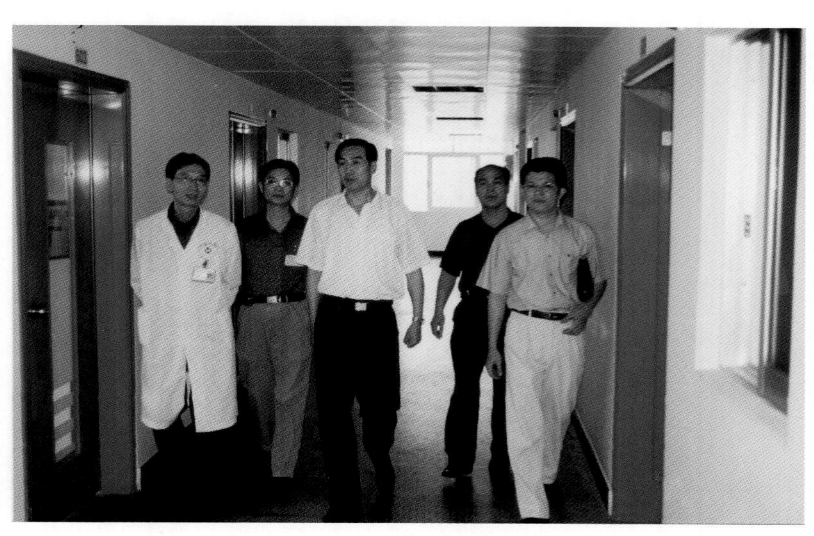

▲ 2003 年 11 月 1 日，国家中医药管理局医政司许志仁司长到惠州市中医医院指导工作

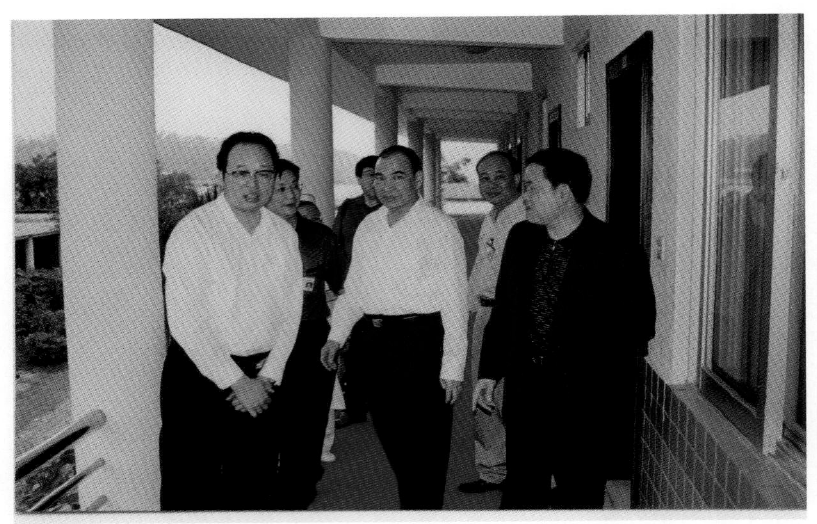

▲ 2004 年 4 月 16 日，惠州市市长黄业斌、惠州市市委副书记陈仕其等领导到惠州市中医医院视察

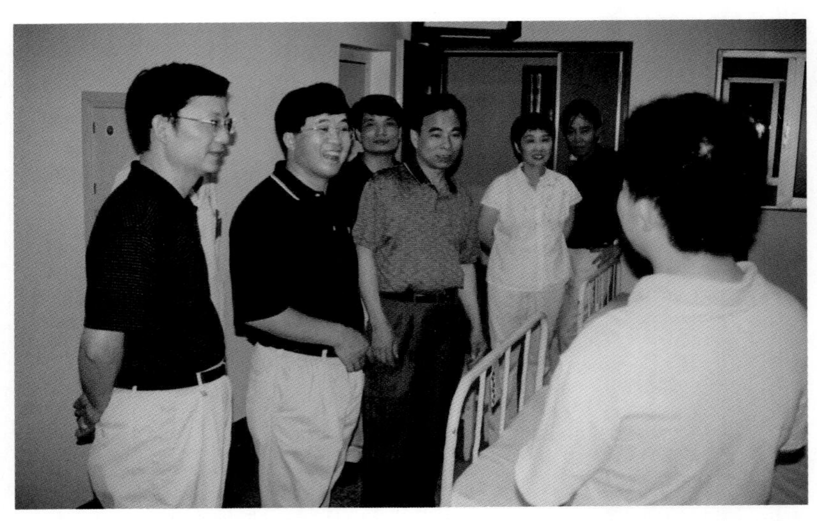

▲ 2004 年 6 月 19 日，惠州市副市长许光到惠州市中医医院视察

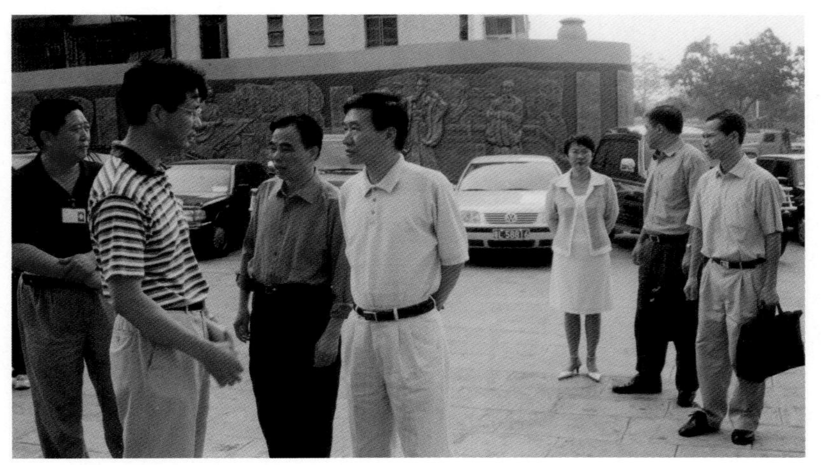

▲ 2004 年 10 月 12 日，广东省卫生厅厅长姚志彬到惠州市中医医院视察

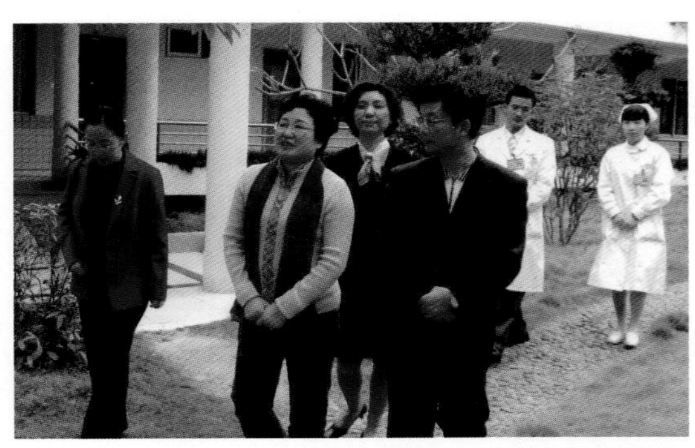

◀ 2005 年 2 月，广东省卫生厅副厅长彭炜到惠州市中医医院视察

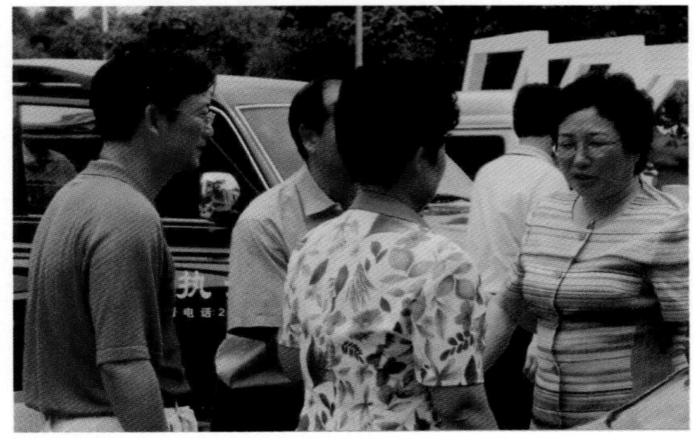

▶ 2006 年 5 月 7 日，广东省卫生厅副厅长彭炜到惠州市中医医院视察

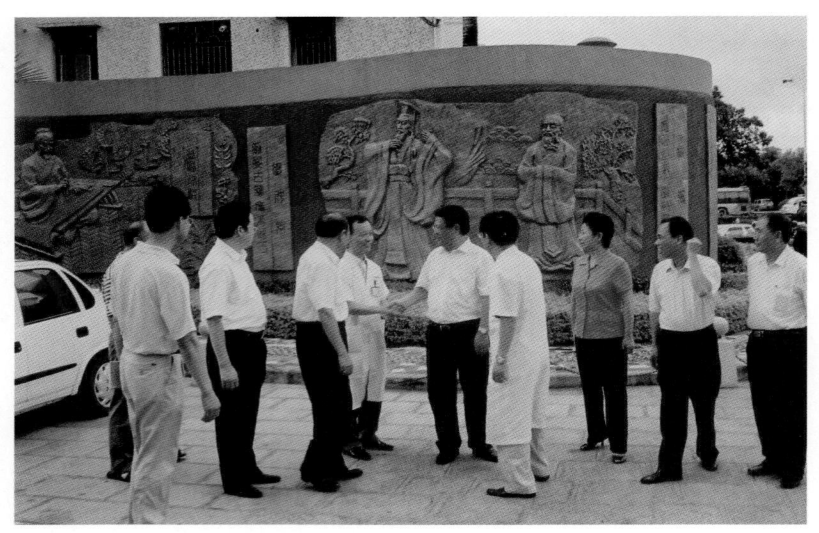

▲ 2006 年 6 月 29 日，惠州市市委书记柳锦州到惠州市中医医院视察

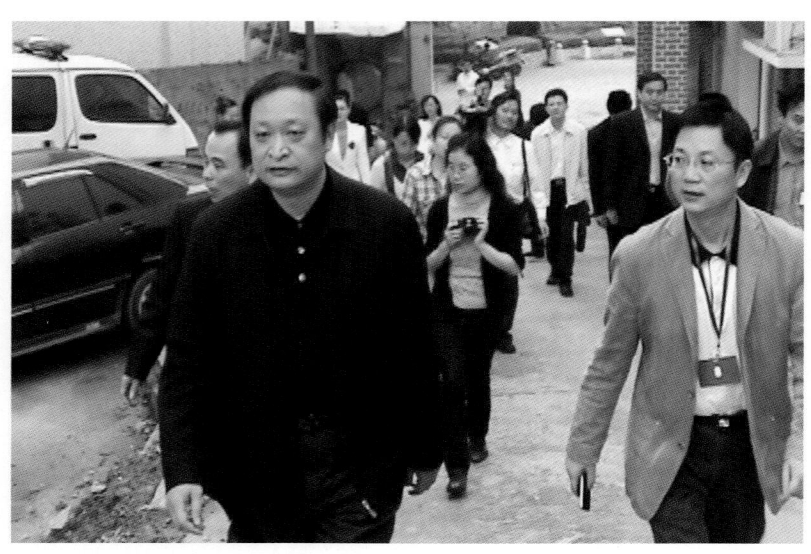

▲ 2007 年 3 月 26 日，卫生部副部长、国家中医药管理局局长王国强到惠州市中医医院调研

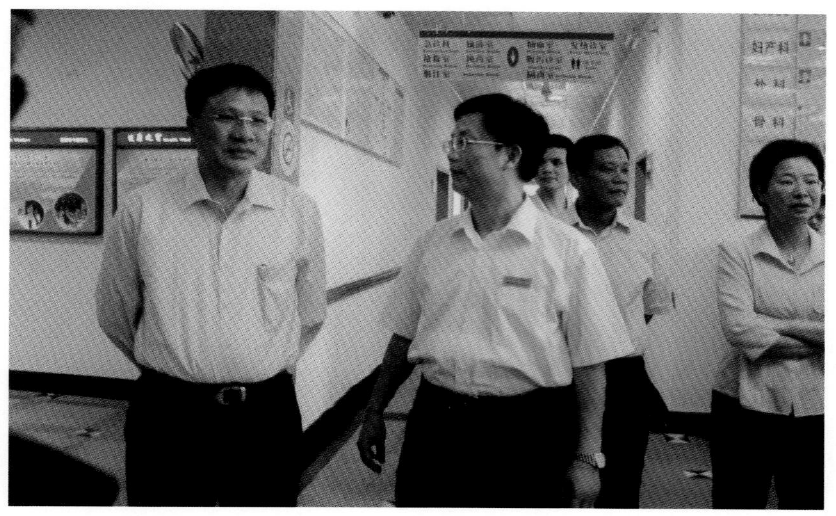

▲ 2008 年 10 月 7 日，惠州市市长李汝求到惠州市中医医院检查创文明城市工作

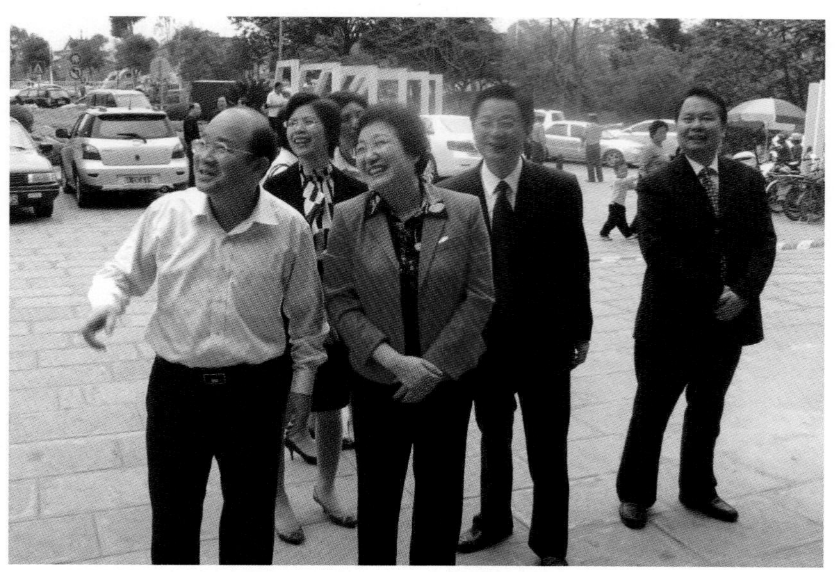

▲ 2009 年 3 月 10 日，广东省卫生厅副厅长彭炜到惠州市中医医院视察

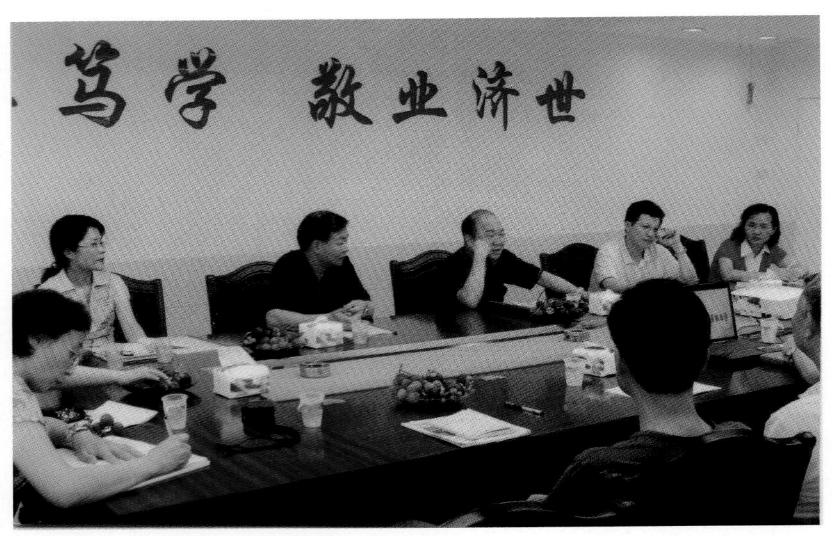

▲ 2009 年 6 月 2 日，惠州市卫生局许岸高局长到惠州市中医医院调研

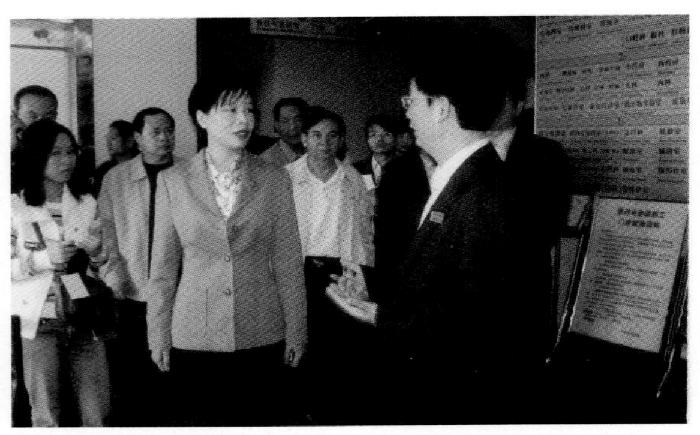

► 2010 年 2 月 3 日，惠州市副市长谢端到惠州市中医医院检查安全生产工作

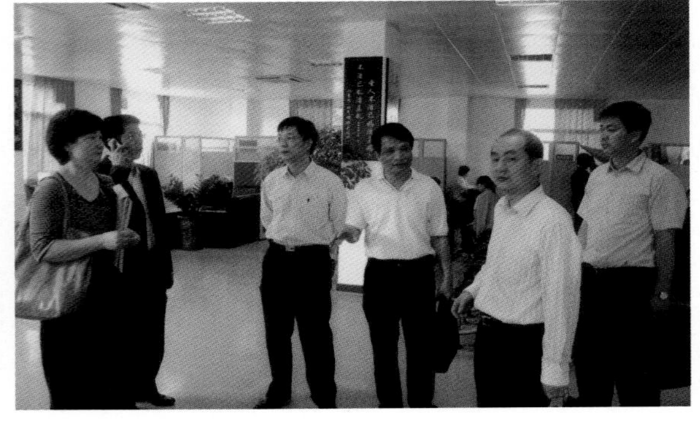

► 2010 年 3 月 22 日，广东省中医医院管理年督察组成员到惠州市中医医院检查督导

内容提要

本书为《岭南中医药文库》医疗系列中的一册，介绍了惠州市中医医院从无到有、由弱到强、逐步壮大、跨越式发展的不平凡之路。全书通过溯源、传承、改革、内涵、名院、名科、名医、名案、和谐等章，全面记述了在绵长中医药应用历史背景下，惠州市中医医院一路向上的发展历史、不断提高的医疗水平、应时而动的管理方略、口碑相传的医德医风、风采奕奕的名医群像、感人至深的大事要闻，并辅以大量图表，内容翔实，图文并茂，重点突出，既有助于大众对惠州市中医医院深入了解，又能为广东省乃至全国中医医院的管理、建设、发展提供宝贵的借鉴资料。

《岭南中医药文库》组委会

《岭南中医药文库》编委会

《岭南中医药文库》出版工作委员会

《岭南中医药文库·医疗系列》编委会

《罗浮山下国医魂——惠州市中医医院发展纪实》编委会

主　编　廖承建　李华生

副主编　殷舒华　胡福禄　田育红
　　　　文平凡

编　委　龚小琦　洪　澜　黄锦英
　　　　程建萍　刘桂云　黄丽雅
　　　　顾　卫　马丽昕　李水连
　　　　胡娟娟　谢顺琼　李连君
　　　　黄桂琼

序

岭南，在传统上是指越城、大庾、骑田、都庞、萌渚五岭以南的地区。这个地区的地理和人文环境富有特色，是我国地域文化中的重要分支。广东是岭南地区的核心地域，近代以来社会经济和科技文化发展均走在地区的前列。在这里，传统中医药以独特的作用深得人们信赖，一直呈现生机勃勃的局面。

2006年以来，广东省委、省政府先后出台了多个促进广东中医药发展的重要文件，提出要将广东从“中医药大省”建设成为“中医药强省”，这无疑为广东中医药的腾飞增添了巨大的推动力。其中，《岭南中医药文库》（以下简称《文库》）的出版就是一项具体的措施。遵《文库》编委会之嘱作序，略述感言如下。

一

从中国文化发源来看，中国文化的主流发源于中原一带。中医药学是从中原传入岭南的。晋代有葛洪、支法存、仰道人等活跃于广东，唐代开始有李暄《岭南脚气论》等以岭南为名的方书，可见医学与岭南挂钩，岭南医学成为中医药学科的一个分支，为时至少已有千多年了。

晋唐时期，岭南的中医学就已经体现出自身的特色，例如在研究当时流行的脚弱病（脚气病、维生素 B_1 缺乏症）方面成果突出。唐代《千金要方·卷七·论风毒状第一》："论曰，考诸经方往往有脚弱之论，而古人少有此疾，自永嘉南渡，衣缨仕人多有遭者，岭表江东有支法存、仰道人等，并留意经方，偏善斯术，晋朝仕望多获全济，莫不由此二公。"可见岭南医学善于创新。另外，从《千金要方》《外台秘要》《肘后备急方》等书中还可见葛洪、支法存等对蛊毒、沙虱热（恙虫病）、疟疾、丝虫、姜片虫等传染病有不少治疗方药，对岭南热带地区传染病的研究成就亦较为突出。这些成就不是由中原带来，而是吸取多地民间医药精华，加以总结得之。

宋代开始，岭南医学界人才辈出。先有陈昭遇，开宝初年至京师为医官。陈昭遇与王怀隐等 3 人历时 11 年编成《太平圣惠方》；又与刘翰、马志等 9 人编成《开宝新详定本草》20 卷。绍兴年间（公元 1137 年），潮阳人刘昉著的《幼幼新书》为岭南儿科学的发展奠定了良好的基础。可见宋代岭南已有国家级的医家出现。元代释继洪撰《岭南卫生方》，其中就收录了不少宋代医家的经验方，标志着具有岭南特色的方药学已初步形成。

明清时期是岭南中医学大发展的年代。明代，有丘濬、盛端明等有名望的医家出现；还有浙江人王纶所著的《明医杂著》，是其在广东布政司任内完成的；一代名医张景岳的《景岳全书》，亦是在粤地一再印行方传世。上述著作对岭南医学的影响很大。清代，对全国有较大影响的医家何梦瑶，被誉为“南海明珠”；儋州罗汝兰著《鼠疫汇编》，丰富了对急性传染病的诊治经验；清末，西洋医学传入我国，岭南首当其冲，出现了朱沛文等主张中西汇通之医家。岭南医学的中医小儿科继续取得突出成就，在清代中期刊行了罗浮山人陈复正的《幼幼集成》后，清末又有程康圃著《儿科秘要》，由博返约，把儿科证候概括为八门（风热、急惊风、慢惊风、慢脾风、脾虚、疳积、燥火、咳嗽）；治法约以六字（平肝、补脾、泻心），举一反三，给人以极大的启发。民国时期儿科名医杨鹤龄继承程氏学说，著《儿科经验述要》。杨氏从 17 岁起在育婴堂独立主诊病婴，每天巡视、处理危重病婴数次，故育婴堂可称儿童医院之雏形。他积累了丰富的治疗危重病儿的经验，后来自己开业，日诊两三百人。西医张公让曾不断观察其诊证，亦深为佩服其医术之精也！

而广东草药在清代至民国时期也得到很好的整理，名作有何克谏的《生草药性备要》《增补食物本草备考》和萧步丹的《岭南采药录》等，为中药材增加了不少岭南草药品种。

上述可见，岭南医学至清代挟其岭南之特色已达相当高的水平，光绪三十二年（公元 1906 年）广州就有医学求益社之成立，相当于今天的医学会，以文会友，每月一次。被评得第一名者，发表论文于报端。上月头名即为下一届论文的主审员，无形中开展学术之竞争。后继者有广州医学卫生社。但岭南医学之发展达到高峰则是在民国时期后，主要是在医学教育培养人才方面成绩突出。民国时期，学校教育开始举办，著名的有广东中医药专门学校与广东光汉中医专门学校，均为岭南中医学界培养了许多人才。虽然民国时期受国民党政府消灭中医的压迫，但岭南医学学术仍然日益繁荣，影响至香港和东南亚一带。中医药为岭南人民健康事业立下了不朽的功勋。

回顾岭南医学发展的脉络，晋代中原移民带来的先进医术与岭南地区医药相结合；宋代以后，长江流域的医药学术带入岭南，又促进岭南医药学的发展，加上自身的成就，岭南医药学成为有浓郁的岭南特色的医药学派。历史同时也表明，医药事业与地区社会经济发展状况紧密相关。当代广东改革开放已先行多年，经济文化各方面都打下了厚实的基础，在有力的政策推动下，聚集人才。可以寄望今后，岭南中医药学必将产生飞跃式的发展，实现中医药强省的目标。

二

研究地方医药学，其实也是为中医药学事业整体作贡献。自 1977 年美国恩格尔教授提出医学模式理论以来，西方医学正在由生物医学模式向生物—心理—社会医学模式转变。其实我国传统医学一开始就重视心理、环境因素，中医药学研究还不能脱离地理环境、社会环境、个人体质、时间因素，故应该因时、因地、因人制宜地去研究疾病的预防和治疗。

对于环境与人类社会的关系，古今中外都有过各种讨论。我国伟大的历史学家司马迁，在《史记》中分别论述了 4 个主要经济区域与人的性格和社会风俗的关系。西方的亚里士多德也将地理环境与政治制度相联系，认为地理位置、气候、土壤等影响个别民族特征与社会性质。德国哲学家黑格尔的《历史哲学》也将地理环境看作是精神的舞台，认为是历史的“主要的而且必要的基础”，不同的环境会有不同的历史进程。至于自然科学，虽然研究的是事物普遍的客观规律，但科学也具有社会性的一面，客观规律在实际应用中总是有着对特定时间、地点与人群的针对性，不同地区的客观条件也对科学实践与发展有不同程度的影响。

医学既属于自然科学，又具有很强的社会性。医学技术的基本规律是一致的，但其实际应用必须考虑到个体的特点。中医自古以来就深刻地认识到这一点，注意地理环境、气候与人的体质对疾病和医药的影响，提出了“因时制宜、因地制宜、因人制宜”的原则。唐代《千金要方》指出：“凡用药，皆随土地所宜，江南岭表，其地暑湿，其人肌肤薄脆，腠理开疏，用药轻省，关中河北，土地刚燥，其人皮肤坚硬，腠理闭塞，用药重复。”就是具体的例子。

我国幅员辽阔，由于地理环境的差异和历史上开发的先后，各个地区医学发展水平不一。而每一个地区医学水平的提高，往往也充实了中医药学理论的实际内涵。元代朱丹溪对南方人体质和疾病的认识，就很好地补充了此前以北方经验为主的医疗知识。明清时期江南瘟疫流行，又促使了温病学派的形成。岭南地区的气候、地理环境和疾病谱也有特殊性，药材资源又相当丰富，若加以认真研究，完全有可能产生创新性理论。每一个地区中医药特点的形成，必然是对传统医学理论的继承性与实际运用的创造性相结合的结果。小的突破，至少丰富了中医临床的风格，增加了地方性的应用经验；大的突破，有可能形成新学说，带来整体性的变革。所以，研究地方医药学，其意义同样是相当深远的。

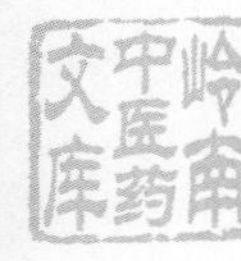

三

现代中医药研究，必须坚持以临床为出发点。近代岭南有许多临床水平出众的名医，饮誉国内外。现代岭南中医药发展应继承这一良好传统，抓好临床学术的传承。建设中医药强省的文件中很重视对名医学术的整理和对基层中医的培训，是十分有远见的。本套《文库》也注重对当代名中医学术经验的整理，这种整理就是学术传承的一种方式，并可为更多临床中医提供参考。

另外，岭南中医药的发展也应加强理论的研究。岭南医学发展历程如果横向比较，有全国影响或有重大突破的中医学理论著作还是不多的。这也许与以前岭南远离北方的传统政治文化中心有关。但在学术交流频繁、信息渠道通畅的今天，要想中医药理论有大的发展，关键还是要加强研究，提高水平，要对临床经验进行凝练和升华，对中医药理论进行务实的思考。近年，我们提出的“五脏相关学说”就在全国引起较大的反响，并被纳入国家“973”计划中医药理论基础研究专项。在处于思想解放前沿的广东，完全应该迈出更大的步伐，促进中医药理论的现代化。

现代中医药的研究，又完全可以应用最新科学技术。葛洪《肘后备急方》记载的青蒿治疗疟疾，经过多年的不断研究实践，目前已发展成为世界最先进的抗疟新药。中医药治疗艾滋病、SARS，在临床有效的基础上，对其机制的深入研究有助于阐明其科学原理。但这种研究必须坚持中医药学主体性和中医药理论的主导性。

同样，现代中医药的发展也离不开产业的支持。广东中药产业有着非常好的基础，中药的种植和中成药的生产销售成为许多地方的支柱产业之一。正像民国时期创立广东中医药专门学校的前辈所说："中国天然之药产，岁值万万（现在已远不止此数了），民生国课，多给于斯。"产业的发展既带动了地方经济，又为中医药的研究提供了良好的条件。研究中医药产业的发展策略，也是重要的课题。

《文库》囊括了前述各方面。这些学术、临床、科研及产业等的成果和经验得以系统整理出版，是岭南中医药界的盛事。岭南先贤梁启超先生诗云："世纪开新幕，风潮集远洋。"相信《文库》能以海纳百川的气魄，汇集新知，刊布精义，成为 21 世纪岭南中医药腾飞的基石！是为序。

邓铁涛

2008 年 4 月

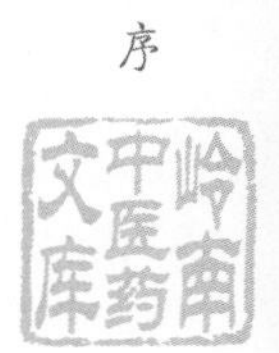

前　言

中华文明源远流长，中国传统医药学历史悠久。作为千百年来养护着中华各族人民身体健康的祖国医学，是中国文化宝库中的瑰宝。在人类历史的长河中，虽然经历了无数风浪和险阻，但是，中医药以自己无可辩驳的科学实践，几千年来为人类的繁衍和昌盛作出了非凡的贡献。中医药学又同时具有鲜明的特色，以其独立而完整的理论体系和丰富的实践经验，自立于世界医林。

岭南中医药自有记载以来，悠悠 1000 多年，它源于中原中医药文化又广泛撷取了各地的精华。岭南核心地域——广东，更是纳四海新风，运用南方道地药材，结合地方湿、热、毒等气候因素，遣方用药，自成体系。随着时代的推进，文化积淀丰厚，地理位置优势明显，广东中医药也在特色明显的岭南文化承载中不断发展。

中医医疗机构是中医医疗工作的主要基地，是传承中医药文化和体现岭南文化特色的场所，在保障人民群众身体健康、培养中医人才和临床科研工作中起着重要的作用。广东的中医医院经过新中国成立后 60 多年的变迁、建设、发展、完善，已然今非昔比。中医医院从无到有，从新中国成立初期的 1 家到 20 世纪五六十年代数量排在全国同行的前列；医院规模有的从几十张病床发展到千多张，甚至超过 2000 张；年门诊人次有的从几万人次到几十万人次，个别的达数百万人次；中医医院的医疗设备有的从几万元增加至千万元，甚至超亿元……中医医院的成长壮大，让广东省近 1/3 的人民群众都享受到中医医院的医疗服务。真是：六十载薪火相传，半世纪妙手仁心。中医医院前进不停步，中医医院人更是创业不息！华夏文化蒸蒸日上，广东中医继创辉煌。

近几年，更让人欣喜地看到，广东已涌现了一批又一批省的和全国的示范中医医院，全国文明、先进中医医院，国家三级甲等中医医院。这些中医医院成了地方中医的龙头单位，起到了良好的示范和楷模的作用。中医医院人牢记和坚持正确的办院宗旨，坚守救死扶伤、全心全意为社会服务的观念，以人为本、以病人为中心，突出中医优势和特色，在学习继承的基础上努力创新，不断提高医疗服务质量，依靠现代科学技术发展中医药。这些已在地方享有盛誉的中医医院正引领着全省的中医医疗机构昂首阔步奔向更灿烂的明天！

《岭南中医药文库》（以下简称《文库》）医疗系列所收载的也仅是众多中医医院中的一部分，这些中医医院或是全国（或全省）示范中医医院，或是国家三级甲等中医医院，均是全国名院单位或名院建设单位，在建设和发展中各有不同的特点和风格，更有各自宝贵的实践经验。每所中医医院单独系统整理成集，出版专书，对传承岭南中医药文化、建设中医药强省是十分有意义的。

《文库》的编辑、出版，是一项庞大的系统工程，对中医药行业来说是前所未有、史无前例的。由是，我有幸肩负组织、编写“医疗”和“医家”两大系列的重任，深感责任重大，虽已逾耳顺之年亦不敢苟且偷闲。在广东省中医药局和广东科技出版社的重视关怀下，参与两大系列书稿资料的搜集、整理、撰写中，更有数百人所付出的心血；医院领导统筹兼顾，合理安排人力，审核资料，更是本套《文库》出版的保证。

有缘具体组织编写《文库》两大系列工作，幸甚！幸甚！是为此文。

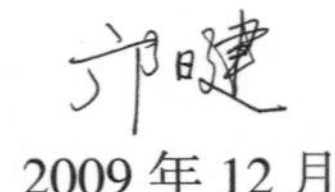

2009 年 12 月

编者的话

“滔滔东江，源于赣南。奔腾呼啸，终归珠江。年深日久，文明育也；木鹅渡江，别名传焉。古国‘缚娄’，秦设‘傅罗’，隋唐制‘循’，南汉称‘祯’；北宋天禧，始名为‘惠’。”这段出自惠州学院李靖国教授的《百城赋·惠州赋》中的赋文，寥寥数语，道出了古今惠州数千年的沧海桑田和历史变迁。

惠州是岭南历史文化名城，在古代即有“岭南名郡”“粤东门户”之称。她地处亚热带，日照时间长，气温高，雨量充足，河流纵横，疾病以“瘴疠病毒”为多。

由此上溯到距今2200多年前，源远流长的罗浮山中医药文化，是惠州乃至岭南地区中医药发展不可缺少的一部分。罗浮山既是一座集道、佛、儒三教合一的宗教名山，也是岭南医药活动肇始之宝地。罗浮山药用植物达1200多种，有“天然中草药库”之说。早在秦代，罗浮山就开始有人采药治病。据清光绪《广州府志》卷二十九记载：“秦，安期生，琅琊人，卖药东海边，时人皆言千岁也。始皇异之，赐以金璧值数千万……安期生在罗浮时尝采涧中菖蒲服之，至今故指菖蒲涧为飞升处。”

1647年前的东晋时代，葛洪至罗浮山炼丹采药，悬壶济世，其广泛搜集和整理民间的各种验方秘方，著成《肘后备急方》。其书中记载了民间一些常用方剂，主治诸如疟疾、脚气、瘴疠、肺结核、恙虫病之类的常见病症。这些收录的方药大部分行之有效、采药容易、价钱便宜，而且篇幅不大，可藏在肘后随行（即今天所说的袖珍本），即使在缺医少药的山村、旅途，也可随时用来救急，受到历代百姓的欢迎。

又有北宋文学巨匠苏东坡宋哲宗绍圣年间被贬惠州，对惠州的文明产生了巨大而又深远的影响，诚如清代著名诗人江逢辰所言“一自坡公谪南海，天下不敢小惠州”。东坡不仅是杰出的文学家，还是著名的医学家，所著《苏沈良方》流传百世。在宋代，当时的惠州除了农业生产比较落后外，影响百姓生活最大的问题就是瘴毒流行、缺医少药。苏东坡被贬惠州后不久，看到瘴毒流行，民间苦不堪言，即搜购药物，施药救人。如“治瘴止用姜、葱、豉三物，浓煮热呷，无不效者，而土人不知作豉，又此州无黑豆，闻五羊颇有之，便乞为致三石，得为作豉，散饮疾者。不罪，不罪”就是他在惠州施药救人的真实写照。此外，东坡还教当时百姓种植常常服用的补药，如地黄、枸杞子、甘菊和薏苡仁等。

对于枸杞子，苏东坡甚为赞赏，认为它全身都是宝，不仅可以当蔬菜吃，而且药用效果好，久服能令人轻身，延年益寿。

清代，岭南中医药发展进入鼎盛时期，惠州因此名医辈出。惠阳刘渊，少年时曾习武，后弃武从医，成为岭南名医，著《医学纂要》，全书6卷，按《周易》乾卦卦辞“乾、元、亨、利、贞、吉”顺列，体现了用药如用兵、行方布阵的用药风格。广东布政使王恕为之作序曰：“其所诊治喜用温补峻厉之剂，始或怪而笑之，久未见其失一也。”又如惠阳陈复正，所著《幼幼集成》乃儿科专著，学术影响所及不仅是惠州、岭南一带，而且遍及国内外。

到了近代，尽管中医受到了冲击，仍有鹅岭裘觐颜弃儒从医，以医济世，行医50载，悬壶鹅城，以其精湛的医术名誉东江，并昌医育才，集资创办惠阳国医养成所，成为惠阳地区历史上第一间中医育才学校，为继承和发扬祖国医学作出了巨大的贡献。此外还有夏伯宽、文介峰、余道元、汪少云、谭雪若等一批名医，使中医国术得到传承和发扬。

当今，一大批惠州中医工作者，他们更是以传承、发扬中医为己任，致力于中医中药的现代化研究。由此回忆起50多年前，惠州中医医院从无到有，从小到大，从单一到枝繁叶茂，乃至从新生到遭遇扼杀再到复活苏醒，惠州中医从此摆脱了名不正言不顺的尴尬境遇。

自新世纪的钟声浑然敲响，惠州市中医医院的中医学专家、学者以及从事中医研究和为之奉献的医务工作者，他们与时俱进，信守科学发展观，惠州的中医学研究和中医事业之发展，从此步入一个全新的阶段。

一部《罗浮山下国医魂》，她是惠州中医发展的史书，更是一部名郡惠州承上启下的文明之志。她是一部中医学专著，亦是惠州文明和谐之中医学发展之回眸。

廖承建

2011 年 12 月

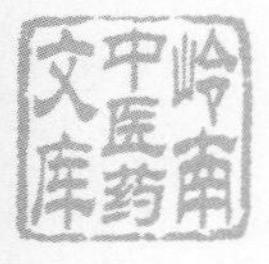

岭南中医药文库

目录

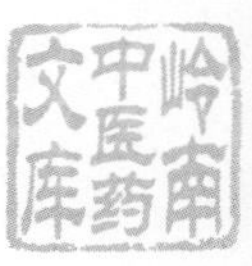

第一章
溯 源

第一节 罗山娶得浮山来 林荫深处炼丹神

惠州国医的历史渊源，可以追溯到广袤无垠的罗浮山脉和神奇无比的葛洪炼丹文化。

罗浮山是道教名山，被称为“天下第七洞天，第三十一泉源福地”。山脉纵横绵延 750 千米，高空俯瞰似一朵昂首怒放的千瓣莲花。主峰称飞云顶，海拔 1296 米，盛称“百粤群山之祖”“岭南第一山”。

传说罗浮山是两条化形罗山和浮山的神龙结合而成。说的是东海龙王有个名叫青龙三公主的女儿，一日随波逐浪在海面上悠游荡漾。谁知气象万千的海国世界中，南海龙王之子小黄龙也嬉戏在蓝色的海洋之中。双方均青春年少，突然间邂逅相逢，眉目传情中竟互生爱慕之情。因均是龙种，就少了许多俗生儿女情态，直言快语中遂海誓山盟，愿结百年之好，共效萧史，弄玉于飞之欢。

东海龙王和南海龙王都是门规极严的神龙。他们都认为：虽然天地万物孤阴不生、孤阳不长，但既为神龙之种，首应清心寡欲、恪守教戒。而婚配大事应由父母做主，私结秦晋即是犯上作乱。盛怒之下，东海龙王遂囚青龙三公主于蓬莱仙山左侧之孤岛，南海龙王亦用铁链锁囚小黄龙于罗山下之万丈古井之中。

春心既动，链锁山压又岂能奈何？天公为他们之间的真情所感动，发雷鸣电闪以示关怀；大海为他们的真情所感动，兴惊涛骇浪以表赞叹。尤其是力大无穷被安排驮载孤岛的巨灵神龟，在同情之余，竟驮载孤岛劈波斩浪向南海悄悄浮来。罗山下万丈古井中的小黄龙，突然感觉到一种特殊亲情气息袭体而来。他心旌摇荡，无法自持，遂挣脱锁链，冲出古井，终于见到了相别已久的青龙三公主。

小黄龙与青龙三公主毕竟是禀赋神气而生的真龙神种，虽然一时间控制不住欲念，有犯神龙规诫，但他们很快也就各有所悟了，都觉得只是如凡尘人世那样简单的阴阳结合，并不能显神之永存。他们商量着，既然我们都互为情欲所累，倒不如以双方的躯体，组合成世间一奇妙美景，为苍生万物提供一处栖止繁衍之地，这样也使双方的情缘经新的形式得以永存。于是山呼海啸，天崩地裂，在电闪雷鸣中，小黄龙与青龙三公主化罗山、浮山合二而为一，融溶结合为一体。小黄龙化形为罗山主峰飞云顶，青龙三公主则化为浮山峰顶的上界三峰。

魏晋时，著名道士葛洪来到罗浮山中精研道术，对阴阳房中、丹道辟谷，无所不窥。他觉得罗山、浮山两峰巅若即若离，大违小黄龙与青龙三公主的传说，遂冶铁为桥，人称铁桥峰，横贯罗山、浮山两峰巅之间，终于使两山结合在一起，后世人们遂合罗山、浮山而称罗浮山。

由于山中钟灵秀气，葛洪与妻鲍姑晚年偕子侄均隐于此山中修持。

山中原建有道观五所，以冲虚古观最为壮观，这也是全国著名的道教官观之一。

葛洪（283—363 年）为东晋道教学者、著名炼丹家、医药学家。字稚川，自号抱朴子，晋丹阳郡句容（今江苏句容县）人。三国方士葛玄之侄孙，世称小仙翁。他曾受封为关内侯，后隐居罗浮山炼丹。著有《神仙传》《抱朴子》《肘后备急方》《西京杂记》等。其中丹书《抱朴子·内篇》具体地描写了炼制金银丹药等多方面有关化学的知识，也介绍了许多物质性质和物质变化。例如“丹砂烧之成水银，积变又还成丹砂”描述了化学反应的可逆性，即指加热红色硫化汞（丹砂），分解出汞，而汞加硫黄又能生成黑色硫化汞，再变为红色硫化汞。又如“以曾青涂铁，铁赤色如铜”，就描述了铁置换出铜的反应，等等。

西晋建兴四年（316 年），葛洪还归桑梓。东晋开国，念其旧功，赐爵关内侯，食句容二百邑。东晋咸和（326—334 年）初，司徒王导召补州主簿，转司徒掾，迁咨议参军。干宝又荐为散骑常侍，领大著作，洪皆固辞不就。及闻交趾产丹砂，求为句漏令，遂率子侄同行。南行至广州，为刺史邓岳所留，乃止于罗浮山炼丹。在山积年，优游闲养，著作不辍。卒于东晋兴宁元年（363 年），享年 81 岁。或云卒于东晋建元元年（343 年），享年 61 岁。

葛洪继承并改造了早期道教的神仙理论，在《抱朴子·内篇》中，他不仅全面总结了晋以前的神仙理论，并系统地总结了晋以前的神仙方术，包括守一、行气、导引和房中术等，同时又将神奇方术与儒家的纲常名教相结合，强调“欲求仙者，要当以忠孝、和顺、仁信为本。若德行不修，而但务方术，皆不得长生也”，并把这种纲常名教与道教的戒律融为一体，要求信徒严格遵守。他说：“览诸道戒，无不云欲求长生者，必欲积善立功，慈心于物，恕己及人，仁逮昆虫，乐人之吉，愍人之苦，赒人之急，救人之穷，手不伤生，口不劝祸，见人之得如己之得，见人之失如己之失，不自贵，不自誉，不嫉妒胜己，不佞谄阴贼，如此乃为有德，受福于天，所作必成，求仙可冀也。”主张神仙养生为内，儒术应世为外。

葛洪在《抱朴子·外篇》中，专论人间得失，世事臧否。主张治乱世应用重刑，提倡严刑峻法。匡时佐世，对儒、墨、名、法诸家兼收并蓄，尊君为天。不满于魏、晋清谈，主张文章、德行并重，立言当有助于教化。葛洪在坚信炼制和服食金丹可得长生成仙的思想指导下，长期从事炼丹实验，在其炼丹实践中，积累了丰富的经验，认识了物质的某些特征及其化学反应。

葛洪在《抱朴子·内篇》中的《金丹》和《黄白》两篇中，系统地总结了晋以前的炼丹成就，具体地介绍了一些炼丹方法，记载了大量的古代丹经和丹法，勾画了中国古代炼丹的历史梗概，也为我们提供了原始实验化学的珍贵资料，对隋唐炼丹术的发展具有重大影响，成为炼丹史上一位承前启后的著名炼丹家。

葛洪精晓医学和药物学，主张道士兼修医术。“古之初为道者，莫不兼修医术，以救近祸焉”，认为修道者如不兼习医术，一旦“病痛及己”，便“无以攻疗”，不仅不能长生成仙，甚至连自己的性命也难保住。

他的医学著作《肘后备急方》，书名的意思是可以常常备在肘后（带在身边）的应急书，是应当随身常备的实用书籍。书中收集了大量救急用的方子，这都是他在行医、游历的过程中收集和筛选出来的，他特地挑选了一些比较容易弄到的药物，即使必须花钱买也很便宜，改变了以前的救急药方不易懂、药物难找、价钱昂贵的弊病。他尤其强调灸法的使用，用浅显易懂的语言，清晰明确地注明了各种灸的使用方法，只要弄清灸的分寸，不懂得针灸的人也能使用。

葛洪很注意研究急病。他所指的急病，大部分是我们现在所说的急性传染病，古时候人们管它叫“天刑”，认为是天降的灾祸，是鬼神作怪。葛洪在书中说，急病不是鬼神引起的，而是中了外界的疠气。我们都知道，急性传染病是微生物（包括细菌和病毒等）引起的。这些微生物起码要放大几百倍才能见到，1600 多年前还没有发明显微镜，当然不知道有细菌这些东西。葛洪能够排除迷信，指出急病是外界的物质因素引起的，这种见解已经很了不起了。

葛洪在《肘后备急方》里面，记述了一种叫“尸注”的病，说这种病会互相传染，并且千变万化。染上这种病的人闹不清自己到底哪儿不舒服，只觉得怕冷发烧、浑身疲乏、精神恍惚，身体一天天消瘦，时间长了还会丧命。葛洪描述的这种病，就是现在我们所说的结核病。结核菌能使人身上的许多器官致病。肺结核、骨关节结核、脑膜结核、肠和腹膜结核等，都是结核菌引起的。葛洪是我国最早观察和记载结核病的科学家。

葛洪的《肘后备急方》中还记载了一种“犬咬人”引起的病症。犬就是疯狗。人被疯狗咬了，非常痛苦，患者受不得一点刺激，只要听见一点声音，就会抽搐痉挛，甚至听到倒水的响声也会抽风，所以有人把疯狗病又叫作“恐水病”。在古时候，对这种病没有什么办法治疗。葛洪想到古代有以毒攻毒的办法。例如我国最古老的医学著作《黄帝内经》里就说，治病要用“毒”药，没有“毒”性治不了病。葛洪想，疯狗咬人，一定是狗嘴里有毒物，从伤口侵入人体，使人中毒。能不能用疯狗身上的毒物来治这种病呢？他把疯狗捕来杀死，取出脑子，敷在患者的伤口上。果然有的人没有再发病，有人虽然发了病，也比较轻。发病轻应该是古人知识不足造成的误解，狂犬病一旦发作死亡率100%，不管轻重都无差异。

葛洪用的方法是有科学道理的，含有免疫的思想萌芽。大家知道，种牛痘可以预防天花，注射脑炎疫苗可以预防脑炎，注射破伤风细菌的毒素可以治疗破伤风，这些方法都是近代免疫学的研究成果。“免疫”就是免于得传染病。细菌和病毒等侵入我们的身体，我们的身体本来有排斥和消灭它们的能力，所以不一定就发病，只有在身体的抵抗力差的时候，细菌和病毒等才能使人发病。免疫的方法就是设法提高人体的抗病能力，使人免于发病。注射预防针，就是一种免疫的方法（现代免疫学的内容越来越丰富，注射预防针只是其中的一个方面）。葛洪对狂犬病能采取预防措施，可以称得上是免疫学的先驱。欧洲的免疫学是从法国的巴斯德开始的。他用人工的方法使兔子得疯狗病，把病兔的脑髓取出来制成针剂，用来预防和治疗疯狗病。巴斯德的工作方法当然比较科学，但是比葛洪晚了1000多年。

在世界医学历史上，葛洪第一次记载了两种传染病，一种是天花，一种叫恙虫病。葛洪在《肘后备急方》里写道：

有一年发生了一种奇怪的流行病，患者浑身起一个个的疱疮，起初是些小红点，不久就变成白色的脓疱，很容易碰破。如果不好好治疗，疱疮一边长一边溃烂，人还要发高烧，十个有九个治不好，就算侥幸治好了，皮肤上也会留下一个个的小瘢。小瘢初起发黑，一年以后才变得和皮肤一样颜色。葛洪描写的这种奇怪的流行病，正是后来所说的天花。西方的医学家认为最早记载天花的是阿拉伯的医生雷撒斯，其实葛洪生活的时代比雷撒斯要早500多年。

葛洪把恙虫病叫作“沙虱毒”。现在已经弄清楚，沙虱毒的病原体是一种比细菌还小的微生物，叫立克次氏体。有一种小虫叫沙虱，螫人吸血的时候就把这种病原体注入人的身体内，使人得病发热。沙虱生长在南方，据调查，我国只有广东、福建一带有恙虫病流行，其他地方极为罕见。葛洪是通过艰苦的实践，才得到关于这种病的知识的。原来他酷爱炼丹，在广东的罗浮山里住了很久，这一带的深山草地里就有沙虱。沙虱比小米粒还小，不仔细观察根本发现不了。葛洪不但发现了沙虱，还知道它是传染疾病的媒介。他的记载比美国医生帕姆在1878年的记载，要早1500多年。

葛洪还撰有《肘后救卒方》和《玉函方》。“余所撰百卷，名曰《玉函方》，皆分别病名，以类相续，不相杂错，其《救卒》三卷，皆单行径易，约而易验，篱陌之间，顾眄皆药，众急之病，无不毕备，家有此方，可不用医。”葛洪在《抱朴子·内篇》中对许多药用植物的形态特征、生长习性、主要产地、入药部分及治病作用等，均作了详细的记载和说明，对我国后世医药学的发展产生了很大的影响。

举凡名医，必有一段艰难的求学历程，以其超人的毅力去探索和学习。葛洪的一生可谓精彩，而且颇具传奇色彩，他的聪慧睿智帮助他开拓了医学上的新领域，在临床急症医学方面做出了突出的贡献。

葛洪一生著作宏富，自谓有《抱朴子·内篇》二十卷，《抱朴子·外篇》五十卷，《碑颂诗赋》百卷，《军书檄移章表笺记》三十卷，《神仙传》十卷，《隐逸传》十卷；又抄五经七史百家之言、兵事方技短杂奇要三百一十卷。另有《金匮药方》百卷，《肘后备急方》四卷。惟多亡佚，《正统道藏》和《万历续道藏》共收其著作十三种。

葛洪为什么炼丹？在封建社会里，贵族官僚为了永远享受骄奢淫逸的生活，妄想长生不老。有些人就想炼制出“仙丹”来满足他们的奢欲，于是形成了一种炼丹术。炼丹的人把一些矿物放在密封的鼎里，用火来烧炼。矿物在高温高压下就会发生化学变化，产生出新的物质来。长生不老的仙丹是剥削阶级的幻想，当然是炼不出来的。但是在炼丹的过程中，人们发现了一些物质变化的规律，这就成了现代化学的先声。

炼丹术在我国发展得比较早，葛洪就是一个炼丹家。当时，葛洪炼制出来的药物有密陀僧（氧化铅）、三仙丹（氧化汞）等，这些都是外用药物的原料。

葛洪在炼制水银的过程中，发现了化学反应的可逆性。他指出，对丹砂（硫化汞）加热，可以炼出水银，而水银和硫黄化合，又能变成丹砂。他还指出，用四氧化三铅可以炼得铅，铅也能炼成四氧化三铅。在葛洪的著作中，还记载了雌黄（三硫化二砷）和雄黄（五硫化二砷）加热后升华，直接成为结晶的现象。

此外，葛洪还提出了不少治疗疾病的简单药物和方剂，其中有些已被证实是特效药。如松节油治疗关节炎，铜青

（碳酸铜）治疗皮肤病，雄黄、艾叶可以消毒，密陀僧可以防腐等。雄黄中所含的砷，有较强的杀菌作用。艾叶中含有挥发性的芳香油，毒虫很怕它，所以我国民间在五月节前后燃烧艾叶驱虫。铜青能抑制细菌的生长繁殖，所以能治皮肤病。密陀僧有消毒杀菌作用，所以用来做防腐剂。科学与宗教之间时常并非严格对立。作为一个道士，葛洪早在1500多年前就发现了这些药物的效用，在医学上作出了很大贡献。

葛洪在罗浮山脉的炼丹制药、悬壶济世，不仅对岭南文化注入了鲜活的文化元素，更是为惠州、为岭南、为华夏铺就了底蕴深厚的国医之道。如果追溯惠州国医发展的源头，莫过于比此更为悠远可信的了。

第二节　文豪谪惠郁闷处　诗显杏林桑梓情

话惠州古今，尤其是客家养生文化，自然无法跳过大文豪苏东坡这一章；若道苏翁，西湖乐章又是人们不可或缺的美妙序幕。

苏东坡是我国杰出的文学家，一生中写下了大量的诗、词和散文，仅留给后世的诗就有2700首。在这些诗篇中，有不少诗是抒写养生之道的，充满了对生活的热爱和乐观的精神。“可使食无肉，不可居无竹。无肉令人瘦，无竹令人俗。人瘦尚可肥，士俗不可医。旁人笑此言，似高还似痴。若对此君仍大嚼，此间哪有扬州鹤。”这是一首在日常生活环境中具有高雅情趣的诗。大意是：吃饭可以没有肉，但住处不可无竹。不吃肉令人消瘦，没有竹令人卑俗。人瘦可以发胖，人俗不可医治。别人笑我这样说，似高傲又似痴呆。

如果一味快意吃肉，世间哪有人能骑鹤升仙呢？

苏东坡一生仕途坎坷，但他处事达观，淡泊名利，常寄情江山风月。“谪居淡无事，何异老且休”，这也成就了“一自坡公谪南海，天下不敢小惠州”的神奇佳话。

北宋绍圣元年（1094年），章惇任相，再度推行王安石的新法，反对新法的苏轼便以“讥讪先朝”的罪名被贬到惠州。这一年的十月二日，他以宁远军节度副使的身份南来，原来他以为粤东的惠州是蛮荒瘴疠之地，谁知下车伊始，一看山川风物，美不胜收，不禁高声赞美“海山葱茏气佳哉”！于是消除了政治上失意之感，表示“不辞长作岭南人”。一住就住了三年，写下了190多首诗词和数十篇散文序跋。后来因为他写了“报道先生春睡美，道人轻打五更钟”的诗句，传到章惇耳里，章认为他的贬谪生活太闲适了，这才将他再贬到海南儋州。

苏东坡在惠州居留的三年间，所谓“东坡居惠，勇于为义”，他见惠州驻军无固定营房，杂居市内，对老百姓有干扰，建议建兵营300座。他对西湖的建设颇为热心：为了修筑苏堤和六如亭，连身上的犀带也捐献了，还捐出大内赏赐的钱和黄金，资助道士邓守安建筑东新桥，资助和尚希固建筑西新桥和大堤。更难得的是，他亲自与建筑民工为伍，巡视施工进度，监督施工开支。因此到西新桥竣工之日，他与全城父老共同庆祝，尽情欢宴了三日。他常常月夜游丰湖，登合江楼，入逍遥堂，过丰乐桥，踏遍西湖山水，以至“达晓乃归”，游兴是极酣的。他月夜流连于唐代修建的泗州塔下，欣赏塔影平湖，写下了“一更山吐月，玉塔卧微澜”的名句，这“玉塔微澜”成为西湖十景之一。

苏东坡寓居惠州，也有一段伤心事，就是他的爱妾王朝

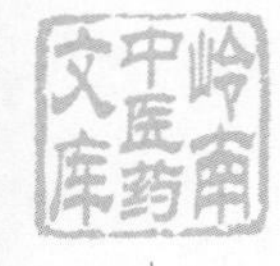

云在这里病死。朝云是浙江钱塘人，字子霞，为人聪敏，有见地，是东坡在杭州做官时认识的歌姬，不识字，后已粗通文墨、学书，“粗有楷法”。东坡被贬时，姬妾相继离去，只有她随东坡23年，至死不渝。死时只有34岁。她死后，东坡与楼霞寺僧葬她于寺旁的松林间。传说朝云死后，东坡每晚仍梦见朝云回家给他的幼子哺乳，她每次回家，下衣总是湿漉漉的，问她何故，朝云说因要涉水过湖所致。东坡梦醒后，于是在平湖与丰湖之间构筑起一道新堤，让朝云晚上不用涉水回家，这成了苏堤的来历。

东坡在西湖三年，广泛地接触了各个阶层的群众。由于他之大得人心，因此，西湖的许多建筑物留有纪念他的名字，如苏公桥（西新桥）、迟苏寺、东坡亭、东坡祠、苏堤，甚至东坡肉、东坡扣肉、东坡酒家等。

苏东坡是我国北宋时期的著名大文豪，诗词书画都有卓越的成就，特别是苏氏的诗文豪放清新，崇尚养生，从他的诗句中可看到他的养生观。

“不可食无鱼。”在烹调清蒸鲫鱼时，就咏有“菜姜紫醋实银鱼，雪碗擎来二尺长。尚有桃花春气在，此中风味盛鲈鱼”的诗句。因鱼多为低热量食品，含优质蛋白质及人体不可缺少的脂肪酸等营养物质，具有健身、防病和延寿之功。

“慢看火，少看水，火候足时它自美。”这是他在介绍制作流传至今的名菜东坡肉经验时的佳句。

“宽胃以养气。”他不暴饮暴食，他写有“软蒸饭、烘煮肉、温羹汤”和“耐咀嚼而真味隽永”的句子。烹制温软食物并细嚼慢咽，既可品尝知味，又可使食物同唾液充分混合，有利于胃肠的消化吸收。

“吾饮酒至少，常以把盏为乐，往往颓然坐卧，人见其醉，而吾心中了然。”他爱喝酒，把饮酒当作一乐，但不酗酒，浅斟轻酌，兴至即止。他认为酒有行气血、疏经脉的功效，但滥饮则伤身。“每食已，以浓茶漱口，烦腻既出，而脾胃不知，肉在齿间，消缩脱去，不烦挑刺，而齿性便若缘比坚密”，又有预防龋齿之利。他在《论茶》中也说：“除烦去腻，世固不可无茶”，然饮之失当，则“暗中损人不少”，还用“活水还须活火烹，自临钓石取深清”，对掌握水温也十分讲究。

“老夫聊发少年狂……亲射虎，看孙郎。”他主张人要多动，“能逸而能劳，善养生者使之”，自己就喜射鹰、狩猎、郊游、登山览胜、泛舟畅游，尽情领略大自然的美景。他认为“江山风月，本无常主，闲者便是主人”，“因病得闲殊不恶，安心是药更无方”。这是他对待疾病的辩证看法，他不相信炼丹术和世上有长生不老药，但推崇食疗和运动在健身方面的作用。

“千梳冷快肌骨醒，风露气人霜蓬根。”因头部有许多重要穴位，通过反复梳头理发，有按摩刺激神经系统，促进血液循环和开窍宁神、平肝明目之功效。

“主人劝我洗足眠，倒床不复闻钟鼓。”形容了洗足熟睡之乐。晚间用温热水洗足，可使足部血管扩张，减少脑部充血，能加速睡眠。

“无事此静坐，一日是两日，若活七十年，便是百四十。”他认为静坐是使大脑休息的良好方法，少视听，则心不烦，以期延年。

“不可居无竹”“无竹令人瘦，无竹令人俗”。竹是“四时青一色，霜雪不能侵”的碧绿枝叶，给人的住处以绿化和幽静的美感。

苏东坡一生坎坷，颠沛流离，活到 65 岁，在那个平均寿命只有 30 岁的时代，也真算是长寿了，这与他深得“咏诗养生”有密切关系。中医认为“气顺则无疾，吟诗能疏气”，也有益于人的免疫功能的发挥。

在宋代，当时的惠州除了农业生产比较落后外，影响百姓生活最大的问题就是瘴毒流行，缺医少药。苏东坡被贬惠州后不久，看到瘴毒流行，民间苦不堪言，即搜购药物，施药救人。如“治瘴止用羌、葱、豉三物，浓煮热呷，无不效者，而土人不知作豉，又此州无黑豆，闻五羊颇有之，便乞为致三石，得为作豉，散饮疾者。不罪，不罪”就是他在惠州施药救人的真实写照。此外，东坡还教当时百姓种植常常服用的补药，如地黄、枸杞子、甘菊和薏苡仁等。对于枸杞子，苏东坡甚为赞赏，认为它全身都是宝，不仅可以当蔬菜吃，而且药用效果好，久服能令人轻身，延年益寿。

东坡谪惠，给惠州带来了鲜活的文化元素，也给百姓带来了国医的精粹和人民赖以生命延续的养生之术。

第三节　历经劫难终不悔　前赴后继国医魂

清代，岭南中医药发展进入鼎盛时期，惠州更是名医辈出。

惠阳刘渊，少年时曾习武，后弃武从医，成为岭南名医，著《医学纂要》，全书六卷，按《周易》乾卦卦辞“乾、元、亨、利、贞、吉”顺列，体现了用药如用兵、行方布阵的用药风格，广东布政使王恕为之作序曰：“其所诊治喜用温补峻厉之剂，始或怪而笑之，久未见其失一也。”又如惠

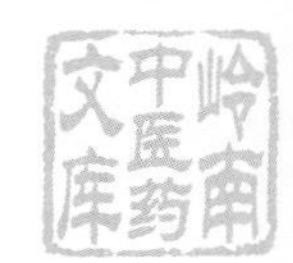

阳陈复正，所著《幼幼集成》乃儿科专著，学术影响所及不仅是惠州、岭南一带，而且遍及国内外，日本《皇汉医学丛书·医籍著》亦有所论及。

此外，罗浮山中医药文化源远流长，是惠州乃至岭南地区中医药发展不可缺少的一部分。罗浮山位于广东省南部，横跨博罗、增城二县，是我国十大名山之一，素有“岭南第一山”之称。罗浮山既是一座集道、佛、儒三教合一的宗教名山，也是岭南医药活动肇始之宝地。罗浮山药用植物达1200多种，有“天然中草药库”之说。早在秦代，罗浮山就开始有人采药治病。据光绪《广州府志》卷二十九记载：“秦，安期生，琅琊人，卖药东海边，时人皆言千岁也。始皇异之，赐以金璧值数千万……安期生在罗浮时尝采涧中菖蒲服之，至今故指菖蒲涧为飞升处。”从古代书籍的记载以及罗浮山上的古迹，可知在晋代之前，岭南地区的医学已经有了一点的发展，有了应用中草药的经验。后期随着大量方士在罗浮山的隐居，炼丹修炼，朱砂、雄黄等矿物药也开始从丹炉中走出来，应用于治病救人的临床实践中，中草药的应用更是进一步扩大。元代释继洪在《岭南卫生方》中提到：“继洪南游既久，愈知瘴疾不易用药，故再直述之于兹焉……淡竹叶，此草惟广州白云后洞及惠州罗浮有之。”这些对惠州乃至岭南中医中药的发展都发挥了重大的作用，同时也为惠州中医医院的诞生、发展奠定了历史基础。

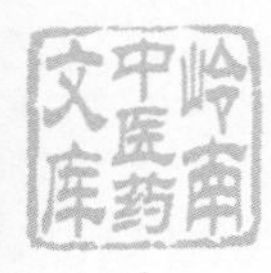

第二章

传　承

第一节　中医仰天一声啸　却遭流年倒春寒

19世纪中医药发展面临着三大危机：一是中医学术本身在发展的平台上徘徊而无大创新；二是崇西轻中和废止中医言论的播散；三是政府重视不够，支持脆薄。19世纪，中医学术比之上一世纪没有重大的突破。时正西学东渐，洋务派和维新派都曾视中医药为末技，认为中医脉不足信，药不足取，可废之。

1822年清政府下令在太医院内废止针灸，中医药的地位开始每况愈下。清道咸以后，华夏多难，政府很少顾及中医药发展。当时西方医学大量传入，尚未能成为中医学的伙伴，却使传统医药面临新的挑战。

1929年，中华民国政府通过了《废止旧医以扫除医事卫生事业之障碍案》。经过一大批文人志士的努力抗争，废止中医的议案才被迫取消，尽管中医药经受住了疾风骤雨的考验，但也付出了沉重的代价，中医药已日趋式微，弱不堪言。

1949 年，中华民族内忧外患的战争硝烟终于散尽，备受欺辱的中国人终于挺直了腰板，而中医学也因此扬眉吐气于世界医学之林。中医学那独特的以阴阳、五行作为理论基础，将人体看成是气、形、神的统一体，通过望、闻、问、切四诊合参的方法，探求病因、病性、病位，分析病机及人体内五脏六腑、经络关节、气血津液的变化，判断邪正消长，进而得出病名，归纳出证型，以辨证论治原则，制定汗、吐、下、和、温、清、补、消等治法，使用中药、针灸、推拿、按摩、拔罐、气功、食疗等多种治疗手段，使人体达到阴阳调和而康复。中医治疗的积极面在于希望可以协助恢复人体的阴阳平衡，而消极面则是希望当必须使用药物来减缓疾病的恶化时，还能兼顾生命与生活的品质。此外，中医学的最终目标并不仅止于治病，更进一步是帮助人类达到如同在《黄帝内经》中所提出的四种典范人物，即真人、至人、圣人、贤人的境界。

1958 年，新中国依然处于建立初期。废弃中医的言论仍余音不绝，中医是“唯心主义”“封建医”的奇谈怪论仍时如蚊蝇的嗡嗡作响。此时此刻，中华人民共和国的伟大创立者毛泽东同志高瞻远瞩，从文化遗产和科学的高度审视中医药学的发展，高屋建瓴地向全世界指出：“中国医药学是一个伟大的宝库，应当努力发掘，加以提高。”百废待兴的中华人民共和国坚定地将中医医学发展摆上政府国计民生的议事日程。在这一思想的指导下，祖国的中医药事业迅速发展壮大，全国各地的中医院如雨后春笋般不断出现，惠州中医

事业也在春风轻拂之下迎来了发展的时机。

1965年6月，惠阳地区中医院宣告成立，张进贤同志任院长。当时，医院设置了简陋的行政办公室，而且是全院唯一的职能科室，统管医院全部业务。副院长朱德福主管行政，副院长夏伯宽主管业务，蔡通礼主管后勤工作，郑兴德任秘书。

当时的惠阳地区同全国各地一样，由于历史的原因都呈现出底子薄、基础差、欠账太多等现状。惠阳地区中医院主要由惠阳地区人民医院第一门诊部（水东门诊部）和原惠阳地区干部疗养院组成，政府划拨了疗养院后面15亩土地。医院编制病床仅为50张（实际不足30张），50名职工。医疗上也仅仅只是以内科、外科、痔疮治疗为主，医技科室也就是进行简单的三大常规检验和一般的X线胸透检查。当时医院主要以门诊形式开展业务，五个专科中，内科、妇儿科以夏伯宽、梁茂隆、张新春、何国声、刘君立、黎佛保、刘英杰医生为中坚骨干，郭亚鹏担纲骨外科医生，李光辉、庄玉珍则坐诊痔疮科，文介峰、徐宗为针灸科主诊医生。

当时的惠阳地区中医院其结构之单一、设备之简陋、人员之奇缺可见一斑。

尽管如此，中医学作为一个专门的医学门类，毕竟在惠州、全中国乃至全世界有了她的一席之地。虽然她稍嫌稚嫩或因不够强壮而显得那么的岌岌可危。

历史就是如此荒唐地重复着。原本百废待兴的中华民族，原本在初春的雨露滋润里渴求着冲天之势的中医学却遭遇到了人祸天降的倒春寒。

一年后，全中国人都莫名其妙地卷入到了万马齐喑的黑暗时代。人们因为革命而革命、因为造反而造反、因为造反而将一切陷于停顿。

1969年，惠阳地区中医院被撤销，并入到惠阳地区人民医院，水东街门诊移交成为惠阳地区人民医院的门诊部。撤销后的惠阳地区中医院，人员东西南北地被分散下放，可怜惠州中医界的仁人志士们，竟是一腔热血付诸东流。不难想象，失去了赖以生存之根基的惠州中医，面临的将是停滞不前甚至倒退！

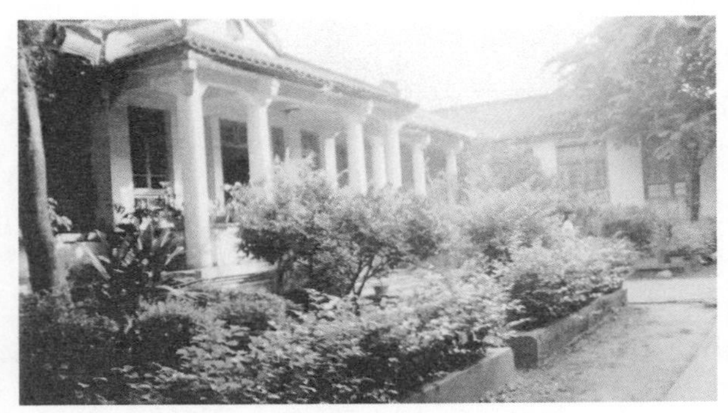

图2–1　1965年建院时的原惠阳疗养院

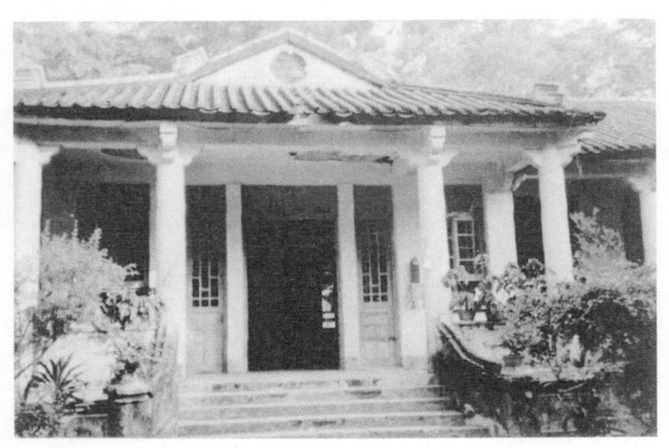

图2–2　1965年建院时的原惠阳疗养院（正门）

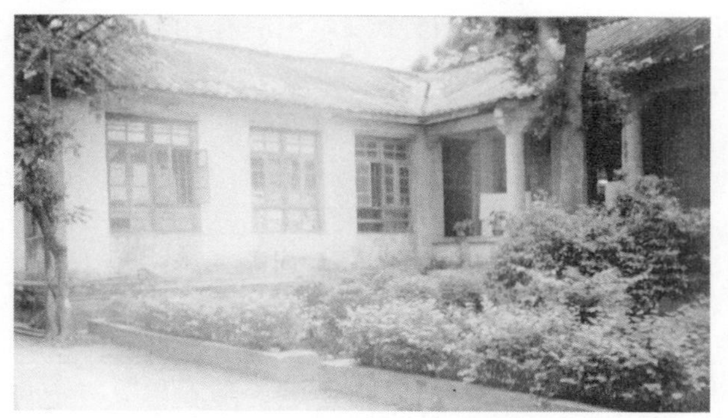

图 2-3　1965 年建院时的原惠阳疗养院（侧门）

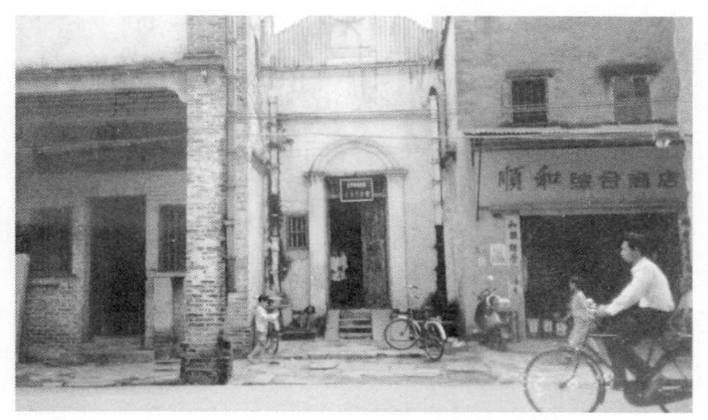

图 2-4　1965 年建院时的水东门诊部旧貌

第二节　六年磨砺终不悔　万寿山下复中医

1974 年 12 月，隆冬中的南国大地。

“文化大革命”仍在继续，但其火药味已是减弱了许多，其攻势也成了强弩之末。惠阳地区的老百姓，尤其是这里的老中医们，他们饱受了政治上的三九严寒摧残，在寒冷中纷纷祈祷安居乐业。他们以中国农家时令的千古思维发出绝望中企盼与渴求：冬天既然已经到来，春天还会远么？

在党中央、国务院中医政策指导下，全国各地中医院相继成立或复办。在当时惠阳地委的高度重视下，1974 年 10 月决定复办惠阳地区中医院。卫生局决定将原中医院的人员、用房等归还中医院，并派惠阳地区人民医院办公室主任杨安清同志负责复办的具体工作。

一个撤销建制六年之久的医院，其人员、资产早已分崩离析。那些名望显赫抑或热爱中医的人也各自东西，六年了，如今你们又在哪里呢？

然而，组织上一纸复办的批文，一个不可以打折扣的临时授命，容不得杨安清有太多的重重困难和私心杂念与组织上讨价还价，唯一可以让他选择的只有六个字：立即走马上任！

杨安清的头等重要工作，就是把当年惠阳地区中医院解散到四面八方的职工，尤其是名老中医找回来。惠阳地区中医院撤销后，老中医们分散到惠阳地区的各个领域，他们感受不到“望、闻、问、切”的乐趣，也体验不到为人分担疾苦的成就感，他们在自己并不熟悉的环境和工作岗位里找不到属于自己的天地。这种感受宛如“活人被尿憋死”的痛苦！这种痛苦，让这些老中医们饱受了整整六年的煎熬！那些一肚子怨气，而且足足憋了六年之久的人们，在闻讯惠阳地区中医院复办的消息后，简直就像深山见太阳那般欢呼雀跃！他们对医院复办个个斗志昂扬，纷纷表示：一定要在最短的时间内，筹建好属于自己的医院！

1975 年 1 月，惠阳地区中医院恢复筹建工作正式拉开帷幕，复院筹建的大本营就设在当年的水东门诊部，六年前，这里曾是惠阳地区中医院的院址。

与此同时，惠阳地委对中医院的复办工作给予了高度的重视和极大的关怀，专门拨了30万元人民币，选址万寿山建设中医门诊、住院大楼。

万寿山曾是一片坟山，所谓万寿，寓意死后葬在这里的人可以在极乐世界福寿永远。万寿山下，曾经是美丽的湖泊，她原本是惠州西湖之菱湖，明代叶维阳有诗赞曰：

横槎一望白云间，曲曲清流曲曲山，
纵目长塘悬怪石，快心半径泻澄湾。
鹤田拂翠苗初熟，渔艇高歌钓自闲，
千顷浮光从此发，扁舟引胜不知还。

不知何故，又或许与“农业学大寨”有点关系，在沿海地区大兴填海造田的岁月，昔日的菱湖曾被肢解为一块块的菜田和鱼塘。

选定万寿山下为中医院门诊大楼的楼址，还有一个重要的因素，便是这里原本是惠阳地区干部疗养院的干部疗养病房，由一排十几间平房组成，横不横、竖不竖地卧在万寿山下。这就为中医大楼的规划布局，在万寿山下本来不大的空间里显露出了她的尴尬和无奈。但不管怎样，大楼的开工的的确确使惠州中医人着着实实地欢欣鼓舞。

由于当时建筑材料奇缺，建中医大楼的木材、钢材、水泥、红砖等主要建筑材料要到周边县区采购。听说和平上陵的木材价格比较便宜，杨安清便带人到和平县的上陵人民公社找木材，又分别派黎佛保、刘英杰等同志到周边县区采购钢材、水泥、红砖等建筑物资。

惠阳地委曾经明确指示杨安清：要把惠阳地区中医院的中医大楼建设成为全惠阳地区卫生系统的标志性建筑，墙面装饰材料一定要用精美的石米雕砌而成。要用石米搞墙面？

谈何容易！首先惠州没有石米，它是云浮特产的，石米的指标计划从哪里来？杨安清心想：既然是地委要求的，不如索性找地委解决。他找到地委秘书长常胜，硬是要他批了 23 吨石米的指标计划。

石米指标弄到了，要把它从云浮运到惠州来也不是一件容易的事。杨安清首先找他的朋友——西湖管理处的赵主任，赵主任听了杨安清的陈述后，把管理处的船舶派给中医院使用，专船开到云浮，然后又从云浮载着石米回惠州。对于这件事，无论是云浮人还是惠州人，都惊叹惠州中医人建设中医大楼的决心和魄力！石米运到了惠州的江边上，如何从江边运输到工地？这得感谢感情质朴的惠州人，他们凭着对中医深厚的感情，硬是一车一车地免费把石米送到了工地。

1976 年 1 月，一直担任惠阳地区中医院复院筹建工作负责人的杨安清，被惠阳地区卫生局正式任命为惠阳地区中医院副院长。从某种意义上说，杨安清完成了组织上交给的惠阳地区中医院复办的筹建工作。他不计较个人得失，可称得上是一个任劳任怨且工作出色的惠阳地区中医院复办之先驱。

第三节　拨乱反正巾帼女　创建中医住院部

1976 年 1 月，关礼华脚踏着还残留暮冬生息的那条小路，以一个女共产党员特有的执着和才气，出任复院后的第一任惠阳地区中医院院长。

原本千疮百孔的中国中医学，在历经十年的疯狂践踏和磨难后更是灾难深重。医院各方面的建设都面临困难：各种技术力量早已分崩离析；各种医疗设备本来严重不足，如今更是不明去向；没有病房，只有两个破旧的门诊部；干部职工总共才 90 余人。

惠阳地区中医院的全体干部职工，硬是卧薪尝胆、奋发图强地为惠州中医学的复苏与振兴而辛勤耕耘着。1977 年，关礼华身先士卒，带领惠州中医人在惠阳地区中医院复办筹建负责人杨安清前期努力的基础上，终于在一片绿色环绕的万寿山下建成了一栋三层楼的中医门诊综合大楼，并于 1979 年开设综合住院病房。

综合大楼的结构布局是这样的：一楼是门诊、药房和收费处；二楼和三楼为住院部，编制 50 张病床。

原先的那排平房成为医院的行政管理区：院长室、办公室、计财科、总务部以及医院的小仓库等均挤在那排小平房里。

在这一惠阳地区中医院恢复并取得重新发展的全新历史时期，关礼华作为医院复办后的第一任院长，她对医院的建设发展功不可没。关礼华完善医院行政设置，设院长办公室、医务办公室、总务部、药械组，并成立科研、学术活动和医疗事故管理领导小组。1977 年，她带领医院政工组副组长钟松才、医院医务组副组长夏永康、医院行政组副组长陈志明，领导着全院干部职工在许多条件都不成熟的情况下，始终坚持标准化、规范化办院。她不遗余力地完善基础设施建设，使惠阳地区中医院的面目在沉寂了十年之后，以全新的风采展现给地区人民。

这一年，在中医院人的共同努力下，惠阳地区中医院门诊大楼在下角菱湖岸边耸立起来，当时医院设院长办公室、医务办公室、总务部、临床科、下角门诊、水东门诊。临床科设大内科（内科、儿科、妇科）和大外科（外科、骨科、五官肛肠科等）两个病区。医技科可进行简单的化验及 A 超、心电图、X 线检查。尽管当时医疗条件相当简陋，但是医院始终坚持“继承和发扬中医医学，为人民健康服务”的宗旨，切实贯彻“救死扶伤，实行革命的人道主义”，千方百计减轻患者负担。当时西药物资缺乏且部分药品价格不菲，中药效显价廉，治疗上本着“治病减负”的原则采用以中医为主、中西医结合的治疗方法，受到患者的欢迎。同时，医院千方百计引进医疗设备，全面开展辅助检查。1977 年，引进了一台 X 线机，增设 X 线室，开展一般的 X 线检查。1979 年，增设了心电图室及超声波室，主要进行 A 超检查。随着辅助检查进一步完善，临床诊疗水平得到了明显的提高。至 1980 年，医院编制床位增加至 100 张。

为弘扬中医，传承中医真谛，扩大中医影响，提高医院知名度，关礼华组织医务人员开展了下厂、下乡、送医、送药活动，开创了惠州中医人医疗服务进入千家万户的先河。

建立医护人员考核制度，督促医护人员提高业务水平。这是关礼华对拨乱反正的最切实际的诠释。她引用考核机制和竞争机制，变任人唯亲为任人唯贤。1978 年起，开始实施全院卫生技术人员每年一次年终考核，考核内容包括临床操作、理论基础知识，并将考核成绩记入技术档案内，作为晋升选用人才的参考。

关礼华在任期间，对惠州中医最大的贡献莫过于加强医护人员培养，提高全员的思想素质和业务素质。她引领惠州中医人成立科研、学术活动和医疗事故管理领导小组，开始定期组织医务人员进行专题学习与讨论，举办各种业务学习班，如中医《伤寒论》学习班、英语学习班等。她还将中医学习班开办到地区航运局以及基层、社区，派出有教学经验的医生为基层企业和普通市民讲授中医课，因为那是惠州中医的根本和立命所在。

1981 年 2 月，关礼华满载着惠州中医人的爱戴和老百姓的依依不舍，服从组织安排，离开鹅城，前往天地更加广阔的花城工作。

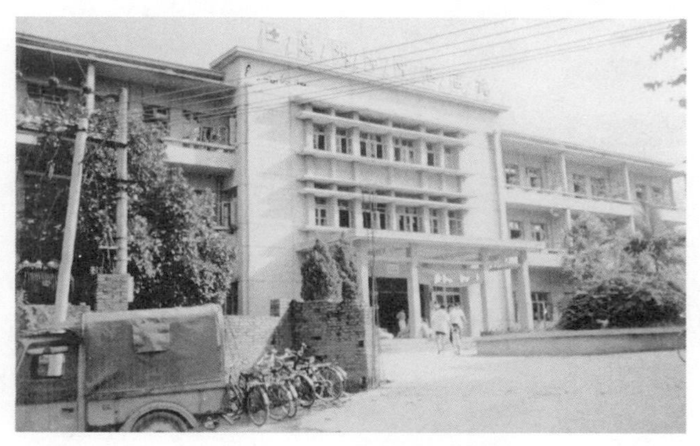

图 2–5　医院复办后新建的三层门诊大楼

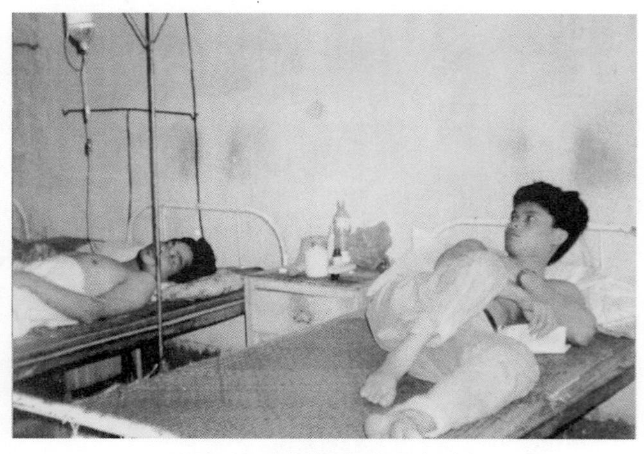

图 2–6　建院初期的病房（1）

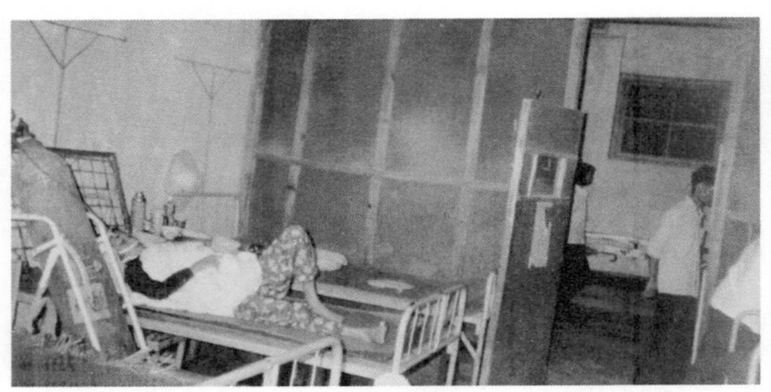

图 2–7　建院初期的病房（2）

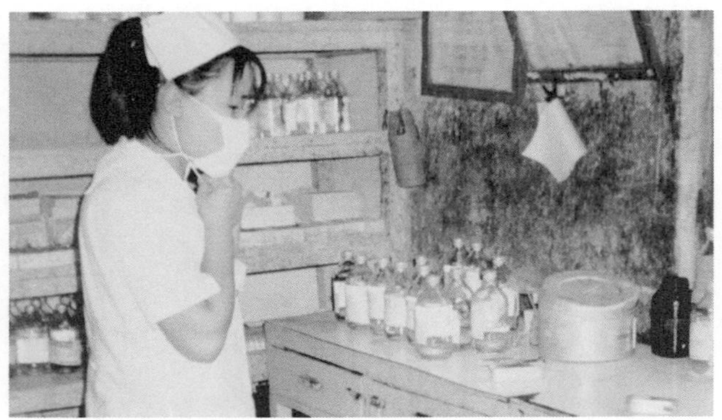

图 2–8　建院初期的护士治疗室

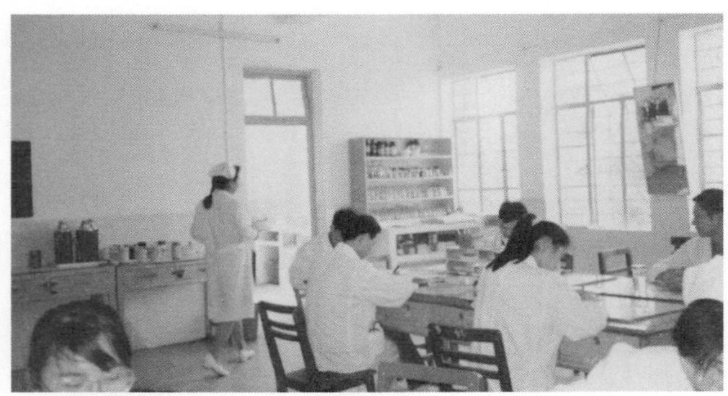

图 2–9　建院初期的医护办公室

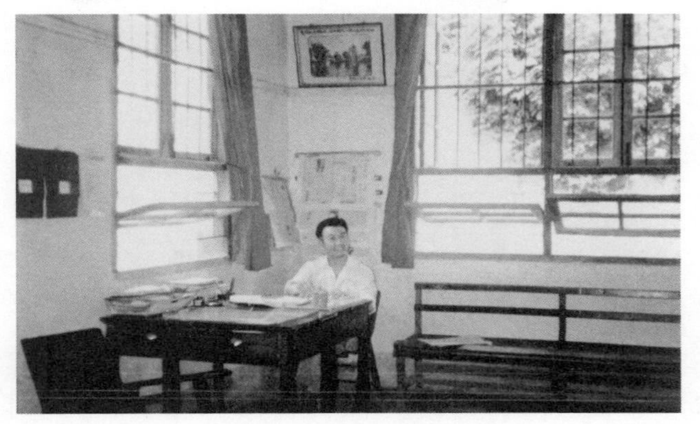

图 2–10　建院初期的职能科室办公室

第四节　革命遭遇新问题　国医奏起改革曲

1981 年 2 月，从河源的和平大山里走来了一个女人。

白仪，女，广东梅县大埔人，中共党员，1930 年 11 月出生于印尼，同年随父迁回祖籍梅县大埔。1964 年至 1981 年 2 月任和平县卫生局局长。1981 年 3 月至 1984 年 7 月任惠阳地区中医院党支部书记、院长。

白仪接手医院工作时，尽管当时已是改革开放初期，但先进的思想理念在粤东地区仍未散播开来，人民群众的思想仍较守旧，医院的职工亦是如此。医院的发展面临着种种困难，账上流动资金只有 3 万多元，职工发工资、购药、维修器械等均有困难，员工的工作积极性也不高，同时还面临经常停水、停电的问题。尽管困难如此重重，白仪院长并没有灰心，坚持“为人民健康服务”的办院宗旨，坚守“按部就班干实事”的信念，着手医院基础设施、临床、教学、科研等方面的建设，收到了巨大的成效，为医院以后的发展奠定了坚实的基础。

首先，白仪作为女性院长，她把缜密的思维构建在完善基础设施建设，改善就医环境方面。1982 年，为了美化医院就医环境，她带领中医人不辞辛劳，不问报酬地新建了下角门诊花圃，同时动工建筑部分围墙，确定了医院在万寿山的地界范围。同年 9 月建起药检室，保证生产的制剂能在临床安全使用。1983 年申请拨款 25 万元，自筹资金 5 万元，新建职工宿舍楼一栋，还动工新建培训综合楼一栋。对部分诊室进行维修，改装水东、下角门诊部放射科工作室，并安装了防护设施。为保证开水房、食堂、煎药室和制剂室的用水，医院增设专用水管。为了加强车库管理，规范车辆使用，于 1984 年建成车库。

同时，白仪还在增加临床科室设置、完善辅助检查设备功能上狠下功夫，并积极倾情投入专科建设，为突出中医骨科特色而不遗余力。

1982 年 4 月 1 日，医院把骨伤科从外科独立出来，分成了大内科、外科、骨伤科三个病区，开设了骨伤科病房，设病床 20 张，设立骨科专科门诊。医院逐步完善新病房建设，开始引进医疗新业务、新技术。医院开展骨伤科的四肢骨折手法复位夹板固定，锁骨骨折手法复位固定，四肢骨折切开整复内固定及普通外科手术的术前、术后护理等护理业务。医院对心血管、呼吸、泌尿、消化、内分泌等系统疾病的常规护理、病情观察及体外反搏机、雾化吸入器等的操作和使用也非常重视。1983 年医院增设针灸、按摩科，同年还新增三酰甘油、骨髓等检查项目，并逐步购进光电比色计、水浴恒温箱、精密分析天平台、离心机等检查设备。医院的辅助检查设备得到进一步完善，提高了临床检验水平。

随着护理业务进一步扩展，为提高中医理论知识水平，医院多次举办了中医护理理论学习班，同时还派出人员参加广东省举办的中医护理理论学习班，这对医院后来开展的中医护理病历书写起到了重要作用。此后还制定了相关的规定，通过定期举办院内培训、各类学习班，组织外出参观、学习、进修，以及进行知识竞赛、技能比赛、理论考试、技术考核、论文报告、经验交流等多种形式，统一了护理技术操作规程，提高了护理人员的理论知识与技能水平。根据卫生部新制定的病历书写格式，规范了中医病历的书写。此外，为了更好地突出中医特色，开展中医业务工作，从1984年开始邀请广州中医学院和广东省部分中医医院的教授、专家来院讲学和指导工作，还邀请气功专家举办气功训练班，活跃学术活动，提高业务技术水平。

注重科学研究，提倡“科技兴院”，这是中国改革开放初期特别前卫的一个课题。白仪早就认识到“科技兴院”的重要性，她特别注重和鼓励广大医务工作者积极参与科学研究，从而提高自身水平。1982—1985年，全院医务人员共写论文及临床心得体会138篇，在省级以上刊物发表文章14篇，并将较好的文章汇编成书。1984年1月成立中医治疗中风、血证科研小组，在内科安排科研病床，采用中医或中医为主的中西医结合方法施治，取得良好疗效的同时，提高了医护人员的科研能力，为医院后期的科研工作奠定了基础。

完善奖金分配方案，提高职工福利是中国拨乱反正、拉开改革开放序幕的第一出重头戏。1982年，惠阳地区中医医院在院长白仪的主持下，开始制定职工奖金发放方案，并实行“总收入计奖法”：各科室按人均收入提取一定比例作为奖金。这种方法的优点是简单易算，是医院早期的奖金分配方法，同时也是惠州市医疗单位较早施行的奖金分配制度。这对调动干部和职工的积极性起到了较好的推动作用。

惠阳地区中医院改革开放的序幕从此拉开。

第五节　名医缘自香港客　揭开民主新进程

1984 年，是中国改革开放的重要一年。自 1979 年邓小平在中国南海边的一个小渔村挥手划下了一个圈之后，中国的“调整、改革、整顿、提高”八字方针从此备受世界瞩目。1984 年 1 月 24—29 日，邓小平视察了深圳，并挥毫写下了“深圳的发展和经验证明，我们建立经济特区的政策是正确的”题词。这一年的 3 月 5 日，国务院颁布了《国营企业成本管理条例》。制定这一条例的目的是加强国营企业的成本管理，降低成本耗费，提高经济效益，保障企业合法的经济权益，促进社会主义现代化建设。紧接着，国务院又在 5 月 10 日颁布了《关于进一步扩大国营工业企业自主权的暂行规定》，以进一步调动企业的积极性，把经济搞活，提高企业素质，提高经济效益。《关于进一步扩大国营工业企业自主权的暂行规定》扩大了国营工业企业在制订生产经营计划、产品销售、确定产品价格、物资选购、资金使用、资产处置、机构设置、人事劳动管理、工资奖金发放、联合经营十个方面的自主权。

中国的改革开放在全国各地进入了一个全新而又实质的阶段。

刘英杰，男，主任中医师，祖籍广东省惠州市博罗县公

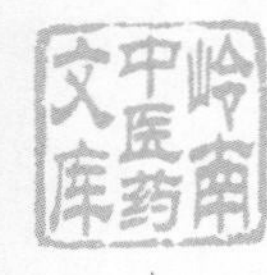

庄镇，1940 年出生于香港，1953 年由香港汉华中学转到广州市培英中学继续就读，1965 年毕业于广州中医学院医疗系。对祖国的热爱和祖国医学的向往根植于刘英杰的心底，他从小就立志把继承和发扬祖国医学作为自己的终身事业。大学毕业后，刘英杰放弃回香港的机会，回到他热爱的家乡惠州从事中医临床工作。他历任惠阳地区中医院内科医生、内科住院部负责人、副院长，为医院乃至惠州地区中医药的发展作出了较大的贡献。

早在 1982 年 1 月 2 日，中共中央、国务院作出《关于国营工业企业进行全面整顿的决定》，要求从 1982 年起，用两三年时间，分期分批地对所有国营工业企业进行全面整顿工作，逐步地建设起一种又有民主又有集中的领导体制，一支又红又专的职工队伍和一套科学的管理制度。

时针指向了 1984 年 9 月，惠阳地区中医院作为地区改革试点单位实行民主选举院长，拉开了惠阳地区改革开放后民主选举的序幕。刘英杰长期致力于中医临床和医院管理工作，坚持在惠阳地区中医院为基层民众服务，潜心研究，不断探索，在广大老百姓中具有较高的威望。整个民主选举过程热烈而有序，经过三次全院无记名投票后，刘英杰被宣布当选为惠阳地区中医院院长。

三年后的 1987 年 8 月 25—29 日，国家经委、中共中央组织部、全国总工会在北京联合召开全面推行厂长负责制工作会议。会议提出，全国所有的大中型工业企业 1987 年内要普遍实行厂长负责制，全民所有制工业企业全面实行厂长负责制要在 1988 年底前完成。会议要求今后把厂长负责制作为企业的根本制度，加快改革的步伐，以完成企业领导制度改革这一历史任务。这些措施的推行，标志着我国企业领导制度改革已经从试点进入全面实行的阶段。惠阳地区中医院在民主选举院长的进程中，整整比国家提出的全面改革方略的要求提前了四年！

民主选举产生的院长，肩负着认真贯彻执行党的卫生工作方针和政策，坚持突出中医特色的办院方向的神圣使命，同时又背负着全院干部职工的厚爱与期待。刘英杰在担任院长期间，大刀阔斧实施改革。首先，他从加强医院环境建设和医疗设施配套入手，在惠阳地区建成了一座独一无二的园林式的干部疗养病区，并增设心电监护和其他一批急救器材，完善手术室设备；他注重提高医务人员素质，定期请上级医院专家来学术交流、会诊、讲课，选派医生到上级医院进修。除接收一批中医学院毕业生外，还调进一批高年资的中医医生，大大提高医院的应急能力和诊治水平。这一期间，惠阳地区中医院业务建设有了显著提高。在 1985 年惠阳地区卫生工作检查评比中，惠阳地区中医院荣获“中医工作成绩显著”称号。

既然是民主选举产生的院长，无疑更能关注干部、职工的生活疾苦和工作上的后顾之忧。1984 年时，医院所处地势比较高，加上水压不够，水厂又经常停水，干部、职工用水非常困难，影响了医院的工作和职工生活。为了解决用水问题，刘英杰组织干部、职工在医院后山上兴建了大型储水池，解决了医院和职工用水之忧。1985 年，在刘英杰的带领下开始着力于园林式干部疗养病区（老年病科）大楼兴建，同时对医院局部一些设施、工作室及宿舍进行了维修和改造。共建医疗教学用房 4662 米^2（包括饭堂），职工宿舍楼 2798 米^2，改善了医院医疗用房及职工生活环境。1986 年，刘英杰院长任命方书飞为办公室副主任，戚容坤任保卫干事，并于 1987 年设立了总务科，方书飞任办公室主任兼任治安保卫责任人，戚容坤调往总务科。医院从基础做起，对医院部分公共场所和设施进行整顿，增设和改建了单车棚，重新筑好从门诊到职工宿舍的通道，疏通沟渠，改善了医院环境。

解决了干部职工的后顾之忧，医院的每一个同志都焕发了工作上的主观能动性和积极性。全院上下同心，把医疗工作的重心放在医院临床建设上。1985 年 5 月，医院筹办成立了第三个门诊部——水门门诊部，扩大了医院在桥西城区的影响。1986 年为进一步提高中医诊断治疗水平，先后购置了微波针灸仪、火焰光度计、呼吸机、心电监护仪、除颤起搏仪等设备。手术室的风扇也换成了空调，大大改善了手术室环境。同时医院贯彻以预防为主的医疗卫生工作方针，广泛向群众宣传防病治病知识，特别是多发病、常见病和流行病的防治工作，并举办了登革热的防治、乙型肝炎的防治等专题学术讲座。

广泛开展院外合作，挖掘和弘扬中医。1985 年，在刘英杰的主持下，惠阳地区中医院与九连山制药厂、惠州制药厂、博罗制药厂等单位共同验证新药，其中九连山制药厂的鸡矢藤注射液、克痒敏油及惠州制药厂的金蚧片获广东省批文生产，为医院当时的经济创收发挥了积极的作用。

1987 年秋，刘英杰院长完成了他在惠阳地区中医院院长岗位的光荣使命，在一片赞叹声中结束了自己的院长生涯。他在任期内解决了医院改革进程中的许多难题，自己也因此收获了政治上和事业上的颗颗硕果：1993 年与 1997 年，刘英杰先后被广东省政府和惠州市政府授予“广东省名中医”和“惠州市名中医”称号，当选为惠州市第五届人大代表，第六、七届政协常委。刘英杰事迹被收编录入《惠州名人》《当代中华名医传》《中国高级医师咨询辞典》。

退休后的刘英杰被医院返聘，他仍尽心尽力地专注于他一生不舍的中医专家门诊，为他挚爱的中医事业贡献余热。

第三章

改　革

第一节　岭南鹅城开发热
不辱国医一腔情

1987 年 10 月，组织上任命正值不惑之年的惠阳地区卫生处副处长晏才敏同志担任惠阳地区中医院院长职务。

在前几任院长的努力下，惠阳地区中医院从无到有、从小到大，各项工作都已经有了一定的起色。但由于医院改革才刚刚起步，各方面还比较落后。针对这一现象，晏才敏一方面多次在会议上向广大医务人员讲述中医院在我国的重要性和发展方向，一方面描述中医院的发展前景，鼓舞大家的士气。晏才敏脸上时常挂着那种成熟的自信，这种自信让广大医务人员感到心里有底，而他那献身于医学事业的虔诚之心更让大家感动。

晏才敏认识到，要改变医院现状，发展是唯一出路。医院要在发展中求生存，只有大胆引入经营理念，开拓进取，才是医院发展的硬道理。

1988 年，随着惠阳地区地改市，惠阳地区中医院改为惠州市中医医院。就是这一年，惠州市中医医院的改革也拉开了帷幕。

首先实行责、权、利相结合的技术指标责任制，逐步完善形成目标管理责任制。把技术指标和经济指标完成的好坏与科室（组）甚至个人的奖金挂钩，彻底地打破大锅饭，工作重点是搞好经济指标。具体做法是首先确立核算科室（组），将较大的分小（把大锅分成小锅），定人定编制，以上年的经济收入毛利定为当年的基本任务。同时建立凭证制度：每一项工作（如一张化验单、一张处方、一张 X 线照片单）都必须有有关部门的签章，特别是收费项目必须盖有收费章。接着在财务部门下设经济核算组，核算组的人员每日根据凭证制度进行统计并分列入各科（组），做到日清月结，做好报表。

根据完成指标的好坏进行奖罚，开始几个月，晏才敏要亲自参加，动手计算。其中难度最大的是基本经济任务（指标）即毛利（由于医院的收费价格和价值是不相符的，所以采用相关关系，以粗线条来计算比较合理）核算，另外就是超额计奖的参数，搞不好就支付不了奖金，造成群众对组织的不信任，甚至改革受挫，因此，晏才敏亲自参与，确保方案的制订行之有效。

贯彻执行以经济建设为中心的第二件重要工作就是抓好财产物资管理，建立健全各种财产物资管理制度。以前长期以“阶级斗争为纲”而忽视经济工作，使财产物资管理很不得力，如财产物资管理只有一个仓库保管员，没有会计，购入即入账作为支出，而保管员的“账”就是保管员自己记的

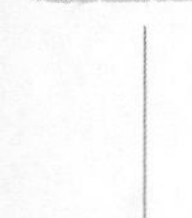

一本“账”，没有凭证，更没有会计，即没有监督。

对此，首先是对全院物资重新清查盘点，造册登记。首次在中医院设立财产物资会计，监督财产物资仓库，做到物资购进有审批、入库有账本登记，领取有根据，领取人（科）要签名，会计核算入账。另外，设立了低值易耗品仓库，建立健全了低值易耗品领取制度和会计账。

按卫生部的规定，药品仓库周转每年 4 次，由于医院资金不足，因此规定仓库库存基数为一个半月，即每年周转 8 次，以利于资金周转。购药品种和数量由有关领导（医务科、业务院长）根据药剂科报告及临床医生报告审批，这样既保证了药物不积压，又能根据临床医生的需要更新品种，以适应发展的需要。采购者必须按规定购买，并且有效期从购入之日算起必须在两年以上，以防止药物过期报废。

为了更好地贯彻执行以经济建设为中心，财务从总务科分出来，成立计财科，按年轻化、专业化的要求，选拔任命了年仅 27 岁的财务专业毕业的黄锦英同志任财务科副科长职务，并主持全面工作。

在经济管理中注意堵塞漏洞，也给医院创造了不少财富。举一个小小的例子，原来收费员手中有 5 本发票，全部用完之后，才拿一本到财务换领一本，同时上缴该本发票款项，而另外 4 本发票款项却存在他们的手中，致使医院 80% 以上的现金长期积压在收费员手上。为了改变这种状况，把收费员手上的收据改成两小本，这一个“小动作”就让医院的现金流翻了几番。

要让全院干部职工真正弄懂弄通中医是一门科学，热爱这门科学，还要有一个在这块科学的苗圃里大展拳脚的软、硬件环境。作为院长的晏才敏，首先要做的事情是什么？

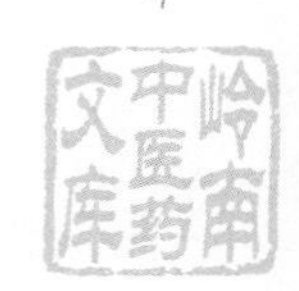

他的选择是扩大服务范围和服务项目，为此增添医疗设备，完善基础设施建设，优化就医环境和重整院容院貌。同时，注意改善医务人员的生活条件。他带领全体中医人陆续筹资建成了新门诊大楼、住院大楼、制剂大楼、多栋宿舍楼并完善了康复区设施。

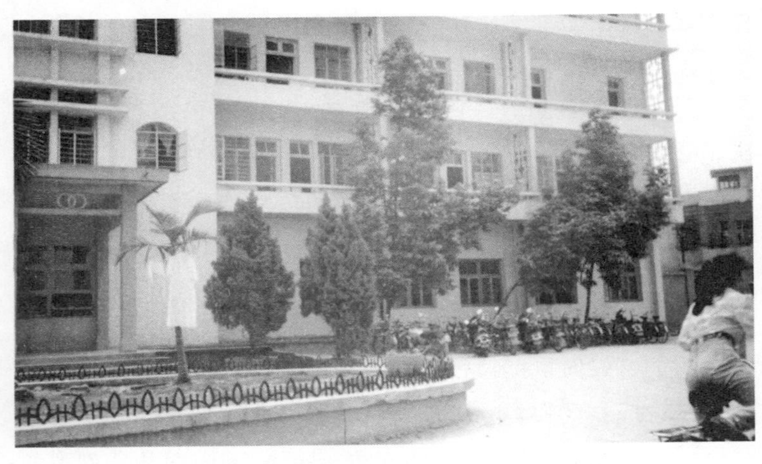

图 3-1　20 世纪 90 年代的四层门诊大楼

1996 年 5 月，惠州市中医医院崭新的住院大楼（7200 米^2）竣工落成。医院完善配套了外科、骨伤科、内一科、内二科、妇产科、儿科、五官科、肛肠科、手术室，内科设心电监护病房。妇产科从此从外科独立出来，设立了产房、婴儿室、人流室、妇科病房。临床科室的设置也进一步完备，分科细化，大大增加了收治患者的能力。与此同时，为了优化就医环境，在门诊大楼与住院大楼之间空地铺上近千平方米台湾草，筑起石凳、石桌，种上各种花草树木，完善万寿山上的庭院式康复病区，以焕然一新的花园式医院面貌展现在惠州老百姓的面前。

为提高医院的诊疗水平，解决设备奇缺的问题，晏才敏同志突破陈旧的观念，经过讨论决定以向全院干部职工集资的方式购买急需的医疗设备，得到了广大干部职工的理解和大力支持，相继以集资方式购置了一台黑白 B 超和一台 CT 扫描机。

医务人员住房紧张，晏才敏就千方百计投资建设家属宿舍，为符合分房条件的干部职工解决了住房问题，解决了后顾之忧，充分调动了大家积极性。

尝到了甜头的医院职工，自然而然地团结在以晏才敏为首的院党委周围。医院也有了长足的发展，基础设施、行政科室设置不断完善，医疗设施尤其大型医疗器材逐渐完备，临床科室设置不断细化，专科性质逐渐突显，业务水平不断提高，尤其是在急危重症抢救方面成效显著。至 2000 年底，设置有内一科、内二科、外科、骨科、妇产科、儿科、急诊科、重症监护室（ICU）、耳鼻喉科、眼科、口腔科、肛肠科、针灸理疗科、手术室等临床科室，配有 CT 扫描仪、彩超、黑白 B 超、西门子 X 线机、支纤境，胃、肠、膀胱镜，呼吸机、心电监护仪、血透机等医疗设备。

第二节　人才兴院春拂晓　世纪交替与时进

1991 年初春，惠州万寿山下。

秋收后的田地经过冬天寒冷的季节，已呈现出一派沧海桑田的景象。干枯的田里那深埋于稻田之下收获过后的稻茬被深深地翻了出来，露出了压抑太久的腐朽。万寿山下，中医院门前的那片田地，在轰隆隆的机械声中慢慢地呈现出巨大的湖泊状，不久便被西湖涌进来的股股活水演绎成为神奇的湖泊，还原了西湖五湖之一的菱湖模样。

随着 20 世纪 90 年代初期的大亚湾开发热的空前高涨，惠州是继深圳之后又一座被海内外高度关注的城市。除了香车美女云集惠州外，还有一道迷人的风景横贯大亚湾的海天之间，这便是“孔雀东南飞”！来自祖国各地的“孔雀”把自己的青春、理想甚至全部人生都毫无保留地融入南海，献给了未来不可限量的神奇惠州。于是，历史上被称为欠发达地区的惠州，在多元素文化注入和高智慧人才的倾情奉献下，由一个以农业为依托的边陲小镇，发展成为繁荣昌盛的岭南重镇！

在这样的历史背景下，惠州市中医医院的发展瓶颈究竟在哪里？如何提升中医在老百姓心中的国医地位？如何把自身的医疗水平与惠州的大开发建设无愧地结合在一起？答案很简单——医院要发展，人才是根本。

惠州改革开放的大好局面，同时为惠州市中医医院提供了一个引进人才机遇，只要精心筑巢引凤，总会有天鹅甚或凤凰在此栖居。惠州市中医医院党委书记、院长廖承建，副院长田育红，办公室主任龚小琦，外一科主任张林，消化内科主任黄献华，心血管内科主任邓绍林，妇产科主任贺慧蕾，急诊科主任王丽，儿科主任张素玲，影像科主任任蓬程，麻醉室主任付珊明……一大批来自五湖四海，具有真才实学，又胸怀理想抱负的医学专业人才定居菱湖，为菱湖岸边的那一抹国医绿色更增添了迷人的魅力。

引进人才的同时，惠州市中医医院还十分注重现有人才的培养，通过选送人员进修深造，聘请学者、教授来院讲课等方式提高人才队伍素质。

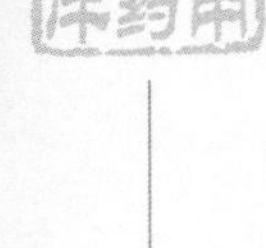

短短几年之后，惠州市中医医院的面貌就大不相同了：全院已有工作人员250多人，其中技术人员180多人，大专以上学历的多达60人，副高以上职称的技术人员已不再是凤毛麟角了。走进惠州市中医医院，已看不到昔日衰败萎靡景象。菱湖岸边，四层门诊大楼和一幢六层住院大楼耸立在面前，院里还建有一幢四层楼的制剂大楼，一座园林式内设40张床位的康复楼，五幢家属宿舍……

随着医疗保健意识的日益提高，为了适应康复理疗需求和提高医院效益，1997年4月，惠州市中医医院开设了针灸科、理疗室、按摩室，除开展针灸、推拿、拔火罐、水针、头针、梅花针、理疗之外，增设砂疗、盐疗、药蒸、运动疗法、作业疗法等，对面神经炎、偏瘫、脑瘫、神经损伤、颈肩腰腿疼等慢性病有显著疗效，门诊量明显上升，医院效益明显提高。

2000年初，全市医疗系统开始筹建“120”急救网站，惠州市中医医院作为“120”急救成员单位，于2000年4月26日正式成立“120”急救中心，并且开通急危重患者抢救绿色通道。同时，还制定了《“120”急救工作条例》，确保急诊科工作有序、高效。2000年11月16日，惠州市中医医院ICU成立。随着急救网络建设及工作流程日臻完善，医院的整体急救水平也明显提升。

毛泽东同志曾经说过：“灿烂的思想政治之花，必将结出丰硕的经济之果。”随着高、精、尖的医疗队伍的迅速发展扩大以及全员业务素质的普遍提高，惠州市中医医院已成功地逐步配套为以中医为主、中西结合的多功能综合性市级医院，至1997年可开放病床200张，已具备抢救各种危、急、重患者的能力，担负起了全市中医保健及科教研究工作，医院的知名度在不断地提升。

2001年4月，春暖乍寒的一天。晏才敏接到惠州市委组织部干部科的电话，请他去惠州市委组织部谈话。

放下电话，59岁的晏才敏心里已经十分清楚谈话将意味着什么。往事如烟，徘徊在眼前，缠绕在脑海，挥之不去。

回首往事，他是欣慰的、无愧的！毕竟一个曾经贫穷落后的中医院发展到了今天的规模，他付出了辛勤的汗水和全身心的投入。

想到中医院未来的发展，他想到了一个人——廖承建。当初从湖南把廖承建调来，就觉得他是一个好苗子。几年来，廖承建表现突出，深得群众的拥护，有广泛的群众基础，从内科医生到医务科副科长，再到业务副院长，一步一个脚印，体现了不凡的领导才能和组织能力。

组织部的领导征求他的意见：如果新任院长在中医院的现职干部中产生，你觉得谁更合适？晏才敏脱口而出：廖承建！

回来的路上，他如释重负地轻轻吁了一口气，终于可以歇一歇了！

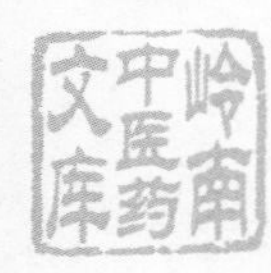

第四章 内涵

第一节 未闻新官三把火 但见凤凰涅槃来

人们在默无声息中，被时光老人悄然带入了21世纪。

新世纪的钟声其实早已鸣响，当人们还在争论新世纪究竟是从2000年还是2001年算起的时候，菱湖已然是一派春意盎然的灿烂景象。

菱湖微微波澜的湖面上，充满活力的绿荷凸现着张力地把片片荷叶那么簇拥却又有序地似裁剪般浮在水面上，在勃勃的生机中期待着一朵朵粉红的芙蓉绽放；万寿山下，惠州市中医医院从“春眠不觉晓”的酣梦中幡然醒来，如同山下菱湖的绿荷渴望着盛开与莲藕并收。

5月，是中国历史上传统的“红五月”，是一个充满着神奇和喜庆的月份。2002年的5月，又将给惠州市中医医院，给献身国医的惠州中医人

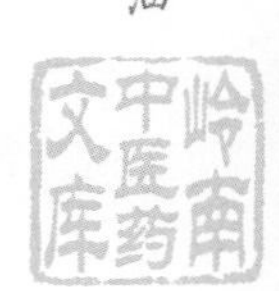

怎样的惊喜呢？2002 年 5 月 23 日，惠州市委组织部正式任命廖承建同志为惠州市中医医院院长；同年的 6 月 14 日，又任命廖承建为惠州市中医医院党委书记。

2001 年 4 月，依据干部管理现行政策，晏才敏同志退居二线，上级组织部门指定业务副院长廖承建同志主持全面工作。从这个时候开始，廖承建同志就和其他领导班子成员一道，认真分析医院面临的形势，找出制约医院发展的瓶颈。发展已成为医院的头等大事，不迅速发展医院就有被市场经济无情淘汰的危险。由于历史原因，惠州市中医医院虽然从无到有，经历了生存与发展的磨难，取得了历史上前所未有的好成绩，但与珠江三角洲地区同级医院相比差距甚远，与惠州市的经济发展也十分不相称。

在这个关口，恰逢城镇职工医疗保险全面改革，取消了职工公费医疗，这对刚刚上任的新一届领导班子来说，也是一个新的挑战。困难面前，以廖承建为首的领导班子解放思想，彻底摈弃了“等、要、靠”的思想，更新观念，把被动地等待改成积极努力地工作。他们认真分析惠州市医疗市场的情况，首先找准惠州市医疗市场的突破口，确定了“简、便、廉、验”的市场定位。为此，医院采取严格控制药品价格、降低药品成本、提高业务收入的措施。例如实行集中招标采购，降低药品价格；降低 B 超、彩超、终末消毒等 40 多个收费项目的收费标准，取消了电费、测体重等 10 多个收费项目，让利给患者；对 60 岁以上老人，以及市级以上劳模、下岗职工、残疾人实行门诊辅助检查八五折优惠，特困市民免挂号费和诊金，住院床位费和检查费减免 30%的优惠，并在节假日期间实行相关患者免收挂号费等 57 种优惠政策等。同时，还实行了患者费用一日清单制度，在显著位

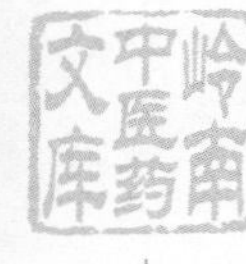

置公示医院各种主要收费项目及其收费标准。

有了明确的市场定位，其次就是确立突出中医和中西医结合特色的办院方向，提出在现有专科专病基础上创建3～4个市级重点中医专科和1～2个省级重点专科，向广大患者提供看得好、信得过、靠得住的专科诊疗，走大专科小综合之路，把专科做强做大，把小综合做好做精。中医骨伤、肝病、糖尿病、不育不孕、肛肠病等专科在惠州地区已经有了一定的影响，要在现有基础上做大做强，提高影响力。2003年，投入200多万元，引进了当时具有国际先进水平的椎间盘后路镜系统（MED）、C臂X线机及其配套设施，整合医院人才、设备、中医中药等资源，成立了椎间盘病专科，吸引了一大批椎间盘患者，拉动了该科室和相关科室的发展，取得良好的经济和社会效益。这一年，骨伤科也因此被列为“惠州市重点中医专科”，广东省重点专科建设单位。

以廖承建为首的新一届领导班子，紧紧依靠全院干部、职工，在竞争日益激烈的医疗市场和不断深化医疗改革的新形势下，转变观念、与时俱进、大胆创新，以提高全院综合服务水平和医疗质量为目标，以满足广大人民群众对中医医疗服务的需求为目的，以重塑中医院良好形象、提高社会和经济效益为重任，着重在医院的内涵建设上下功夫。首先健全和完善各项规章制度及诊疗常规，编写了《惠州市中医医院规章制度汇编》《惠州市中医医院诊疗常规》，使各项工作有据可依，并在日常工作中监督落实。在广泛征求意见的基础上，逐步实施了目标管理考核制度，严格实行院、科两级经济成本核算，堵塞漏洞，减少浪费。恢复了职工代表大会制度，让广大干部、职工参与到医院重大决议、决策制定及民主管理当中来，充分发挥干部、职工的参政议政权。为了改善患者就医环境，在经济困难、资金紧张的情况下，拓宽引入资金渠道，2002年取得银行450万元的信誉贷款，惠州市政府投入200万元，引入社会资金约320万元，较好地解决了医院资金周转困难的问题。装修了医院门诊外墙和一至三楼业务用房，改造了医院大门及广场，建造了“中医魂”文化墙，塑造李时珍铜像，使医院面貌既具有祖国中医文化品位，又与惠州西湖风景融为一体，极大地提升了医院社会形象。医院还购置了美国通用电气公司螺旋CT、数码电子阴道镜、宫腔镜、腹腔镜、胆管镜、椎间盘镜、电子胃镜、C臂X光机、大型生化分析仪BM717系统、生物芯片阅读（检测）仪、全自动洗片机、红外乳腺诊断仪、数台多参数监护仪，较好地解决了资金缺乏与发展医疗业务的矛盾，提高了医院诊疗水平。

总之，“发展是硬道理”“发展是第一要务”，在发展的基础上解决困难，化解矛盾，任何问题都能够迎刃而解。经过两年多的不懈努力，惠州市中医医院在廖承建为首的领导班子带领下，不畏困难、义无反顾，不断追求、提升自我，经历了烈火的煎熬和痛苦的考验，获得重生，达到升华，取得了历史上骄人的成绩，经济收入以及各项业务指标创历史新高。

第二节　“一二三四五”方略 “三环一核”是保证

进入21世纪，惠州市中医医院与全国各地中医院一样，面临着前所未有的历史性挑战。以廖承建为首的领导班子审时度势，冷静、客观地分析医疗市场的新形势、新问题以及医院的状况，理清思路，客观而准确地提出了“一二三四五”发展方略，倡导“三环一核”服务理念，积极开展“四管五服务”活动。以此作为指导医院在相当长的时期内发展的方针，通过实践取得了卓越的成效。

“一二三四五”发展方略的内容是：

一个定位：将自己的市场定位确定在中低层次上，办“排档式”医院，主要服务于工薪阶层和低收入群体，以低廉价格向他们提供优质的医疗服务。

二个突出：明确以突出中医特色和中西医结合特色为医院发展专业方向。

三支队伍：建立一支功底扎实，临床经验丰富，解决疑难杂症能力强的名、老中医为主体的中医队伍；培育一支基础理论好，实践技能强，能高质量地诊疗常见病、多发病及抢救危急重症的中西医结合人才队伍；拥有一支学识水准高、临床和科研能力强，具有开拓精神和创新能力的西医学科带头人队伍。

四个中长期任务和目标：一是确定了医院在将来的 5 ~ 8 年中，实现业务收入以 25%的速度递增，达到翻一番半的目标，把医院办成一家高绩效的医院；二是扩大医院规模，计划兴建一座约 1 万米^2 的综合大楼，增加病床 400 张，配套好其他软硬件，建立院内网络信息系统，完善和提高医院各种功能，发展成为一家三级甲等中医医院；三是加快和大力建设高水准的医院专科专病，做到在本地区内人无我有，人有我优，发展成为设备先进、医疗特色突出的新型中医和中西医结合医院；四是美化就医环境，改善服务态度，推行宾馆式服务，建立有中医医院特色的医院文化，发展成为文明医院。

五项措施和保障：一是进一步加强领导班子和中层干部队伍建设，建立一个具现代医院管理理论和实际工作能力的医院领导班子，培育一支既有一定的管理能力又有学科带头水平的中层干部队伍，为医院发展提供组织保障；二是进一步加强行风建设和职业道德建设，深入持续地开展行业纠风活动，建立新世纪、新形势下的医院文化，为医院可持续、稳定发展提供文化内涵和精神保障；三是拓展服务领域，扩大业务范围，寻找业务发展新亮点，为医院发展提供专业化和特色化保障；四是建章立制，建立健全医院各项制度和医疗常规，为医院发展提供制度保障；五是全面推动和深入开展医疗卫生体制改革，进行人事和分配制度改革，为医院发展提供机制保障。

“三环一核”的服务理念即由外向内“三个环”分别是院领导、行政后勤人员、临床医务人员，“一核”即是患者。三个环是三个同心圆，分别沿着各自的轨迹，共同围绕患者这个核心运转，其宗旨是“服务”。院领导为行政后勤人员服务，行政后勤人员为临床医务人员服务，临床医务人员为患者服务，全院职工竭尽全力为患者这个核心服务。如图 4–1 所示。

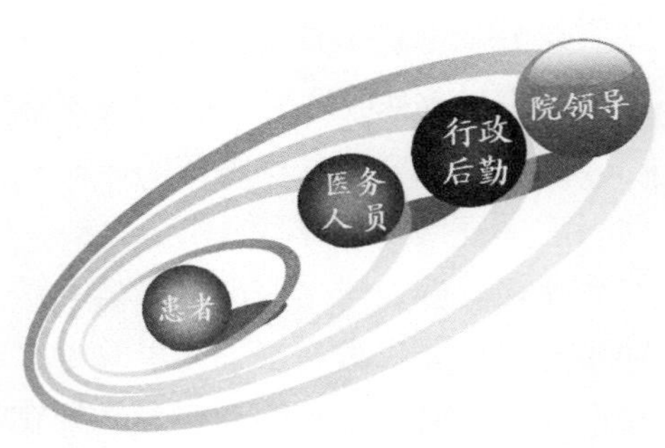

图 4–1　医院“三环一核”服务理念

“四管五服务”活动。“四管”即医疗质量管理、医疗流程管理、医疗环境管理和后勤管理。根据“四管”核心宗旨，各职能科室制定了相关的实施细则，以保证措施落实到位。“五服务”即改善服务态度、增加非药品的医疗项目服务、增加非手术中医药治疗项目服务、临床检验项目服务、加强院前与院后服务，并把增加非药品的医疗项目服务和增加非手术中医药治疗项目服务作为整合优质中医资源、促进中医适宜技术推广的得力举措。

几年来，惠州市中医医院紧紧围绕“一二三四五”发展方略，倡导“三环一核”的服务理念，积极开展“四管五服务”活动，成功实现了各项事业质的飞跃。

医院要发展，人才是关键。医院相继返聘了一批在惠州市有影响的名老中医，引进具有高级职称的专家和硕士研究生，开展在职研究生的培养工作，对在职人员采取上送进修、院内轮训、请上级医院教授讲课、临床指导、院内开展各种学术活动及参加省市学术活动等方式进行再教育。对引进的人才生活上关心，政治上爱护，政策上倾斜，为他们营造一个干事创业的良好氛围。事实证明，这一举措有力地促进了医疗业务的开展，使专科专病建设特别是骨科各项业务的开展有了新的起色。

医院要发展，管理是保障。为把医院纳入快速发展的轨道，建立有效的管理机制，医院相继制定了《关于严格控制人员增长的规定（暂行）》及《关于严格控制人员增长的补充规定》，较好地控制了人员的不合理增长，有效地减轻了医院的负担。为建立符合医院实际的分配机制，充分调动广大医务人员的积极性，实行目标管理责任制，对各科室的行政管理、业务管理进行量化考核，抓好科室成本核算，修订了《奖金分配方案》，较好地从工作效绩、服务质量体现了多劳多得的原则，有力地调动了全体职工的积极性。开展中层干部竞争上岗，打破行政职务终身制，实行由身份管理向岗位管理转变，建立起职务能上能下，待遇能高能低，充满生机和活力的用人机制，营造了让优秀人才脱颖而出的良好环境，从而规范了干部选拔任用工作。

倡导“三环一核”的服务理念，就是要改变院领导和行政后勤人员的服务意识。从某种意义上说，领导就是服务，当领导就是先要为行政后勤服务，和行政后勤人员一同当好全体医护人员的公仆和勤务员。在领导层面上，首先明确院领导班子各成员职责，建立分管工作不落实的责任追究制度，并加大制度执行力。要求领导班子各成员对所分管的行政后勤科室工作给予全面指导和支持。在行政后勤科室环节上，其主要职责是把各项工作落实到临床一线，对临床一线工作给予指导和支持，对临床中存在的问题给予指出纠正，同时指导积极开展各项以服务为中心的活动，并向分管院领导报告。因为临床一线直接接触患者，所有工作均围绕患者展开，故临床一线是“三环一核”的工作重点。把服务平台向临床一线延伸，强化全体医护人员的服务意识。加强与患者、群众沟通，在改善服务态度、优化服务流程、保证服务效果、提高服务效率上真下功夫。如门诊实行“一条龙”服务，由导诊护士安排患者候诊、就医、治疗。行动不便患者的挂号、取药、输液全部由导诊护士协助完成。为了有效促进医患沟通，树立医务人员的良好形象，在护理队伍中开展了情感服务工程，推行宾馆式服务，开展“五个一”及护士评星活动。“五个一”即患者入院时收到一封公开信，服药时送上一杯开水，生日、节日时送上一张贺卡，出院时送上一张连心卡，出院一周后接到一个回访电话。这些活动的开展有效地拉近了医院和患者的距离，增进了患者对医务人员的信任感和依赖感，得到广大患者、群众的认可与好评。

长期以来，医院始终把提高医疗服务质量，确保医疗安全放在医院工作首位。加强基础医疗质量管理，建立健全医疗质量管理体系，保障医疗安全，努力为患者提供优质安全的医疗服务。严格落实科室质控工作制度。科室质控小组定期对医疗质量、医疗安全以及医院服务等环节进行自查，发现问题及时整改，同时对院部质控检查及省、市质控中心检查的反馈情况认真落实整改。规范病历书写，实行病历三级质控负责制，将病历质量从终末控制提高到过程控制。每周组织病案质控组进行病历检查，认真落实病历质量责任追究和绩效奖惩措施。强化护理工作，加强基础护理，持续改进护理质量。每位患者都有责任护士负责，责任护士对所分管的患者做到“五知道”。每月抽查，每季度总查，各项护理综合指标均达到规定标准。

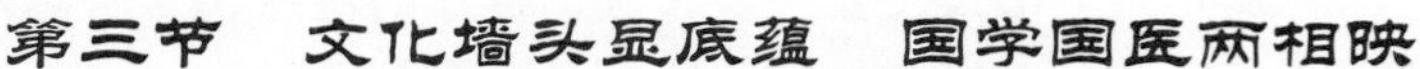

第三节　文化墙头显底蕴　国学国医两相映

文化是一个民族的灵魂所在，形象是一个企业的内涵体现。中医乃中华民族之国医，然而她却遭遇了西方医学的猛烈冲击，甚至受到国人质疑。国医文化真的面临着“中华民族到了最危险的时候”！那么，呈现在新世纪的惠州市中医医院领导班子面前的中医院又是一番怎样的境地呢?

由于历史的原因，惠州市中医医院建立在几十年前尚未开发的万寿山下与菱湖岸边，那是当时人民公社的一处不宜田耕的荒芜之地。蜿蜒的进山小路旁便是惠州市中医医院的简陋院址，依山而立、傍湖而建的医院形象令人哭笑不得：

其院门倚山而架，其路沿湖边小径而蜿蜒，老惠州人根据惠州市中医医院的寒碜形象，给出了一个不太雅、却又十分真实贴切的比喻，谓之“斜门歪道”。重塑体现中医文化的医院形象，是增强惠州中医人爱中医、爱医院主人翁意识的一项文化工程，也是中医院领导班子在全院形成合力，带领大家共谋发展的一项迫在眉睫的工作。

时值中共惠州市委、市政府提出“创建全国文明城市”令人欢欣鼓舞的响亮口号。中医院牢牢抓住这一改变医院环境的契机，医院的文化建设也从此拉开了序幕，更深层次、更富内涵、更具国医特色的文化渗透，从此和惠州市中医医院鲜活的发展血液生生不息。

医院还花大气力对门诊大楼进行了全面的装修，并对大楼入口及广场进行环境改造。为了把门诊大楼、广场、医院大门改造成既具有古朴风格又有园林风姿，体现中医文化的建筑群体，使惠州市中医医院成为西湖风景区的又一靓丽景观，医院面向全市人民公开发布诚请贤才的消息，先后请来了惠州设计界 20 多位知名设计师参与研讨和竞标。最后，惠州画院的余立新院长以其古朴的园林风格和新潮的时代特色相融合的设计方案赢得了广大市民的一致好评。按照这个设计方案，于 2003 年，着力修缮了医院广场，使整个建筑外观充分体现了古朴、典雅的传统文化风格。门前的“中医魂”浮雕文化墙、栩栩如生的李时珍雕像、形象逼真的悬壶济世鼎。文化墙雕刻了扁鹊、张仲景、孙思邈、李时珍等中医鼻祖，以及岭南医药家代表葛洪等传统医学大家的画像和历史典故，充分体现了中医“天人合一”的传统理念，与摇曳多姿的西湖风景遥相呼应、相得益彰，渲染着浓郁的中医文化色彩，衬托出中西合璧的文化氛围。

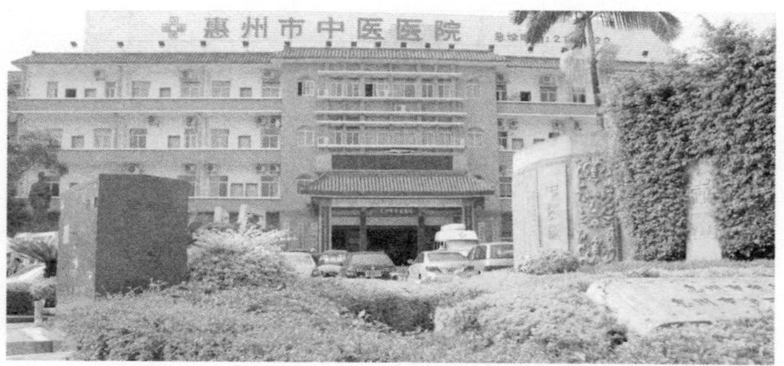

图 4-2　医院大门

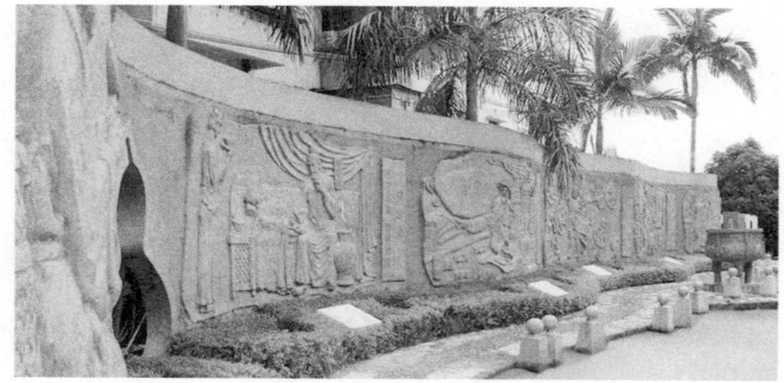

图 4-3　医院文化墙

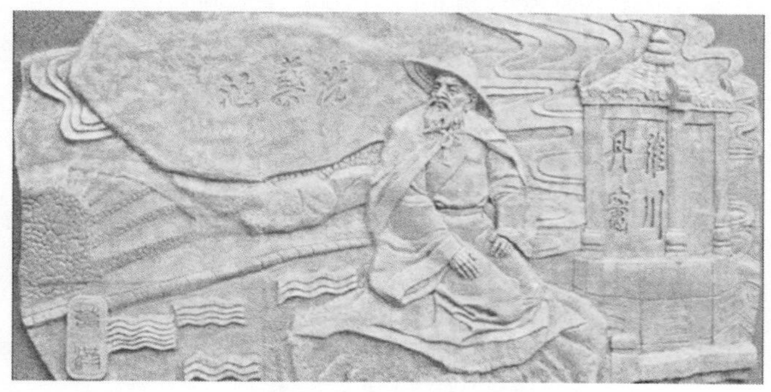

图 4-4　文化墙——葛洪

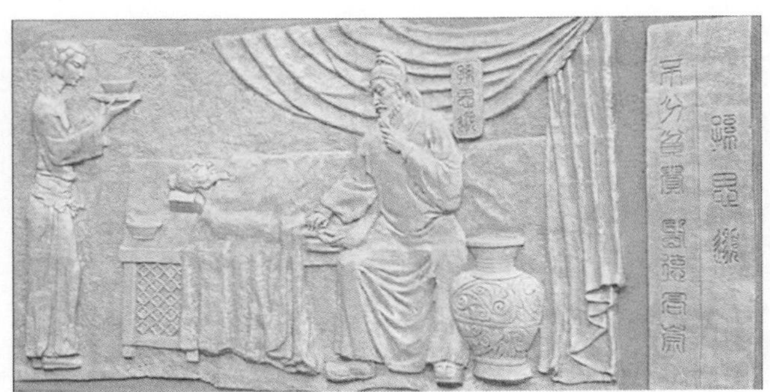

图 4–5　文化墙——孙思邈

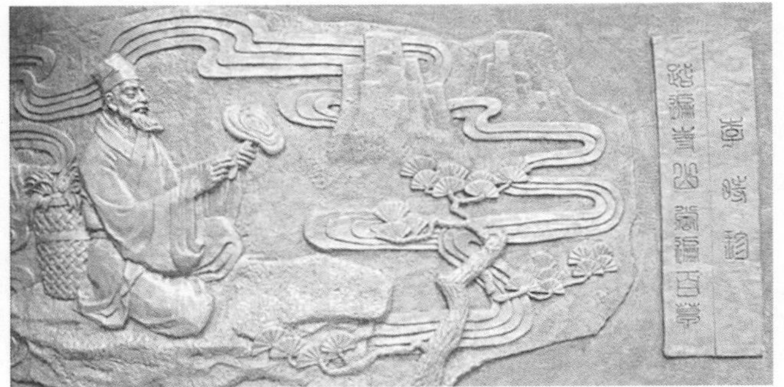

图 4–6　文化墙——李时珍

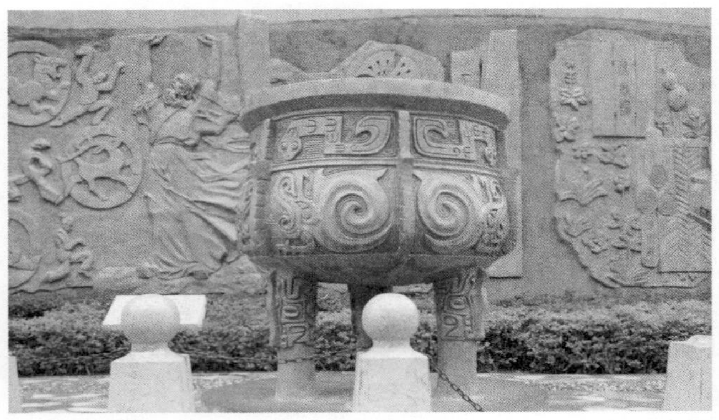

图 4–7　悬壶济世鼎

如果说惠州市中医医院对外观形象的改造仅仅只是人们理解的“面子工程”的话，那么2010年的门诊大楼改造以及文化长廊的修建，则是更深层次展现国医的灵魂和数千年的中医文化底蕴的具体体现。

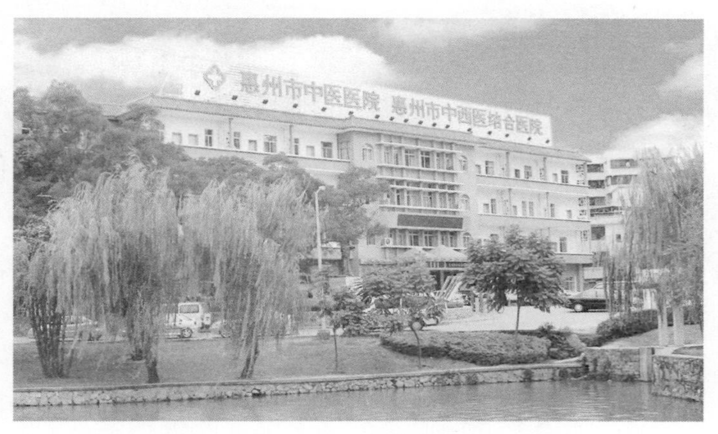

图4-8　门诊大楼远景

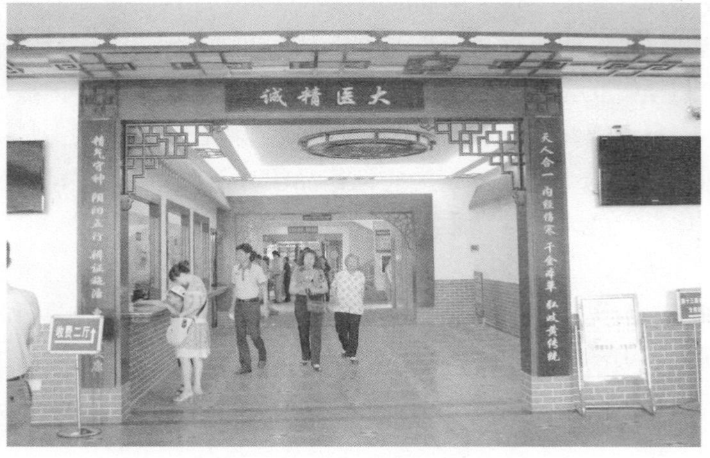

图4-9　门诊大楼一楼大厅

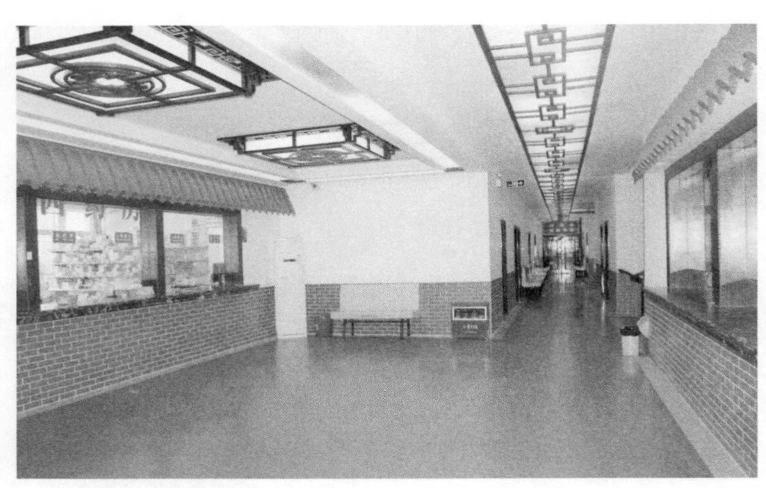

图 4–10　门诊大楼二楼大厅

对门诊大楼的改建，也同样倾注了惠州中医人热爱中医、弘扬中医、发展中医的一腔热血。2010 年，对门诊大厅及门诊各楼层进行了彻底的改造，融入了中国古典建筑的素雅和沉稳，使传统文化与现代岭南文化巧妙结合。同时，利用刻挂楹联的方式，把中医药文化融入源远流长的诗词楹联中。廖承建院长浪里淘沙点石成金，在应征作品里以一字一词抑或一味中药之名，为应征作品注入了既体现国医特色，又让人们倍感亲切、脍炙人口的中医药楹联。

其一，白头翁持大戟跨海马，与木贼草寇战百合，旋复回朝，不愧将军国老；红娘子插金簪戴银花，比牡丹芍药胜五倍，苁蓉出阁，宛若云母天仙。

其二，但愿人常健，何妨我独贫。

其三，何必我千秋不老，但求人百病莫生。

其四，杏仁桃仁柏子仁，仁中求德；朱砂神砂夜明砂，砂里淘金。

与此同时，廖承建集中医药知识、文学艺术之大成，将充沛的激情演绎成为自己美妙的楹联佳作：

其一，苏公流连处，孤山碎秋月，梅影点点透兰香，百草皆成药；西子淡妆时，野寺起岚烟，杏林枝枝洒甘露，万木得回春。

其二，平湖丰湖南湖菱湖鳄湖，风景如画，湖湖藏灵蕴气；丹方丸方膏方散方针方，大医精诚，方方济世救人。

其三，施望闻问切，行攻补和解，厚朴继承岐黄术；讲君臣佐使，辨寒热虚实，从容配制仲景方。

其四，仁心淡泊以明志，专术臻善化甘霖。

其五，天人合一，内经伤寒，千金本草，弘岐黄传统；精气守神，阴阳五行，辨证施治，惠百姓安康。

最后，惠州市中医医院集思广益，采百家之见解，从中精选了几幅颇具惠州文化和中医药知识特色的楹联。他们把大文豪苏东坡与惠州西湖的故事作为大气之作精镶于医院大门两侧，相映成辉；把美丽的惠州风光和完美的国医特色趣味盎然地镶于院门中间；把惠州中医人为国医而甘于淡泊、追求臻善的崇高操守一览无遗地展示在所有医务人员和患者的额头眉前，镶嵌于众人进出的大厅两侧。

沿着门诊通往住院部、住院部通往内二区的长廊，巧妙地用画卷的形式铺就了一条“文化长廊”，以“中医药篇”为主题，内容包括我国古代名医介绍、中医疗法简介、中医养生、中医治未病、中医食疗、中药特色优势介绍、中医典故等，目的就是要体现中医院的基本特征、技术优势和服务特色，让广大人民群众全面认识中医药，感受祖国传统医药文化的博大精深。

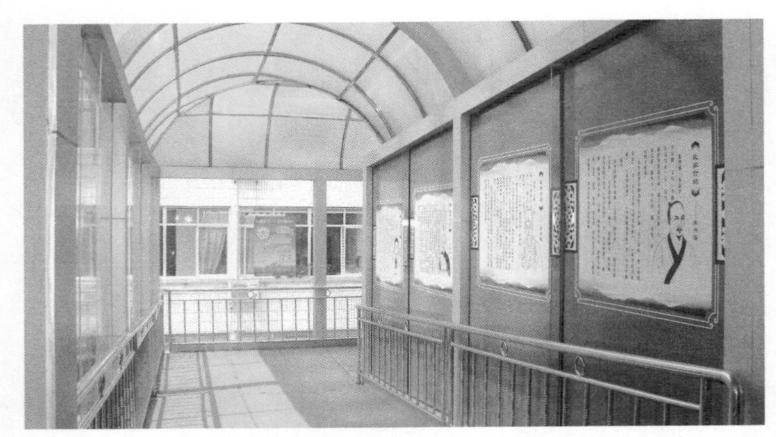

图 4-11　文化长廊

一座精心装修后的门诊大楼，一个具有古典韵味且又无处不凸显现代气息的中医医院，在一片园林风格中顿显春机勃勃。当初被称作“斜门歪道”的尴尬，被“有门似无门，无门胜有门”的新时代写意的装点下，在美丽的菱湖岸边呈现出一道如诗如画的醉人风景。

作为中医院，中医文化建设是医院建设系统工程之一，文化建设有利于增强医院凝聚力，文化建设的出发点和侧重点是为医院管理活动的每一个环节注入文化的基因，培育文化的素养，营造文化的平台，取得“文化经济”的效应。

与此同时，在塑造医院外在形象和改善内部环境的基础上，惠州市中医医院在文化建设中更是突出营造具有传统特色的内部环境。在医院的建筑和装饰中，他们注重运用中国传统的建筑装修风格来体现古朴典雅。在内部环境设计上除创造干净、整洁、舒适的就医条件外，还在候诊室、走廊等区域悬挂、张贴古医训、古医德、中医药知识、中医药典故，营造浓厚的传统文化氛围，使人们在就医过程中感受

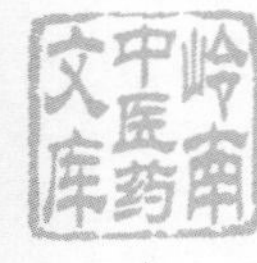

到医院高雅的中医文化品位，了解源远流长的中医药历史和知识。

惠州市中医医院精心打造特有的医院精神，使医院精神成为医院文化建设的核心内容。医院精神重点体现在人的精神建设上，即人的思想道德素质和人的科学文化素质建设。医院精神的打造也要体现传统特色，积极营造“弘扬岐黄，医患和衷，普同一等，皆如至亲之想”的医患关系和精神境界，牢固树立人道主义精神。通过有目的、有意识的教育培训，有制度、有约束的监督导向，有激励、有奖惩的管理手段，培植和树立中医医院精神，努力提升医院文化建设品位。

在打造医院文化的同时，他们强化职业道德，树立新的服务理念。职业道德主要体现于医务人员在医疗服务过程中的态度和语言上。遵循古代医圣孙思邈“若有疾厄来求者，不因其贵贱贫富，长幼妍媸，恩怨善友，普同一等，皆如至亲之想”的医训。树立以人为本、患者至上、以患者为中心的服务意识和理念。在端正态度的同时，注重语言的艺术。中国有句古话：“良言一句三冬暖，恶语半句六月寒。”医务人员一句体贴安慰的话，往往会在患者的治疗、康复过程中起到意想不到的效果。他们还把唐代皇帝李世民的《养生百字铭》挂在文化长廊墙面上，展现给前来就诊的患者和广大市民。人们只要步入文化长廊，就会被李世民的《养生百字铭》所吸引：

“欲寡精神爽，思多血气衰。少杯不乱性，忍让免伤财。贵自勤中取，富从俭中来。温柔终益己，强暴必招灾。善处真君子，刁唆是祸胎。暗中休使箭，乖里藏些呆。养性须修善，欺心莫吃斋。衙门休出入，乡党要和谐。安分身无辱，是非口慎开。世人依此语，灾退福星来。”

李世民的《养生百字铭》总结了人要想活得愉快和幸福，饮食起居和为人处世中都应遵循的原则。

在医学科学不断进步的今天，服务已成为患者选择医院、选择医生的首要条件之一。服务的好坏主要体现在态度和语言上，提高服务质量是占据医疗市场的有力措施。

在形成品牌文化的同时，惠州中医医院注意突出自己的品牌、特色。只有实施品牌战略，才能为医院的形象打下深深的烙印，使医院特有的品牌文化成为医院的标识和名片。医院坚持中医为主，这本身就是品牌，就是特色。并在这个大的品牌特色的基础上，发挥各专科专病的长处和优势，努力打造和挖掘，逐步形成专科带头、百花齐放的格局。

医院越向高层次发展，就越需要文化的营养和支持。为此，惠州市中医医院领导班子带头学习管理理论，更新管理理念，正确处理业务发展与文化发展的关系，努力构建具有时代特色、行业特征、融汇古今的医院文化。通过开展医院文化月、职工篮球赛、新春游园、护理知识竞赛、护士服装表演、演讲比赛等多种形式的寓教于乐的文化活动，既让员工从中得到了艺术享受、人生启迪和先进文化的熏陶，又使“以患者为中心”的文化理念潜移默化地渗入到员工的心灵中去。

文化强化了惠州市中医医院全体干部、职工的素质，也增进了医院管理层与全院职工的理解与信任，全院上下形成了一股难能可贵的和衷共济、励精图治之合力。他们坚持突出中医和中西医结合特色，加强医疗业务建设，依靠科技进步发展生产力，加强专科专病建设，医院各项事业取得明显成效。

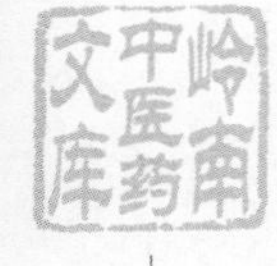

第四节　医院宗旨牢记心　规范管理寄文化

惠州市中医医院坚持“中医为本，惠泽百姓”的宗旨，其核心价值体系主要体现在“以人为本、医乃仁术、天人合一、调和致中、大医精诚”等理念，可以用“仁、和、精、诚”四个字来概括。

“仁”，体现了中医仁者爱人、生命至上的伦理思想，以救死扶伤、济世活人为宗旨，表现为尊重生命、敬畏生命、爱护生命。

“和”，体现了中医崇尚和谐的价值取向，表现为天人合一的整体观、阴阳平和的健康观、调和致中的治疗观，以及医患信和、同道谦和的道德观。

“精”，体现了中医的医道精微，要求精勤治学、精研医道、追求精湛的医术。

“诚”，体现了中医人格修养的最高境界，要求心怀至诚于内，言行诚谨，表现在为人处事、治学诊疗、著述科研等方面贵诚笃端方，戒诳语妄言、弄虚作假。

院训、院徽都是医院的标志，均需体现医院的特征及宗旨。惠州市中医医院在确定院训、院徽时，坚持将中医药文化融入其中。

院训是医院的精神和作风载体，体现了医院的理念和追求，彰显着医院特色、定位、发展目标和文化内涵。惠州市中医医院为了加强文化建设，实施医院品牌战略目标，进一步深入挖掘惠州市中医医院积淀近半个世纪的深厚文化底蕴，提炼内在精神和办院理念，彰显医院独特魅力，增强医护人员的荣誉感和使命感，激励广大医护员工再创新业绩，赋予中医新的时代特色，确定了“崇德笃学、敬业济世”的院训。

崇德：源自《尚书·武成》“惇信明义，崇德报功，垂拱而天下治”及《周易·系辞上》“子曰：夫易圣人所以崇德而广业也”，即重视人的节操和修养，注重人的道德素质，追求人格的完美。

笃学：专心好学，孜孜不倦。

敬业：爱岗乐业，认真工作，兢兢业业。

济世：悬壶于世，解除黎民疾苦。

院训集中体现了惠州市中医医院崇尚良好的医德医风和高尚的职业道德风尚，倡导孜孜不倦、积极向上的学习态度，追求技术上的精益求精，以弘扬祖国医学精髓、解除民间疾苦、实行救死扶伤的人道主义为己任。

同时，惠州市中医医院还确定了医院院徽，如图 4–12 所示：

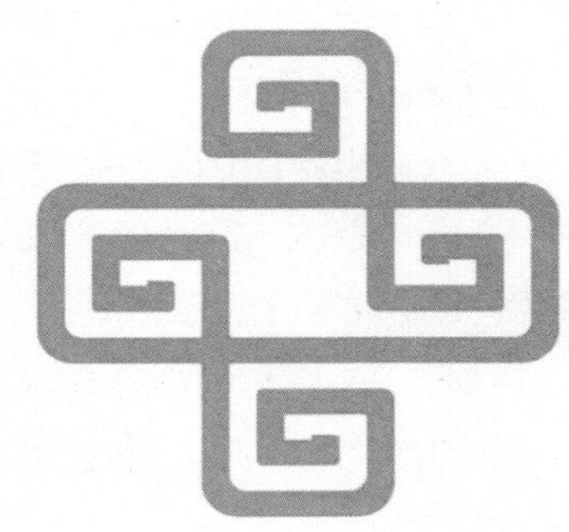

图 4–12　惠州市中医医院院徽

院徽寓意：中医历史悠久，享誉世界，院徽以“中”字和现代医疗机构最常用的“十”字相结合为设计的基本元素，直观地体现了中医院的行业特色，以抽象的几何图形展现了中国古代传统的书简、典籍等元素，寓意中医深厚的文化积淀和造福百姓的悠久历史，同时象征着中医院规范化的科学管理和对病人的高度负责，恪守职业道德，“以病人为中心”的宗旨，以及中医院人在继承传统中医文化的基础上不断创新，勇于开拓的精神。惠州又称鹅城，标志的回纹图案神似两只气定神闲、在水中游曳的仙鹅，暗喻中医院依山傍水、环境优美、服务良好，非常适合病人疗养。院徽为绿色，象征着生命和健康，也高度体现了医院绿色的治疗环境。

改革开放后，为适应市场经济发展的要求，很多医院为求生存、谋发展，急功近利的思想难以避免，继而又偏重发展西医，忽视中医特色优势建设，导致中医特色、中医文化逐渐减弱。但作为具有50多年历史的惠州市中医医院，在借助西医现代先进诊疗技术的同时，更应该突出中医的诊疗特色及其丰富的文化内涵，把“继承和发扬祖国文化精髓”视为责无旁贷的历史使命。近年来，医院通过反思医院文化价值的取向的偏差，深刻认识到中医文化价值理念对医院建设、发展的重要性，努力重塑中医文化底蕴。

首先在发展方略上明确突出中医特色和中医人才队伍建设。以突出中医特色和中西医结合特色为医院发展的专业方向，建立了一支功底扎实、临床经验丰富、解决疑难杂症能力强的以名老中医为主体的中医队伍，培育了一支基础理论好，实践技能强，能高质量地诊疗常见病、多发病及抢救危急重症的中西医结合人才队伍。坚持突出中医特色的办院方向是提升医院整体实力的有效途径和最佳选择。坚持“能中不西、能简单不复杂、能保守不手术”原则，充分体现中医特色，发挥中医、中西医结合的优势，致力于中医、中西医结合治疗常见病、疑难病、慢性病的研究，以中医特色专科（专病）为支撑，带动综合实力全面发展，打造中医文化气息浓郁的现代化中医医院。在中医人才队伍建设上，除了进行系统培训外，还实行“师带徒”的传统中医教育模式，选拔人员跟师名中医，每位名中医带徒1～2名，力求培养一支在各专业领域具有创新思维和创新能力、能熟练运用中医药技能解决临床实际问题的中医队伍。

其次是建立中医文化规范，将中医文化核心价值观贯穿于每一位医务人员的医疗实践中。这不但体现在临床实践中，还体现在医疗文书中，病案的书写包含中医的诊疗方案、诊治过程、辨证调护和中医膳食、情志指导。

再次，实施中医物质文化建设。医院始终把“以人为本”的核心价值观渗透到医院建设的各个方面。制定了《惠州市中医医院治未病科建设方案》，建立健全了管理制度。创新形式和手段，利用各种载体，加强中医治未病知识的普及，将中医治未病的宣传范围从院内扩大到广大市民，积极参加公益活动，开展了治未病与亚健康大讲堂，普及健康知识，提高群众的防病保健能力，提高市民中医预防保健知识知晓率。提倡西医学习中医，应用现代科学知识和方法发展传统中医药学，有计划地开展中医“三基”和现代医学理论的系统培训和学习，将现代医学理论知识和中医传统理论知识有效结合。创办了院报《菱湖医讯》，作为宣传中医药文化的主要阵地，建立了信息报送奖惩机制。编印了《惠州市中医医院工作人员服务礼仪及行为规范手册》《惠州市中医医院员工手册》，明确规定了员工守则，其内容是：

热爱祖国，关心集体；遵纪守法，廉洁自律。
博爱至诚，文明行医；善待病人，从我做起。
精勤治学，精研医道；仪表端庄，表里如一。
崇文尚教，勤奋学习；追求精湛，自强不息。
忠于职守，敬业务实；团结奉献，尊重同事。

诚实做人，认真做事；规范操作，严谨求实。

保护环境，爱护公物；尊老爱幼，以德立世。

第五节　崇德笃学强素质　以教促医话传承

人文管理是21世纪管理理论的主要内容之一，是现代医院管理的新趋势和新内涵，也是现代医院管理理论体系的一个主要组成部分。人文管理对于医院的经营管理和现代化建设有着深远影响和重要意义，医院管理必须重视医院人文管理，才能更有效地提升自身形象，才能在激烈竞争的医疗市场中立于不败之地。患者是医院赖以生存的基础，随着医疗体制改革的深入和患者选择就医范围与自由度的扩大，建立良好和谐的医患关系才能使医院拥有更多的拥趸，从而不断提升核心竞争力，促进自身的可持续发展。因此，良好的人文建设是现代医院管理的伦理基础，是医院管理的道德准则。医院具有良好的人文环境，医护人员具有人文关怀的素质，才能取得患者的信任，从而使医院在竞争中生存，在竞争中发展。医院新领导班子成立后，深刻认识到医院人文建设的重要性，致力于塑造一所具有中医文化内涵，以人文管理和人文服务为特色的“崇德笃学、敬业济世”的人文医院。作为人民的中医院，承载着“弘扬祖国精髓，服务人民大众”的使命，唯有不懈创新、科学发展，才不至于辱没人民赋予的使命。随着医疗市场的专业化细分和竞争的日益激烈，如何构筑品牌竞争力是医院发展道路上亟待解决的问题之一。在与其他综合性医院的竞争过程中，要达到“中医水平站在前，现代医学跟得上”的境界，才能立于不败之地。

而“中医水平站在前”就需要充分发挥中医特色与优势，“现代医学跟得上”就需要充分利用现代医学的先进理论、技术及设备更好地为临床服务。

自改革开放以来，医院领导班子就注重科研、教学对医院发展的促进作用，并于1980年成立科研、学术活动领导小组，由当时的关礼华院长担任组长，开始定期组织医务人员进行专题学习与讨论，举办各种业务学习班，如伤寒论学习班、英语学习班。同时派出有教学经验的医生前往地区航运局开办中医班，讲授中医课程。1975年开始接收惠州卫校等学校的实习生，1996年被定为广东省新兴中药学校教学医院，并陆续接收广州中医药大学、广州医学高等专科学校、广州军区军医学校、湖南省中医药专科学校、湖北中医药高等专科学校等院校的实习学生，临床教学工作正式开展，1998年3月成为广州中医药大学的定点实习医院。

惠州市中医医院领导班子及院属各部门都十分重视教学工作，对教学、科研工作在医院发展与改革中的位置始终有着高度认识。教学、科研作为医院整体工作的重要组成部分，就好比车之两轮、鸟之双翼，是促进医院全面发展、腾飞的助推器和动力源。2001年，换届后的领导班子更注重科研、教学推动作用，提出“科技兴院、以教促医”，借助教学、科研这个平台，促进医教研三方面相互支撑、相互促进、相互融合、全面均衡协调发展，教学、科研条件、质量和水平都得到长足提高。

随着临床科室设置的逐步健全、逐渐满足临床教学的要求，医技人员临床带教能力逐渐提高。为了加强教学管理和医院临床带教能力，医院成立了教学工作领导小组，由院长担任组长，业务副院长、医务科科长任副组长，医务科一名副科长具体负责日常教学工作。各科室成立教研组，由科室主任任组长，并配备一名兼职教学秘书负责科室具体教学事务，并规定各科室须每周教学查房 1 次，每 2 周举行一次小讲课，每 1 ~ 2 个月举行一次大讲课。定期召开科主任、教学秘书、教学老师、实习生会议，通过会议找差距、找问题，逐步落实各项教学工作，不断整改。各教研组每年进行教务活动 4 次，检查教学计划的实施完成情况，了解教学工作中存在的问题，总结教学经验，并对带教老师的教学能力和教学效果进行评估。

2001 年，惠州市中医医院成立教学委员会，以此提高医院教学水平和质量，促进临床教学规范化、制度化。2002 年，医院通过了广东省普通高等医学院校教学医院的评审，标志着医院在教学条件、教学管理、教学实施三方面都得到了质的提升，具备了高等医学院校的临床教学资质。中医教学质量不断提高，吸引了香港学员前来学习中医，每年接收香港学员约 30 人次，在加深惠港两地中医学术交流的同时也向港澳地区宣传了自己。2004 年 5 月 19 日，成功通过了暨南大学教学医院的评审，成为暨南大学医学院教学医院，开始接收该校实习生。为了提高临床教师队伍的素质，医院在 2005 年制定了相关措施，包括：选送优秀带教老师到上级医院进修；对中青年医师每年进行“三基”考核，考核形式包括讲课、临床操作和师生病例讨论，大大地提高了临床带教队伍的理论水平和实践操作能力；定期举行学术讲座，邀请院内各科专家、学术带头人为实习生讲课；对新实习生实行岗前培训，包括医院规章制度、病历书写规范及要求、传染病疫情报告制度、院内感染防控知识、医德医风教育等；在院内积极开展临床教学交流活动。

2005 年 12 月 10 日，惠州市中医医院以高分通过了南方医科大学非直属附属医院的评审，成为南方医科大学非直属附属医院，这既是对惠州市中医医院临床带教水平的肯定，也是一种鞭策。与南方医科大学的友好合作，就是实施“强强联合，优势互补”战略的具体体现，是抓住机遇，构筑名医、名院效应，促进医院可持续发展的良好举措。成为南方医科大学非直属附属医院是教学科研工作的一个新的里程碑，也势必给临床教学工作带来质的飞跃，从而带动其他各项工作的健康发展。

第六节　小胜以术质大胜　完胜以人终为本

2010 年 2 月，菱湖畔上的贺岁硝烟依旧浓郁，而万寿山上有生命的物种已是一片生机勃勃。

春节刚过，惠州市中医医院会议室里，脸上还洋溢着新春喜气的惠州中医人，正聚集一堂，聆听着廖承建院长的 2009 年工作总结暨 2010 年前景展望的工作报告。

“回首即将过去的一年，是我院很不平常的一年，是我院接受重大挑战和考验、业务发展取得显著成绩的一年！今天，在这团聚、欢庆的时刻，让我们一起来回顾昨天、正视今天、展望明天。我们今天的主题是——小胜以术，大胜以质，完胜以人。

一、小胜以术：以技术成熟推动业务进步，以经营艺术实现医院发展

（一）以专业技术进步带动医院整体水平上新台阶

近几年，我院各项事业取得了显著成绩，整体水平呈持续向上发展态势，医院业务收入年平均增长35.52%，固定资产年平均增长13.46%，门诊量年平均增长31.66%，住院人次年平均增长24.06%，手术例数年平均增长32.24%，而医院患者的住院费用、药品费用占住院费用的比例在同级医院中属较低水平。

去年全年我院在市委、市政府、市卫生局及上级有关部门的正确领导和大力支持下，全面贯彻党的十七大精神和“三个代表”重要思想，深入学习实践科学发展观，内强素质，外树形象，力求突破，争创一流，紧紧围绕“一切以病人为中心”，强化全方位管理，各项工作取得了显著成绩。①加强党的建设方面，加强党在各项事业发展中的引领作用，完成了党委换届选举大会，选拔了16名医德医风好、业务水平高、综合素质好的干部到中层干部岗位；②基础设施建设方面，完成了门诊楼、制剂楼、办公大楼等的装修、搬迁和使用；③中医文化建设方面，连接住院部与门诊楼、通往内二、内三科的中医文化长廊建设已完成，门诊一、二楼的中医文化装潢正筹备中；④医疗质量管理方面，狠抓医疗服务质量；⑤护理质量管理方面，启动了以“爱心浇灌生命绿洲、质量铸就服务品牌”为主题的服务活动，全院推广“宾馆式服务”；⑥医保管理方面，开展了门诊定点医疗服务，并成为首批深圳市社会保险医疗定点单位；⑦应急管理方面，加大对突发公共卫生事件的处置力度，强化疾病预防控制体系建设，提高了对甲型H1N1流感的防控能力；⑧药事管理方面，重点全面执行全省药品阳光采购，对药品的采购、使用进行监督，严格把关，保证了药品质量和用药安全；⑨预防保健方面，成立了治未病中心，有效发挥了中医药保健服务优势；⑩援外医疗方面，选派出3名医生作为广

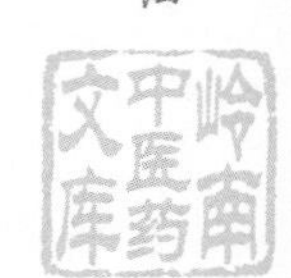

东省第25批援外医疗队预备队员，进行为期6个月的出国前西班牙语培训和有关外事方面的学习，培训合格后计划于今年6月至2012年7月赴赤道几内亚进行医疗支援，负责在马拉博和巴塔医疗点的正常医疗工作，以及担负该国总统及政府官员的医疗保健任务；⑪对外交流方面，通过与珠三角地区中医院如广东省中医院、佛山市中医院、南海中医院、湛江市第一中医医院等的学习交流，拓宽了视野，从中汲取了经验。

（二）管理艺术提升加速医院全方位发展

医院成绩能否不断进步取决于经营管理是否合理。回顾过去的几年，我们通过不断思考和转变经营管理模式，加快了医院的全方位发展。一是重视医疗技术管理，拓展医院诊疗特色，以不断成熟的中医特色专科带动全院业务发展，使内分泌专科、微创外科、妇产科、骨伤科等先后成为惠州市、广东省重点专科。二是抓流程管理，提升医院运行效率，有针对性地实施流程改进，优化了查对医嘱流程，保证了医嘱执行的准确率，使医务人员能够做好各项治疗及护理工作，减少了工作缺陷；规范了门诊的挂号流程、就诊流程及服务台流程，逐步解决了各种“看病难”问题，提高了患者满意度。三是重视人才管理，坚持培养中医、中西医结合、西医三支队伍，引入人才激励机制，加快引进人才和培养业务骨干，大胆提拔年轻干部到中层管理岗位，为医院发展奠定了人才基础。四是做好运营管理，管理好组织和人，落实好科主任负责制，将人、物、资金等资源进行整合，使各种资源能够不浪费并发挥最大效用，通过提高生产效率，提高资源使用率，降低运营成本，努力追求医疗质量、服务质量效益的最大化。五是开展成本核算和加强成本管理，全院职工的成本意识、节约意识明显增强，推进了职工主人翁意识的增强。六是不断转变服务理念，始终坚持病人至上、一切以病人为中心，提出了“三环一核”等一系列服务理念、服务口号和发展方略，并从过去单纯重视医疗服务转变成同时注重开展预防、保健等综合服务。七是不断改善基础设施，合理扩大和调整业务用房，不断满足日益增长的业务需求。

如今，医院已从过去的西医不强大、中医不突出、专科无特色，发展成今天的院有专科、科有专病、病有专长；从过去的人才匮乏、岗位要求和人员素质不相适应，发展到今天的人才队伍不断壮大、医生素质水平整体提高；从过去的服务水平一般发展到今天的服务质量成为金牌；从过去的就医环境差、设施落后，发展到今天的就医环境幽雅、基础设施明显改善；从过去的福利待遇只能解决温饱、职工积极性低，发展到今天的福利待遇不断增加、职工工作积极性明显提高；从过去的各项业务自我管理、自己发展的局面转变成今天的扩大合作范围、建立促交流和促发展平台的大好形势；从过去的保守思想转变成今天的开放性思维。医院整体面貌和综合实力上升到了一个新台阶。

当然，无论是学术水平、业务成绩还是管理技能、经营模式，虽然我们取得了不可否认的成绩，但对于医院发展的长远路程而言，我们只是刚刚起步；与珠三角同级医院相比，我们在一些方面还存在一定差距；相对于建设成为国家重点中医院的大目标，我们只能称得上是“小胜以术”，还需不断进步、不断成熟。

二、大胜以质：以“品质”守住“灵魂”，以“质量”把握“生命线”

2010年我们将在提升医院品质、改进医疗质量两方面“出重手、下重拳”。

(一) 着力打造医院品质，守住医院发展的灵魂

从医院各项业务指标和整体面貌的巨大变化，我们看到了医院物质文明的进步，医院品质作为医院精神文明建设的一个方面、作为提升医院竞争力的无形的“另一只手”，暂时还与中医药事业发展的文化建设要求不完全适应，说明我们的内涵不足、底蕴不厚。医院品质是一个需要我们持之以恒和不懈努力的长期工程，它包括了医院文化的建设、品格的形成、精气神的塑造等。医疗卫生事业改革对医院文化建设的要求越来越高，如何宣传好、弘扬好现有的医院文化，如何感召职工，如何探索一条医院文化科学发展之路、打造和谐的医院文化，全面提升医院发展的软实力，尽快形成与珠三角地区改革、新医改形势相适应的文化优势，越来越成为我们面临的重大而紧迫的问题。医院文化是医院核心价值体系所拥有的内涵，今天，我们提出我们的核心价值理念是“精诚勤慈、仁济百姓”，我们的文化建设的发展方向是“和谐”。

第一，弘扬好现有文化理念、共同创新文化建设。新的一年，我们将把文化建设纳入医院发展的总体规划中。医院文化是医院精神和灵魂的外在表现，是推动医院发展的内在动力，是软实力。在医院文化建设中，目前我们已形成了“崇德笃学，敬业济世”的院训、“爱心浇灌生命绿洲、质量铸就服务品牌”的护理愿景，确定了“以病人为中心”的服务理念。但是这些文化理念还没有完全形成内化于心、外化于行的价值取向，还没有完全融入我们的言行中，还不能通过科室文化建设得以传播，医院文化建设还不够成熟。医院文化建设是一个系统的工程，需要全院职工的积极参与。新的一年，每个科室都要从科室的发展史、优秀人物志、大

事记、学科发展史等方面积极推行科室文化建设，文化品牌、文化载体等建设必须全面和周到，并要推陈出新，每位职工要积极主动参与，科室形成各自独特的科室精神、科室文化、职业性格、服务理念，使医院文化建设收到更好的效果。

第二，打造精神文化，塑造品格魅力。精神文化建设的目的是大力弘扬和着力塑造以“崇德笃学，敬业济世”为主题、和谐奋进的团队精神以及“一切以病人为中心、群众满意第一”的服务宗旨。目前我们的“精气神”仍不够足，医院精神还不能深入感染人，我们每个人都需要不断塑造中医文化之“精气神”，即以我们特有的品质魅力、昂扬的激情、感人的热情、催人奋进的实力和不可抗拒的感召力向全市展示我院开放、文明、和谐的精神风貌。我们还需要在实际工作中端正心态，汲取精神力量，做到自我心理和谐。

第三，构建与医院相适应的思想道德基础，建立道德约束和法制教育相结合的机制。通过加强医德医风教育，深植医院文化，增强职工的执业道德感和工作责任感，进一步树立全心全意为人民服务的思想，最终构建以人为本的和谐医患关系，用我们的实际行动去诠释白衣天使的“大医精诚”、救死扶伤、服务人民的集体形象。

第四，营造健康向上的学习氛围和创新环境，创建学习型队伍。推进医院文化建设的过程实质就是以文化人的过程，如何提高全体职工的素质，我对每位职工的要求是：不断加强和实现自我管理，不断通过丰富自身知识提高综合素养、完善心智、规范行为、美化形象，在学习中形成自己的品格，使医院精神面貌得到群众的认可、敬仰和追求，最终使我们的知识和文化经济构成一种全新的生产形态和发展模式。

第五，我们必须进一步解放思想，与时俱进，在更高、更新、更科学的战略定位上重新审视和谋划我院文化建设，把加快内涵建设摆在突出的位置，准确把握我院文化建设的新定位，即从我院在全市文化发展中的责任来讲，要使我院成为打造中医文化的排头兵，从我院在广东省中医药事业发展中的使命来讲，要使我院中医文化特色成为全省中医药事业发展中的一抹新绿。

第六，建立医院和谐发展的有效机制，以业务增长作为文化建设的基础，以医院改革作为文化建设的制度保障，以文化繁荣促进精神文明，在“软硬兼施”中全面建设医院文化，提高软实力，促进医疗业务跃上新水平。

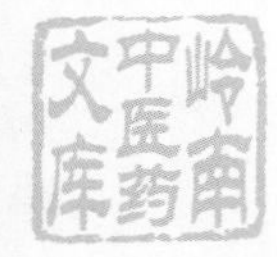

（二）全面提升医疗服务质量，把握医院发展的生命线

第一，医疗质量是医院发展的生命线，在去年开展的以“持续改进质量，保障医疗安全”为主题的“医疗质量万里行”活动中，通过对各专业工作的监督、检查、指导、评价，以及市内多家医院之间的对比，我们的医疗质量还存在一定差距。今年将严把医疗质量关，重点对医疗管理中存在的薄弱环节逐项进行整改，对医疗管理队伍中责任意识不强的现象给予纠正，规范医疗活动中存在的不规范诊疗行为，保障医疗安全，提升专科专病诊疗质量，在危、急、重病人抢救成功率、治愈好转率、中医疾病诊断准确率、病房中医参与率等各项关键指标上争取更大进步。

第二，进一步加强护理质量管理、提高护理服务质量、打造优质护理服务品牌，将宾馆式服务做得更精心、更周到、更令人满意。解决护理人力资源不足问题，增加本科学历护理专业毕业生的引进，为更好实现护理层级管理、培养高素质护理管理队伍从而带动护理队伍整体素质水平向更高、更精、更强的方向发展奠定坚实的人才基础。

第三，医院要在竞争日益激烈的医疗市场中协调、稳步、可持续发展，必须不断提高综合服务能力。目前我们的资源是有限的，人力资源、资金来源、空间资源、技术资源等仍处在相对短缺的状态，我们需要不断探索新的生产方式来提高生产力和生产效率，用有限的资源将服务做得更好、更精。其次，医院管理、医疗质量管理、护理质量管理的执行能力需要加强，要建立科学的服务保障机制，不断提高医疗质量和效益。另外，要加大薄弱学科建设，使学科发展达到相对平衡的状态。最后，培养医疗队伍的整体素质是关键，要在继续教育上下功夫，培养合格和优秀的临床医生。这些都是提高医院核心竞争力的不容忽视的问题，我们的各个层次的管理水平、服务水平需要与人民群众日益增长的中医药服务需求以及中医药事业改革发展形势相适应，才能不断提高综合服务能力。

三、完胜以人：以"人"实现和谐，以"人"成就目标

我院自2007年被正式确立为国家三级甲等中医医院以来，2007年5月又被列为广东省中医名院建设单位，2008年3月被列为国家重点中医医院建设单位。目前，珠江三角洲地区正处在经济结构转型和发展方式转变的关键时期，新医改政策也给中医药事业发展带来了机遇。在2010年惠州市第十届人民代表大会第五次会议政府工作报告中已提出："加快推进市中医院新院建设工程。"因此，我院发展已经到了一个崭新的历史阶段。2010年我们的总体目标是：实现业务总收入增长20%以上，病床使用率达80%以上，药构比控制在49%以内，其他各项指标均要有新的突破。医院发展的总体目标是：把我院建设成为现代化综合性中医院，计划2011年建设成为广东省中医名院，2012年建设成为国家重点中医医院。但是，个人的力量是有限的，医院发展的成功靠的是团队共同推进，在医院发展的关键时期，目标的实现需要我们整体合力，需要依靠整体合力使医院早日上升到一个新层次，达到一个新规模，逐渐步入一个良性的循环。

第一，从"以人为本"的思维出发，实现和谐发展。

2010年我们的管理理念是"和谐发展"，首先必须树立以人为本的发展理念，重点构建以职工为中心的人文精神，从人性化管理入手，就是要尊重职工的主人翁地位，培育提升职工的综合素养。在管理中更多给予人才自由发挥的空间，建立能激发他们切身感、压力感、责任感的机制，并创造平台，让他们在专业上的想法、创新得到实现；在激励机制上做到尊重知识、尊重人才、尊重劳动，发挥职工的主观能动性，帮助职工实现自身的社会价值和个人目标，从而充分提高团队凝聚力和向心力。

第二，着力打造"团队合作理念"，提高整体合力。

强化以人为本的同时，我们更要强化人的合作，2010年我们即将挖掘和培育的重点文化理念是"团队合作理念"，这也将成为今后全体职工共同遵守的、医院发展中不能放弃的核心文化理念之一。医院中的每一个部门都是一个小的团队，每一个团队的成功靠的是团队里每位成员的配合与合作，如果人人只想着自己的利益，这个团队就涣散了，个人的目标自然也实现不了。我们都知道在所有的动物之中，狼在捕获猎物时非常强调团结和协作，因为狼在动物世界的生存、竞争、发展过程中，懂得了团队的重要性，狼与狼之间的默契配合成为狼成功的决定性因素，因此它们依靠团体的力量总能获得成功。我希望你们能够爱院如家，希望你们互学互帮、互谅互让、坦诚相待，希望你们在实践中努力培养和衷共济的协作意识和团队精神，也就是要培养我们这个集体的凝聚力、团结协作能力、组织无我意识、士气和相互激励精神。

第三，加强落实责任，全面提升执行力。

“三分战略，七分执行”，强大的执行力才能保证团队整体行动的一致性。在医院逐步走向正规化的同时，我们的反应能力和执行力开始在一定程度上有所折扣，懒散的思想意识和理念作风容易造成被动的局面，当前我们真正缺少的是高度的执行力以及灵活多变的策略。医院发展的目标、发展的迫切需要正不断考量着我们的执行力：如何转变工作作风，提高行政效能；如何强化问责制度，建立赏罚分明的考核机制；如何不拘一格用人才，让能者上、庸者下，打造一支勇于改革创新的队伍；如何充分利用中医经典，打造医院发展软实力；如何以创新中医技术和突破重点专科建设占领我市医疗水平制高点；如何加强自我管理，变被动作风为主动作风，是我们今年将思考和解决的重点内容。我们需要加强领导、落实责任；我们需要提高效能；我们需要扎扎实实处理好每一个细节；我们需要培养责任意识、忧患意识；我们需要决心、需要成绩；我们需要踏实肯干，干得有效率、干得有质量，并交出一份满意的答卷；我们需要提高整体合力；我们需要敢于担当使命和责任……执行力就是我们实现医院近期目标和长远目标的保障。

阳光洒在我们脸上，希望留在我们心里，我们珍惜全体干部职工的期望，正如我们坚定地相信中医院的明天会更卓越、更美好！同志们，2010 年是新医改方案实行之年，也是公立医院改革之年，我院发展将面临新的机遇和挑战，医院事业是团队的事业、集体的事业，相信在上级领导的大力支持下，通过全体干部职工的共同努力，不久的将来，定会开创医院各项事业建设的新局面，使医院再上新水平、再登新台阶！”

一阵雷鸣般的掌声响彻万寿山下、菱湖岸边。惠州中医人在廖承建院长那慷慨激昂的演讲声中，仿佛感受到了春天的气息，已然掂量出自己肩上的责任与构建“和谐惠州”是何等的息息相关！一股无比自豪却又沉甸甸的滋味涌上惠州中医人的心头。

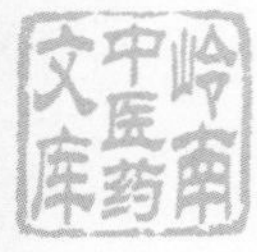

第五章

名 院

第一节 分工合作一盘棋 和衷共济奔大道

惠州市中医医院有一个团结协作、特别能战斗的、坚强的领导班子。

班长廖承建同志，本科学历，学士学位，主任中医师职称。自1992年10月从湖南衡阳中西医结合医院调入以来，曾在临床一线从事中医医疗工作，后任医院医务科副科长、副院长、党委委员，从2001年4月起主持医院全面工作，2002年5月起担任惠州市中医医院院长、党委书记。

殷舒华同志，大专学历，政工师职称，曾任龙川县义都镇新联村合作医疗站工作人员、惠阳卫校教员，1980年12月调入惠州市中医医院，曾担任医士、医师、办事员，医院办公室副主任、办公室主任、党委委员职务，2000年10月至今，担任惠州市中医医院党委副书记，纪委书记，分管医院办公室、纪检、工会、共青团、妇委会、思想政治工作。

胡福禄同志，本科学历，曾任解放军第173医院政治处主任（副处级）。2000年9月转业到惠州市中医医院，任行政副院长、党委委员，先后分管总务科、计财科、消防安全工作。

田育红同志，本科学历，学士学位，主任医师职称，1992年10月调入惠州市中医医院工作，曾在临床一线从事临床工作，担任过急诊科主任职务，2002年5月起担任惠州市中医医院副院长，先后分管药剂科、门诊部、医务科、护理部工作。

文平凡同志，本科学历，学士学位，副主任中医师职称，曾任惠州市中心人民医院医师，惠州市委组织部老干部局副主任科员、副科长、主任科员，2003年1月调入惠州市中医医院，担任业务副院长、党委委员，先后分管医务科、护理部、设备科、信息科工作。

领导班子始终不渝地把邓小平理论和“三个代表”重要思想贯彻到医院改革发展的实践中去，坚持和健全了民主集中制，凡大事均经集体讨论决定，定期召开领导班子民主生活会，领导干部率先垂范，坚持群众路线，深入基层，调查研究，行政查房，现场办公，及时为群众解决问题，把执政为民体现在一切工作中，坚持为群众办实事，始终把群众满意作为衡量工作的第一标准，从而把全院干部职工的工作热情和干劲凝聚在一起，充分发挥他们的聪明才智，营造了一个政通人和、积极进取、干事创业的民主和谐的政治氛围，使医院形成了一个讲大局、讲团结、讲稳定的局面，达到了聚精会神搞好医院各项事业的良好工作状态。班子主要负责

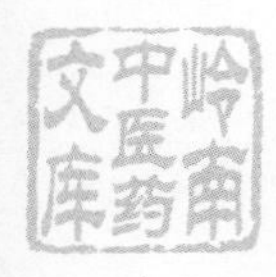

人十分注重现代医院管理理论的学习，认真参加职业化现代医院管理高级学习班，提高了医院战略决策、医院管理以及市场谋划水平。

他们按照中共惠州市委开展创建“科学发展好班子”的活动要求，制定了创建“科学发展好班子”活动考核评价办法，编印了《创建科学发展好班子资料汇编》，健全了《加强内部民主科学管理实施方案》《“三重一大”实施办法》《领导干部廉政建设行为规范》《领导干部廉洁自律基本准则》等行为规范。对加强内部民主科学管理、廉政建设等内容做了具体规定，作为规范领导班子与中层干部行使管理职能的行为指南。在医德医风建设方面，他们注重从长效、实效出发，建立了院、科两级纠风工作责任制，把行风建设纳入目标管理体系，与临床科室主任签订了责任书，一级抓一级，层层抓落实，把抓行风与抓业务、抓管理相结合。每季度进行一次目标管理考核，考核结果与科室奖金挂钩。年终进行一次全院性医德医风考核，考核结果纳入医务人员医德医风档案。为了规范医务人员的医疗行为，做到日常工作有章可循，他们把医院历年来关于医德医风建设方面的资料进行了整理、归类，编印了 250 页 26 万多字的《医德医风、纠正行业不正之风资料汇编》，发放到各科室。其中包括政策法规 17 篇、上级来文 17 篇、行风建设制度 32 篇、行风建设实践 37 篇、资料摘要 7 篇。各科室利用早会及每周的政治学习时间，有计划、有组织地学习汇编内容，用经常性的教育引导医护人员严格自律，靠规章制度的约束，使各级各类医务人员各司其职、各定其岗。通过个人自律与制度约束相结合，进一步落实了教育、管理、奖罚和监督并重的各项制度措施，切实做到了行风工作有章可循、按章办事。此外，他们还通过向门诊、住院病人发放征求意见表，定期召开病人、陪护人员座谈会，行风监督员和社会各界人士座谈会，开展随访出院病人等方式，定期收集并研究行风工作情况，及时发现问题，研究对策，巩固成果。

惠州市中医医院领导班子带领全院干部职工坚持依法行医，并且建立了突发公共卫生事件应急处理机制。他们坚持不懈地开展“医疗安全教育月”活动，每年4月都要常态化地进行医疗法律、法规及医疗安全教育。医院有严格的抗生素合理应用原则，与临床医生签订了合理用药协议书，杜绝了滥用抗生素现象。针对群众关心的“看病贵、看病难”问题，他们坚持结合医院实际，千方百计控制医疗费用。

惠州市中医医院领导班子思想解放、工作务实、思维创新，在科学发展观的深入学习实践中，他们深入基层开展广泛调研，针对医院发展现状、存在问题和根源以及整改方向，进行了全面深入的分析，撰写出了客观、翔实的分析检查情况报告。通过开展学习实践科学发展观活动，找出了制约医院发展的关键问题，理清了医院发展思路，确定了医院发展目标，制定了切实可行的整改措施。

第二节　桥梁纽带作用大　干群争当主人翁

工会组织是在中国共产党的领导下不断发展和壮大起来的群众组织，是党密切联系职工群众的桥梁和纽带，是党开展群众工作的重要渠道。时代赋予工会组织的职责是维护职工权利，维护企业生产秩序稳定，维护社会安定和谐，巩固党的领导地位。

惠州市中医医院历届党政负责人充分认识到了这一点，他们从 1997 年开始成立工会组织，不断完善并充分发挥职工代表大会和工会组织的职能作用，行使职代会对医院重大发展事项的讨论权和审议权，全面调动和发挥全院职工的主人翁责任意识。

1997 年，第一届职工代表大会召开，并选举产生了第一届工会委员会，由谭彩云同志任工会主席，罗敏、张嘉禄、黄锦英、罗素群、程建萍等七位同志任委员，同时成立了由龚小琦同志任主任，陈洪、李峭峰同志任委员的经费审查委员会。

第二届职工代表大会于 2001 年 8 月召开，换届产生了张八和同志任主席、龚小琦同志任副主席，丘英琼、程建萍、黄锦英、宋斌、李昌生同志任委员的第二届工会委员会；经费审查委员会主任由冯丽萍同志担任，陈洪、李志英同志为委员。

2009 年 8 月，距第二届工会委员会产生 8 年后，第三届工会委员会换届产生，程建萍同志任主席，龚小琦同志任副主席，黄锦英、马丽昕、宋斌、李昌生同志任委员，龚小琦同志兼任组织委员。

惠州市中医医院工会从 1997 年至 2011 年，紧紧围绕医院的中心工作，开拓进取、求实创新，在加强组织建设、推进民主管理、服务工作大局、维护职工权益等方面作出了积极的探索，工会工作的总体水平不断提高，各项工作都取得了新的进展，为职工队伍的稳定和医院各项目标、任务的完成起到了积极的促进作用。

工会全面贯彻执行民主管理，落实以职工代表大会为基本形式的民主管理制度，拓展沟通渠道，及时反馈和落实职工意见；通过文件、公示栏、医院局域网、医院官网等载体公开重要信息，保证了职工的知情权、监督权，促进了劳动关系的稳定，医院劳动纠纷发生率为零，先后荣获“惠州市厂务公开民主管理先进单位”“广东省创建和谐劳动关系示范区工程示范点”称号，并于2009年7月17日通过了院务公开民主管理标准体系贯标认证审核，获贯标A级资格。

在维护职工利益、实行绩效工资方面，工会始终坚持多劳多得、优劳优得的原则，努力维护职工权益，构建和谐劳动关系，促进了医院稳定发展，并协助医院完善绩效工资分配方案，严格落实带薪年休假等各种休假制度，落实国家有关女职工劳动保护规定。

工会还组织动员广大职工投身医院建设发展，发挥全体职工的主力军作用。倡导辛勤劳动，弘扬劳模精神，在全院营造学先进、树典型、做表率的浓厚氛围，鼓励职工发扬主人翁精神，积极投身医院发展建设，激发职工爱院如家的情感，从而使医院涌现出了罗敏、钟德善、李碧娟、詹尚欣等一大批默默奉献、爱岗敬业的全国、广东省、惠州市先进典型。

工会坚持做好“五必访”工作，把关爱困难职工和助力社会公益事业作为工会的大事来抓，积极构建帮困救助体系，做好向困难职工送温暖和参与社会公益救助工作。凡遇到职工生病住院、直系亲属去世等特殊事情，工会以及相关职能科室都会主动关心、主动探视慰问。2010年9月，工会组织全院干部职工为本院身患癌症的女职工捐款33260元，使她体味到了工会这个大家庭的温暖，增强了战胜疾病的信心。加强职工生产和劳动保护，关心职工身体健康，维护职工健康权益，是工会维护职工权益工作的常态。工会定期组织全体职工健康体检，对残疾、患病职工调整工作岗位，给予充足的疗养时间，坚持帮扶送温暖常态化。

医院党委大力支持工会组织开展丰富多彩的文娱活动，努力营造科学、文明、健康的医院环境，满足职工不断增长的精神文化需求，推进职工素质工程建设。建设了露天篮球场，经常组织全院性篮球比赛，邀请兄弟单位参加联谊赛，丰富了职工的业余生活，增强了职工的凝聚力。2003 年，工会分期、分批组织全院干部职工到海南、厦门参观旅游。每年“三八”节，女工委都会组织女职工走出院门，先后到深圳东部华侨城、增城白水寨、东莞观音山、清远清泉湾、惠东永记生态园、惠州金果湾、博罗杨村休闲度假村等景区参观游览，并组织夜游东江、攀爬高榜山等寓教于乐的文体休闲活动。同时，工会每年还组织职工参加惠州市体育局组织的迎春长跑健步走活动，以及篮球、乒乓球、羽毛球、拔河、打扑克等竞赛运动。2007 年，工会组织代表队参加了惠州市第二届职工运动会，并荣获团体道德风尚奖。

工会还注重展示广大干部职工的才艺与风采，丰富职工文化生活。工会女工委积极参加惠州市妇联组织的“激情广场大家唱”革命歌曲比赛等健康向上的群众活动，还利用每周四下班后时间，组织学跳集体舞健身强体活动，在丰富女职工业余文化生活的同时，妇女组织的凝聚力、渗透力和战斗力得到进一步增强。

工会还组织了以“一切为了病人健康”为主题的文艺汇演活动，各工会小组自编自演了形式多样的文艺节目，体现了“一切为了人民健康、构建和谐医患关系”的鲜明主题。工会还成功举办了 2005 年、2009 年、2010 年、2011 年迎春文艺晚会，演出的文艺节目异彩纷呈，博得了观众热烈的掌声。由程建萍自编自导的小品《门诊大厅》，被推荐参加惠州市总工会组织的 2009 年“庆五一、迎省运、讲文明、树新风”文艺大汇演，并获得了优秀奖，同时工会获得了组织奖。

2011 年，工会组织了惠州市中医医院感恩墙签名活动以及“知恩、感恩、报恩”主题演讲比赛，激励职工常怀感恩之心，全心全力投入工作，以促进医院各项事业发展。同年 12 月开展了以“走出去、览风光、看发展、话旅游”为主题的职工摄影比赛活动，展现了职工的才艺，陶冶了职工的艺术情操。

工会坚持在加强队伍建设、全面提升自身素质、打造战斗力强的职工队伍上下功夫，在职工中深入开展社会主义核心价值观等系列主题教育活动。通过“道德讲堂”等推进医院文化和职工文化建设；组织开展技能大赛、技术培训等，掀起学技术、比技能的热潮，发挥了工会“大学校”的作用，提升了职工素质。在静脉穿刺技术竞赛、临床技能竞赛、中青年教师教学竞赛等各项活动中，一批岗位技术能手脱颖而出。2008 年 3 月，程建萍同志在市妇联开展的“巾帼建功”“双学双比”活动中获“三八红旗手”称号；2009 年 6 月，内一科工会小组获“惠州市职工职业道德建设先进班组”称号；2009 年 10 月，医院女工委被惠州市总工会授予“惠州市工会女职工工作先进集体”称号。

截至 2011 年底，惠州市中医医院的工会会员迅速发展到 11 个工会小组，共 503 人。工会小组有健全的组织机构，设有经审和女工委员会，配备了组织、女工、宣传、文体、财经委员，在维护职工合法权益，帮助职工解决困难，全心全意为职工服务的履职路上稳健前行。

第三节 行政排除医护忧 后勤确保路路通

建设中医名院关键在于医院管理，医院管理的职能在于促进医院业务的发展与提高。医院职能科室有较明确的业务工作范围和相对独立的工作职权，是医院管理的中间力量，是医院管理指令畅通运行的枢纽，是保证医院持续稳定发展的关键环节。

一、办公室

1965年建院时，医院仅设综合办公室，负责行政、后勤、医务等管理工作。1975年医院复办后，未设独立的办公室，分别设立了行政组、政工组、医务组，分别负责各项管理工作。1981年起，设立两部一室，为医务部、总务部、办公室。医务部主任由钟定波担任，总务部主任由杨杰担任，办公室主任由曾振东担任。1986年，曾振东同志调惠州市卫生局工作，医院任命方书飞同志担任办公室副主任，并主持工作。1987年，方书飞同志任办公室主任，1990年殷舒华同志任副主任。1996年方书飞同志退休后，办公室主任由殷舒华同志接任。1999年龚小琦调任办公室副主任，2000年袁世莲、盛孝双任办公室副主任。2001年，殷舒华同志任院党委副书记，龚小琦同志接任办公室主任（2002年10月任党委委员）。2004年1月，惠州市卫生系统实行竞争上岗聘任制，龚小琦同志任办公室主任，马丽昕同志任副主任。

目前医院办公室有主任1名、副主任1名、主办科员3名、办事员2名，承担行政办公、党办、人力资源管理三大职能。主要负责如下几项工作。

(1) 起草全院性工作计划、总结和报告，草拟、审核、印发行政性文件。搞好综合协调工作，具体安排各种行政会议，做好会议记录，对于院领导或由行政会议作出的决定，分情况传达督办，做到上情下达和下情上知，沟通各行政科室的工作联系。做好收发文件的登记、传阅、催办工作，负责收发、文印工作，做好印鉴的保管、使用，签发对外联系工作的介绍信等事宜。处理来信来访，负责外来人员的接洽、安排参观访问，接待外宾的来访。负责医院管理信息的收集、整理、总结、上报及院总值班管理工作。

(2) 做好党务管理工作，负责落实党委做出的决策和各项指示精神，对贯彻落实党的方针和政策进行总体部署，对党组织各项规章制度的落实进行检查和督导。抓好医德医风教育、行业作风建设及纪检工作。做好离退休人员管理，维护老干部的合法利益。做好计划生育管理及工青妇团工作的监督与指导。

(3) 负责人事管理工作，按照干部管理权限，管理医院专业技术人员技术职务（职称）的晋升及聘任工作，制定人才需求计划，做好人才引进工作，负责职工工资、津贴、补贴的调整，管理职工的聘用、奖惩、离休、退休、退职、辞职、解除劳动合同等事项，负责干部的考核、培训、任免等各项工作，负责人员编制工作、各类人事统计及人事档案的管理等。

二、医务科

1965 年，医院建院时未设置医务科，医疗、护理管理工作由综合办公室指定人员负责。1975 年医院复办时设医务组，由业务院长主管医务组各项事务。1981年，正式成立医务部，钟定波同志任医务部主任，1988年钟定波同志调离，叶文才任医务部副主任。1994年9月，惠州市编委批准中医院为副处级单位建制，正式设立医务科，叶文才同志改任医务科副科长。1996年，张八和同志任医务科科长，1997年，廖承建同志担任副科长。2001年11月，张八和同志改任工会主席，洪澜接任医务科科长，冯丽萍、王小勇任医务科副科长。2002年王小勇调任外二科主任。2004年1月，惠州市卫生系统实行竞争上岗聘任制，洪澜任医务科科长（2002年10月任党委委员）、冯丽萍任副科长，2006年10月，刘汉伟同志担任副科长。

医务科职能包括医疗质量管理与质量控制、预防保健、院内感染管理与传染病预防监控、科研教学管理、病案管理、医疗卫生统计与健康体检的管理，同时负责卫生支农、突发公共卫生事件应急处理等。

（1）医疗管理与质量控制。组织全院各医疗科室进行日常的医疗业务工作，组织重大手术和危重、疑难病人的会诊、抢救；加强基础医疗的管理，对病历、处方及其他医疗文件的书写和无菌技术操作等进行督促检查；积极做好医疗事故与差错、纠纷的防范工作；负责处理院内外医务行政工作的联系，组织实施临时性院外医疗任务和对基层医院的技术指导工作；接待医疗业务方面的来信来访和参观访问事宜；保证救护车辆的专用，做好调度工作；负责实施、检查全院医务人员的业务训练和技术考核，不断提高业务水平。

（2）预防保健。主要承担督促、检查、指导本院和地段卫生防疫及爱国卫生运动，加强卫生知识宣传，做好除害灭病工作；坚持疫情统计、报告制度；指导并担任本院妇幼保健、职工体检、医疗保健、放射防护、预防接种及健康教育工作。

(3) 院内感染管理与传染病预防、监控。在科长领导下，由1名专职人员负责该项工作，主要承担院内感染的控制工作，健全院内感染三级监控网，做好临床科室感染病例、个案收集、汇总分析工作，并加强重点科室的监测。做好传染病的预防与监控工作，及时准确地上报传染病的发病与控制情况，做好结核病的归口管理工作。

(4) 科研教学。随着临床科室设置的逐步健全，病种逐渐满足临床教学的要求，医技人员临床带教能力逐渐提高。1975年开始接受惠州卫校等学校的实习生。1996年起医院被定为广东省新兴中药学校教学医院，开始接受广州中医药大学、广州医学高等专科学校、广州军区军医学校、湖南省中医药专科学校、湖北中医药高等专科学校等院校的实习学生。1998年3月成为广州中医药大学的定点实习医院。2004年5月19日成为暨南大学医学院教学医院。2006年3月31日成为南方医科大学非直属附属医院。徐述章的科研课题“小儿急性心肌炎血源性类洋地黄物质左心室功能测定的意义和关系”获广东省科技成果奖三等奖。刘建宁等同志主持的科研课题“自体静脉游离移植重建修复手肌腱鞘”获广东省科技成果奖三等奖。2006年，廖承建等同志承担的科研课题“干咳清糖浆研制和定性分析、安全性、临床应用研究”获惠州市科技成果奖二等奖；顾卫同志主持的科研课题“退黄洗剂的制备及其治疗新生儿黄疸的临床疗效观察”获惠州市科技成果奖三等奖。

(5) 病案管理。20世纪80年代以前，由于医院资料少，未设专人管理医院各项文件和病历。随着医院的发展，资

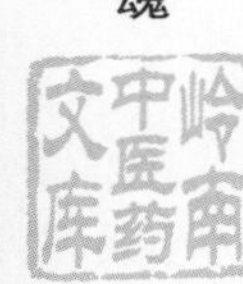

料和病案不断增加，医院逐步进行规范化管理，设立了病案室，并从医务科抽调人员负责管理病案室，现有专职人员3名。

(6) 图书管理。1985年医院成立了图书室，相继购买了常用图书，设1名图书管理员。1996年起，图书管理工作逐步走上规范化管理，完善了图书室管理、借阅制度，订阅了各种有学术价值的中外医学期刊供全院医务人员阅览。2010年5月，开通了万方数据资源系统，实现了网上查询万方中文医药期刊所有数据，方便医务人员学习、交流、开展科研活动。图书室现有面积为120米^2，共藏书10 740册，其中中文期刊170种，外文期刊3种。

(7) 卫生统计。卫生统计工作一直由医务科派出1名人员兼管，定时记录医院人员变化情况、住院人数、业务收入等统计工作，并将统计数据及时上报。1997年开设统计室，林冰任统计员并负责统计室工作至今，现统计室有统计人员2人。

(8) 健康体检。健康体检工作一直由医务科主管，至2003年3月1日正式成立医院体检中心，由袁世莲同志负责。2004年2月13日黄河同志任体检中心主任，2006年邓菊香同志任副主任。体检中心为医务科下属二级职能科室，承担日常健康体检，以及机关、工厂、学校、公司等团体健康体检。

(9) 治未病中心。2008年12月，医院将体检中心和康复科人员与资源进行了充分整合，成立了治未病中心，归医务科管理。治未病中心采取个性化评估技术，对亚健康人群进行体质辨识、健康评估，将中医传统疗法干预治疗和综合调养相结合，进行病前防御，有效发挥了中医预防保健功能。治未病中心先后由李静、李惠萍同志负责体质辨识，刘桂云、陈洪、王丽、秦允江、刘英杰、陈勉珍为咨询专家，李昌生、赖秀娟、王国书、林周杰等负责中医传统疗法。

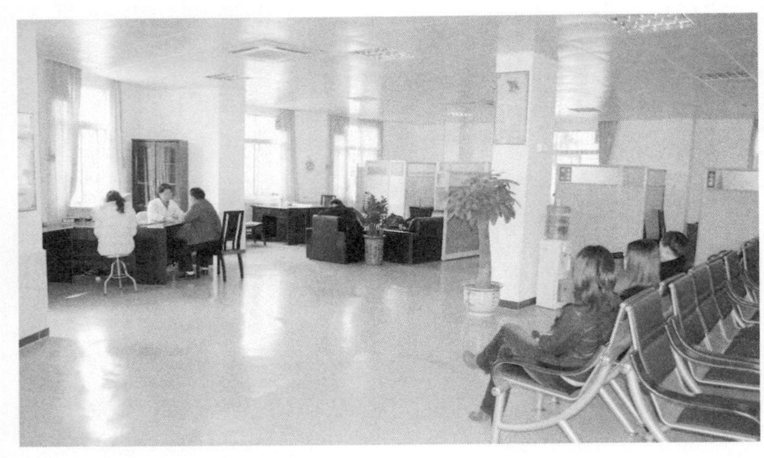

图 5-1　体检中心

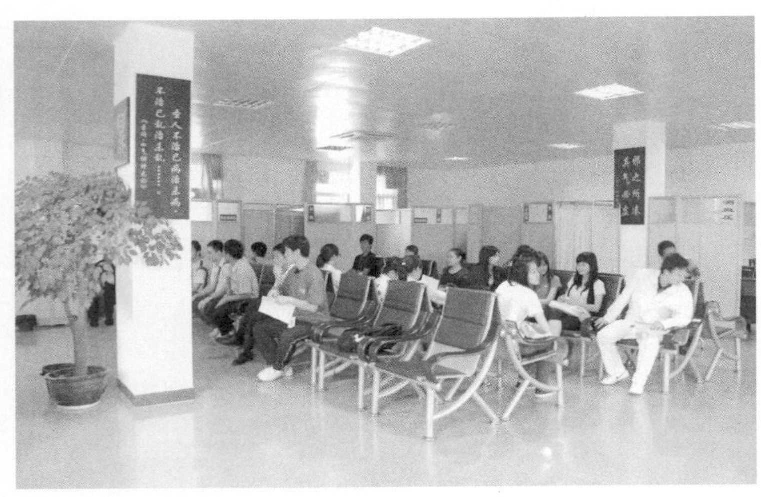

图 5-2　治未病中心

三、护理部

1990年9月前，护理工作由医务科主管。1990年9月正式成立了护理部，梁淑慧同志任护理部副主任。1992年11月程建萍同志任护理部副主任并主持全面工作，12月李妙华同志任护理部总护士长，1997年1月龚小琦同志任护理部副主任。1999年12月李妙华同志任护理部副主任，2000年程建萍同志任护理部主任。2004年1月，惠州市卫生系统实行竞争上岗聘任制，程建萍同志任护理部主任，吴宏美任护理部副主任。2008年8月孙惠金同志任护理部副主任。

护理部是医院护理工作的组织管理机构，实行护理部主任—护士长二级管理体制。

护理部在主管院长的领导下负责护理管理与质量控制、临床护理与质量要求、护士继续教育、护理教学科研等工作。

（1）护理管理与质量控制。管理理念：倡导以人为本、情效优先、统御管理的理念。管理目标：全面发展中医护理事业，全力提高护理质量。完善了各项管理制度、工作制度、考核细则和质量控制标准。质量控制：以标准为依据，以质量为核心，以薄弱环节控制为重点，以检查督促为手段。开展了护理质量人人把关工程。成立了护理质量管理委员会，下设11个质控组，充分发挥三级质控监督指导作用，采取了定期和不定期的全院性护理质量检查、质量分析，持续改进护理质量，护理工作达到了“六化”的规范管理。

（2）临床护理与质量要求。护理理念：以病人为中心，提供优质的护理服务。护理目标：以最佳技能、最优服务，使服务对象获得最佳生命质量。护理模式：1984年由功能制护理转向责任制护理；1997年实行系统化整体护理工作，建立了模式病房。2010年开展以“以夯实基础护理，提高护理满意度”为主题的“优质护理服务示范工程”活动，系统地进行了护理模式的改革，实行了“五制”，模式病房覆盖率达到了100%。病人满意度上升到98%以上，护理人员在社会上、在病人中口碑极好。质量要求：严格执行三级甲等中医医院评审标准、医疗质量万里行活动检查标准及《中医护理常规、技术操作规程》等，加强对中医护理文书书写和技术操作规范的管理；成立了8个专科护理小组，进行全院性的护理会诊、查房等，提高了专科护理水平。加强重病管理，坚持危重病人上报及床边查房制度。优质活动：开展了“宾馆式服务”“人文素质教育工程”“爱心浇灌生命绿洲，质量铸就护理品牌”等三大主题活动。技能竞赛：分别开展了18项西医、9项中医护理操作，4项急救技术，167项护理操作，成人百针、小儿50针静脉穿刺技能竞赛活动。技能竞赛获奖情况：省级一等奖2项、二等奖4项、三等奖3项；市级三等奖6项、四等奖1项；技术创新奖二等奖2项、三等奖3项。

（3）继续教育与教学科研。继续教育坚持经常化、制度化，配合临床需要，及时更新护理知识和提高护理技术。选派护理骨干外出参观、短期培训、进修等共653人次。坚持每月举办护理讲座1～2次；对护士分层级培训，不断提高全院的护理水平。每年举办一期广东省医学继续教育Ⅰ类学分护理知识学习班和惠州市Ⅱ类学分中医护理知识学习班，每年举办护士长管理、护理安全教育培训班，新上岗护士、实习生、带教老师岗前培训班。教学科研：1990年开始承担广州、湖南、重庆、甘肃、河源、惠州等本科、大专、中专护生共485人的实习教学任务。1992年实行了护生岗前培训制度，实行教学评估方法，促进了教与学的进步和发展。撰写护理论文 337 篇，在省级以上专业期刊发表 150 篇，获惠州市优秀科学学术论文二等奖 2 篇、三等奖 5 篇。完成了 9 项市级科研课题的研究工作。

四、总务科

20 世纪 80 年代以前，医院后勤管理工作都归属于办公室，80 年代初期才设立总务部，成为医院职能科室之一，负责全院的财务、物资采购与保管、后勤事务（木泥水电、食堂、锅炉、洗衣、缝纫）、传达等管理工作。由黄明清同志主持工作，1982 年 9 月 4 日至 1986 年杨杰任总务部主任，1988—1996 年夏永康任总务部主任。1994 年 9 月，惠州市编委批准中医医院为副处级单位建制，总务部改为总务科。1996—2000 年廖彩华任总务科科长，戚容坤、罗素群任副科长。2000 年 11 月 15 日罗素群任总务科科长，戚容坤任副科长，2001 年 9 月涂水根任总务科副科长。2004 年 1 月，惠州市卫生系统实行竞争上岗聘任制，罗素群任总务科科长，涂水根任副科长。2009 年 5 月罗素群退休，由涂水根副科长主持总务科全面工作。2011 年 6 月，医院根据《惠州市卫生系统防控医药采购回扣贿赂实施重点岗位人员定期交流轮岗制度（试行）》（惠纠办发〔2011〕3 号）文件要求，黄丽雅任总务科科长，江燕萍经过竞争上岗任总务科副科长兼采购员。现总务科有科长 1 人、副科长 1 人、主办科员 1 人、办事员 1 人、司机 5 人、电工 2 人、仓库管理 1 人。担负着医院房屋基础建设、物资采购供应、病人膳食、职工用餐、水电供应、电梯维护、车辆管理、环境卫生、环境保护、安全保卫、“三通”（通水、通电、通气）、“三下”（下送、下收、下修）管理工作。

五、计财科

1965 年建院初期，医院计财组由业务副院长分管，只设一名会计员。1975 年医院复办，设立医院经济管理小组，组长由杨安清同志担任。1976 年成立财务组，与总务组统称为总务部，设会计 1 人、出纳 1 人、办事员 1 人。1997 年财务组从总务部分离出来，成立计财科。黄锦英同志任副科长，主持全面工作，2000 年 12 月转任计财科科长，2001 年 3 月至 2003 年 12 月期间戴远辉同志任副科长，下设主管会计 2 人、财产会计 1 人、药品会计 1 人、经济核算员 2 人、出纳 1 人、缴款员 1 人、票据及物价管理员 1 人、收费员 15 名。2004 年 1 月，通过竞争上岗，黄锦英任计财科科长（2009 年 11 月任党委委员）。目前，计财科已发展为医院经济管理部门，主要任务是组织收入、控制支出，如实反映经济活动，建立健全各项财务制度，贯彻落实各项会计制度，加强经济核算、财务分析和财务监督，合理调配资金，为医院的健康发展提供有力保障。现有科长 1 名，主办会计、财产会计、药品会计、成本会计、经济核算员、物价管理员、票据管理员、出纳等人员共计 13 人，下辖下角门诊、水东门诊、水门门诊三个收费处，共有收费员 23 名。

计财科承担的主要职能有会计核算、财务管理、票据管理、审计、医疗收费及药品作价。按照医院差额预算规定，卫生事业的方针、政策和计划编制预算，配合业务部门积极组织投入，开辟增收的渠道，合理安排支出，充分发挥资金使用效果。严格执行会计制度，按规定设置账簿，科学合理设置会计科目，切实做好记账、算账、报账和分析工作，保

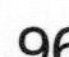

证手续严密清楚，账表准确，数据真实。加强财务内部控制，完善各项内控制度，严格控制业务开支，加强物资的购入、调出、报废、赔偿等各环节的管理。做到钱账分管、支票与印鉴分管，防止医院财产流失。组织合理收入，严格控制支出。凡是该收的要抓紧收回，凡不符合财务开支标准和开支计划的要拒绝支付，临时必需的开支应按审批手续办理。及时编制各类报表，做好财务分析、预测经济活动状况，给领导提供参考资料、参与出谋划策。严格执行物价规定，完善医院收费系统，按规定调整各项医疗收费和药品价格，并实行住院病人一日清单制和医疗收费公示制度。

惠州市中医医院属全民所有制行政事业单位，执行行政事业单位预算会计制度，严格执行《中华人民共和国会计法》《医院会计制度》及其他相应财经法律法规。1989 年以前财务采用“增减记账法”，实行收付实现制。1989 年起改为“借贷记账法”，实行权责发生制。为增收节支，调动职工积极性，从 1982 年起医院开始制定奖金分配制度，是当时惠州市医疗单位中较早施行奖金分配制度的单位。始初采用“总收入计奖法”，这种方法优点是简单易算，但它只考虑总收入，收入结构、支出情况都不予考虑，不利于控制支出，因此该方案实行的时间不长。1988 年，医院制定了经济改革方案，实行岗位经济承包责任制，院与科之间建立经济责任制，使责、权、利相结合。从 1999 年起医院实行成本核算，奖金分配采用“收支结余计算法”，该方案有利于控制各科室的支出，调整收入结构，较好地体现了优劳优得、效益挂钩的原则，从而调动了职工的积极性。

六、药剂科

建院初期，药剂室工作由总务部统管。1975 年医院复办时，仅有药剂人员 7 人。1979 年医院综合大楼建成使用后，药械组也随之成立，开展基础性的工作，由钟雄才兼管药械组工作，同年 4 月中西药库设专职保管员。先后由付兆、钟捷宽同志负责药械组工作，1988 年 10 月黄丽雅、李叶锋任药械科代理副主任，黄丽雅负责全面工作。2001 年 7 月药械科从医务科分出，成为内设职能科室，由黄丽雅、李叶锋任副主任。2003 年 3 月至 2007 年 7 月 1 日，黄丽雅任药械科主任，顾卫任副主任。2007 年 7 月 1 日药械科分科为药剂科和设备科，顾卫任药剂科主任，黄丽雅任设备科科长。2011 年6 月，医院实行重点岗位人员轮岗，刘桂云同志任药剂科主任。

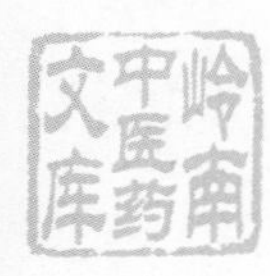

1967 年，医院用 20 亩田地（即现在惠州下角发动机厂处）种植中草药，实行中草药自给自足。

1975 年医院复办后建立了药品加工厂，当时药房和主管中药炮制的只有 7 人。1985 年医院与九莲山制药厂、惠州制药厂、博罗制药厂等单位共同研制新药，其中九莲山制药厂的鸡矢藤注射液、克痒敏油，惠州制药厂金蚧片获批投入生产。随着医院业务的不断发展，药品供应及药品调剂工作量逐渐增加。1995 年设了中心药房，成立了药品质量管理监督检查组，并开办了《医院药讯》。制剂大楼灭菌制剂设备也投入使用，大输液投入试产。2000 年 6 月成立了药品招标工作小组，调整了药事管理委员会委员。2003 年成立了招标委员会，规范了大型医疗设备采购行为。2005 年起，医院实行药品、医用耗材、大型设备集中招标采购。2007 年 5 月，成立了药品网上限价竞价阳光采购专家库和监督委员会，于 6

月 1 日正式执行全省网上限价竞价阳光采购，医院所有药品实行集中网上招标采购。2007 年 9 月 1 日起全面执行药品通用名处方，同年 12 月引进精品中药，中药饮片更换小包装。

多年来，药剂科在基础设施、基础建设、基础管理方面都得到了很大的发展，药剂工作上了一个大台阶，已有一套完整的工作制度、职责和各项管理规定。现在药剂科下设制剂室（7 人）、中药房（12 人）、西药房（9 人）、中心药房（6 人）、中药库和西药库（共 4 人）、卫材仓库（1 人）、煎药室（2 人）、水东门诊药房（2 人）、水门门诊药房（2 人）、临床药学室（2 人）。其中有研究生 1 人、本科生 3 人，正高职称 1 人、中级职称 7 人。主要业务部门有制剂室和临床药学室。

（1）制剂室。1975 年医院复办后，成立了药剂室，有两间简易的旧平房 70 米 ^{2} 作为生产基地，开展手工生产大输液和简单的外用药，供住院病人使用。起初只生产一些外用

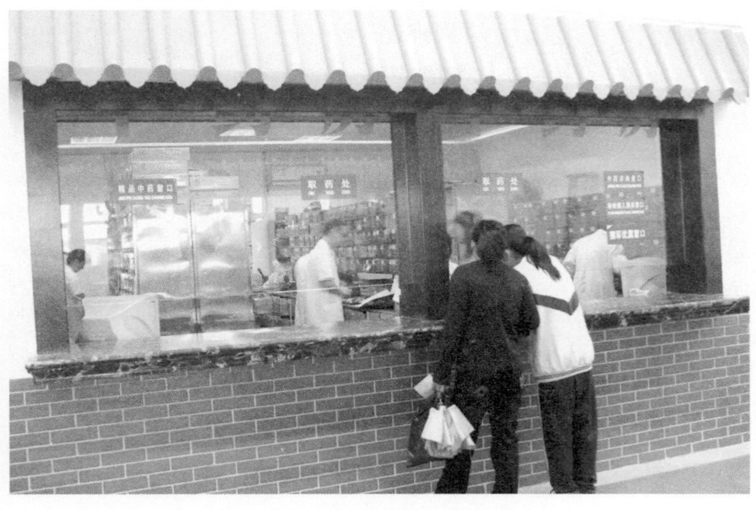

图 5-3　门诊大楼二楼中药房

药，1980 年开始生产大输液、枇杷露、跌打酒、各种合剂、水剂、红汞、龙胆紫、碘酒、眼药水、雷佛奴尔（共 20 多种，产值达 8800 元）。1983 年开始用中药炮制法水制法中的洗、漂、浸润等法炮制中药。

1991 年 3 月，医院建成一栋三层制剂综合大楼，购置压片机等一批生产设备，开展片剂、胶囊的生产。1993 年除了生产传统的丹、膏、丸、散外，还购进了粉碎机、颗粒成形机及烘箱等设备，开展了部分中药剂型的改革，如参七胶囊。1996 年医院投资 20 万元进行灭菌制剂生产。1997 年 2 月医院领取了制剂许可证，开始生产各种药品制剂。1998 年医院又投资 35 万元购进锅炉和中药多功能提取设备一套，从而具备了中药提取、浓缩等生产能力，自此开始开发研制了 50 多种中药制剂。2001 年按照《全国医院制剂许可证换证验收标准》的要求，投入资金近 50 万元，对制剂室进行了全面整改，按照剂型要求配置了空气净化装置，制定了一整套制剂生产及检验的管理制度和规范，使制剂室的硬件、软件都上了一个台阶，顺利通过换证验收，获得了广东省食品药品监督局下发的制剂生产许可证，同时有 51 个制剂品种首次获得制剂生产批准文号。2003 年新建 40 米 ^{2} 煎药室，购进中药煎药机（YFYB–3A）、中药液体包装机（YB200A），改变了落后的煎药方法，减少了污染。2009 年底，引进了微压循环中药煎药机、液体真空浓缩煎药机，2010 年 4 月起在临床上开展了中药煎膏项目。

（2）临床药学室。2006 年开始实行临床药师制，并设专职临床药师 1 人，建立处方点评和药物用量动态监测制度，并予以实施。2011 年 8 月成立临床药学室，由顾卫同志负责，设专职临床药师 2 人，开展处方点评、查房、药物咨询、书写药历等临床药学工作。每季度负责出《医院药讯》一期。

七、信息科

信息科于2007年6月正式成立，刘桂云同志兼任信息科科长。2009年6月，何怀世同志任信息科副科长。2011年，顾卫同志轮岗任信息科科长。信息科现有技术人员4名。

1995年医院购进第一台386电脑，医院开始进入电脑办公时期，由办公室负责管理。为了适应信息化管理的发展要求，2000年4月，医院开始进行网络系统建设。主系统于2000年5月对门诊划价、收费正式开放投入运行，同年8月对入住院管理、住院病区护士工作站开放投入运行，2001年8月对中西药库开放投入运行。2002年完成了基础数据库的整理、核对、录入工作，特别是药品编码、收费项目编码、人员代码等，并对所出现的问题制定了相应的工作站操作规程及管理制度，实现了医院从药品的采购入库到领用，住院病人的入院、领药、治疗过程的记账到出院及门诊病人的划价收费全过程的电脑网络化管理。2005年底医院信息管理系统（HIS）公开招标，中标单位进驻医院后开始系统培训、数据收集等准备工作。同年安装了室外大型电子显示屏和室内自助电子触摸屏，达到了通过现代化科技手段来宣传医院文化、传播医院信息、维护患者知情权、提升医院形象的目的，并完成了系统培训、数据收集等筹备工作。2006年3月，全院医师进行了HIS系统培训，并对住院医生工作站的操作进行了考试。9月完成医院内网与社保网络安全防火墙的架设调试工作。10月HIS系统正式启用，并实行“一卡式”门诊就医，简化了病人就医流程，缩短了病人等候时间，住院部信息管理系统及电子病历也全面启用。2007年

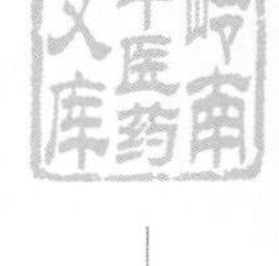

医院信息科正式成立，在医院党委领导下负责医院信息化建设的全部任务，如制订和实施医院的信息管理发展规划，承担应用软件的引进、开发、运行和维护等工作，负责医院网络系统、医院网站的规划和维护及各种业务数据的完整性处理。

目前信息中心有服务器 10 台，路由器、交换机等网络设备 50 多台，全院设信息点 600 多个，接入网络的计算机终端达到 400 多台，各种打印机等网络设备 300 余台，建立了以 1000 兆光纤为主干线路的内部局域网，10 兆互联网出口带宽的外部网络。医院建立了医疗智能控制管理系统、体检系统、影像归档和通信（PACS）系统、新生儿出生证管理系统等，并成功与市医保系统实现信息传输共享，全院实现了信息平台网络化管理。

八、设备科

设备科于 2007 年 7 月从药械科分出，成为独立科室。黄丽雅任科长，吴宏美任副科长。2011 年 6 月涂水根同志轮岗任科长，目前科室主要职责是负责医院医疗设备的采购、维护、保养及医用耗材的采购、保管与发放等工作。

第四节　发奋创建跻“三甲”　不负东江父老情

惠州市中医医院的起步是艰难的，1965 年，是在原惠阳干部疗养院的基础上建立起来的，后来曾一度合并到当时的惠阳地区人民医院，复办于 1975 年。

1996 年，在老院长晏才敏的带领下，医院曾提出创建国家三级甲等中医医院的构想，并以“患者满意、百姓放心”为目标，开始着力于完善硬件和软件建设。然而，当时的惠州市中医医院只有2万米^{2}的占地面积，1万多米^{2}的业务用房，200多张开放床位，科室设置还不够齐全，中医特色还不够突出，要创建国家三级甲等中医医院又谈何容易！

创建国家三级甲等中医医院成了数代惠州市中医人的夙愿和追求。

说起惠州市中医医院当年的情况，医院的老员工都感慨万千。当时医院底子单薄，设备陈旧，资金不足，自我发展能力差，缺乏市场竞争力。当时的大型设备如CT机、X光机、黑白B超机均超期服役，且故障不断，维修不停。医院不仅设备陈旧，连门诊大楼也非常破烂，低矮阴暗，因年久失修，门窗残缺，铁锈斑斑，严重影响着医院的整体形象。同时，医院的人员增长与经济效益增长也不成比例，人员结构不合理，负担非常重。从当时医院的用人机制、产权机制、分配方案来看，没有从工作绩效、服务质量、劳动纪律等方面体现多劳多得。在用人机制上，没有做到能上能下、择优录用，严重影响了广大医务工作人员的工作积极性。历史原因导致惠州市中医医院的生存面临着严峻的挑战，胸怀大志的惠州中医人跻身三级甲等中医医院的夙愿，只能在悠悠的东江水流中静静地流淌着，一直淌到了20世纪的最后一个冬天。

面对医院的落后局面，面对着壮志未酬的惠州中医人，一个改革创新、管理为先、明确定位的全新思路呈现在万寿山下、菱湖岸边。公元21世纪元年，惠州市中医医院领导班子进行了“大换血”，组成了以廖承建院长为首的新的领导班子。

廖承建和他的党政一班人，带领全院干部职工实事求是，真抓实干，脚踏实地，把创建“三甲”中医院的梦想与夙愿怀揣在心里，把劲用在实际行动上。他们围绕着“一二三四五”发展战略和“三环一核”服务理念，从“排档式”医院做起，从改善基础服务设施做起，从提高医疗质量做起，从改进服务态度做起，从加强职业道德建设做起，从提高人员队伍素质做起……从职工到干部，从实习学生到带教老师，从临床护士到护理管理者，从临床医生到业务副院长，从后勤工作人员到职能科室中层干部……每个人心里都装着创建“三甲”中医院的美好愿景，每个人都用行动为创“三甲”的梦想辛勤耕耘。

2004 年 8 月，医院成立了创建三级甲等中医医院领导小组，设立了创“三甲”工作办公室，并按照三级甲等中医医院基本标准的具体要求，着手创建工作，健全各级管理机构，落实各项管理措施，完善各项管理制度，扎扎实实投入到创建工作中。

创建工作分为四阶段走：第一阶段为宣传发动阶段，在全院范围内广泛宣传发动，明确创“三甲”医院、上等达标对医院发展的重要意义，使人人知晓，全员参与，通过宣传发动，激发全体员工的积极性，做到人人参与上等达标工作。第二阶段为实施达标阶段。这一阶段是整个创建过程最关键的阶段，按照国家三级甲等中医医院评分标准逐项逐条将任务分解落实到各个科室，实行责任到人、层层落实。按照医院规模、技术质量、医疗设备、管理水平四大部分上百项评分指标，对照标准找差距，依照标准抓落实，按照标准做整改。就是这样一项项、一条条对照、落实、整改，再对照、再落实、再整改，直到达标为止。第三阶段为自查阶段，包括科室自查、医院自查、全面自查，针对存在问题制订整改措施，责任到人。第四阶段为总结提高阶段。

2005 年 3 月 17 日，时任惠州市副市长的林惠纯同志在惠州市政府副秘书长李启明，惠州市卫生局局长邓光华、副局长邝文等领导陪同下，来到惠州市中医医院，目的就是亲临医院现场办公，解决惠州市中医医院在创“三甲”工作中所遇到的有关困难和问题。

此前，惠州市政府、市卫生局领导也曾多次到医院调研，解决医院发展中存在的问题。副市长林惠纯就医院创“三甲”有关事宜，明确了医院创“三甲”中的一些建设问题，并对创建计划、具体实施措施、资金运作等情况作了具体指示。

其后，市长办公会议同意惠州市中医医院通过创建三级甲等中医医院这一有效载体，全面推动医院的建设，力争在 2006 年底创建成国家三级甲等中医医院，并将医院创建“三甲”中医医院纳入政府工作日程。2005 年 3 月，医院成立了创“三甲”办公室，由廖承建院长任主任，刘桂云、吴宏美任成员。

在创建“三甲”中医医院的过程中，医院进一步完善了各项规章制度，特别是医疗质量管理和医疗安全的核心制度，如首诊医师负责制度、三级医师查房制度、疑难病历讨论制度、术前讨论制度等，修改、完善了 119 项制度或规定及 4 项职责，编印了《惠州市中医医院规章制度补充汇编》；开展了以医疗质量为核心的医疗安全教育系列活动，建立了医疗安全教育长效机制，把每年 4 月份定为“安全教育月”，开展医疗法规、安全警示教育，增强了医务人员的安全防范意识；加强了急诊抢救与突发公共卫生事件应急处理的训练，加大了对急诊科的管理和投入，完善各项制度及各种抢救流程，积极开展禽流感防控及各类传染病防治工作，加强了“120”急救车辆的管理，确保急救绿色通道畅通，保证在接到任务5分钟内出车，收到显著成效；加强了重点科室建设，规范科室设置；完成了住院病房的装修工程后，将骨科分为骨一科、骨二科，妇儿科分为妇科、儿科，从而更合理地进行资源配置，充分调动了临床科室的工作积极性；加大了护理质量管理力度，制定了护理质量监控计划和管理标准，完善了护理技术操作流程，加强了“三基”理论考核，考核合格率达100%；积极开展新技术、新项目，开展了腹腔镜下肾癌根治术、侧脑室—腹腔分流术治疗脑积水、基因重组脑利肽治疗顽固性心力衰竭、新生儿游泳与抚触等20项新技术；积极做好科研、教学工作，2005年，有省级科研课题1项，市级13项，承担的广东省中医药局立项课题“干咳清糖浆研制和定性分析、安全性、临床应用研究”获惠州市科学技术进步二等奖，“退黄洗剂的制备及其治疗新生儿黄疸的临床疗效观察”获惠州市科学技术进步三等奖；切实加强了药品管理，保证药品质量及临床用药安全，新开展了药品不良反应监测，实行适时网络上报。

与此同时，各临床科室抓各项规章制度、诊疗常规的落实，抓三基三严的培训，抓医疗护理质量的提高，抓药品药剂规范管理，抓后勤供应保障的安全到位……

创“三甲”过程的酸甜苦辣只有参与创建的人才知道。这是因为，所有创建工作必须接受来自省级专家组的一次次严格得近乎苛刻的评审、考核、检查和验收。

为确保创“三甲”目标的实现，惠州市中医医院在一年内完成了以往需要许多年才能做完的事情：拆除了严重影响医院景观的临工暂住房，修建了与附近居民区的间隔墙，完成了通往内二科道路两旁的绿化和住院部四楼装修工程及门诊楼顶钢架结构院牌的制作与安装，完成了大门口与市政道路连接路段的大理石铺设，拓宽了家属区出入口路面，新建了使用面积 110 米^{2}的洗衣房，改造了放射科机房，新建了放射科办公室，完成了制剂楼附楼的规划报建工作，并已开始施工，接收了原卫生监督所二至五楼并装修改造成实习、进修学生宿舍，安装了室外大型电子显示屏和室内电子触摸屏，通过招标采购安装了医院信息管理系统，实现了物流、财流、人流管理一体化，患者就医、缴费、取药“一卡式”服务，简便、快捷，从根本上解决了病人就医过程“三长一短”问题……

很多人至今依然记得，2006 年，在惠州市中医医院随处可以看到醒目的标语：“全面提高医疗质量，努力创建国家三级甲等中医医院；群策群力求真务实，同心同德开拓创新；以病人为中心，以质量为核心；病人第一，患者至上；争创“三甲”求跨越，抢抓机遇谋发展……”

只要走进病房大楼，就能看到所有病区都有各种资料本、考核本，而在行政楼内，各职能科室都在紧张有序地制订检查考核方案，为迎检工作挂牌作战。

现在回头看，如果不是全体干部职工把创“三甲”当作每一个人的事，扎扎实实地完成了国家三级甲等中医医院评审细则中提出的各项详细要求，创“三甲”是不可能成功的。

宝剑锋从磨砺出，梅花香自苦寒来。经过全院上下干部职工几个寒暑、几个轮回的共同努力，惠州市中医医院中医药特色优势进一步凸显，人员队伍建设得到进一步加强，临床科室建设进一步规范，重点专科建设明显加强，中药药事管理逐步规范，中医护理质量得以提高，中医药文化建设进一步加强，服务水平进一步提高，中医预防保健工作有序进行。

2006 年 12 月 21—22 日，广东省中医医院评审专家组对惠州市中医医院进行了等级评审，惠州市中医医院以 948.95 分的总成绩顺利通过了国家三级甲等中医医院的评审，取得了国家三级甲等中医医院的资格。2007 年 2 月 16 日，广东省中医药局确认惠州中医医院为三级甲等中医医院，这是医院建设史上的里程碑。

为了这一天的到来，惠州中医人走过了一段艰苦曲折的路，付出了辛勤的劳动汗水，现在终于云开月明、夙愿成真。

第五节　中医强省吹号角　市中医院换新貌

在中医药发展既面临现代医学模式和健康观念转变、世界中医药热兴起等难得机遇，也面临文化和技术壁垒等方面严峻挑战的关键时期，2006 年 2 月，广东省建设中医药强省大会胜利召开，明确了建设中医药强省的指导思想、工作目标和政策措施，出台了《广东省委、省政府关于建设中医药强省的决定》，给全省的中医药工作带来了前所未有的发展机遇。惠州市中医医院牢牢抓住这个促发展、上台阶的良好时机，坚持不懈地以科学发展观为指导，真抓实干，充分发挥中医药优势，整合中医药资源，加强中医文化建设，推进“三名两进”工程，医院的整体素质和综合竞争力快速提升，促进了医院各项事业的快速、协调、可持续发展。

随着惠州市经济的快速发展，其城市地位也得以相应提升，来惠州安居乐业的人口随之迅猛增加，再加上惠州地处东江中游，是客家人的重要聚居地和集散地之一，因此东江流域上、下游的客家人更是大量慕名而来。惠州市中医医院在业务快速发展的同时，也出现了业务用房紧张、基本设施不配套等现实困难。2007 年 9 月，广东省有两家中医医院被国家中医药管理局确定为国家重点中医院建设单位，惠州市中医医院即为其中的一家。2008 年 1 月 4 日，国家发展和改革委员会向惠州市中医医院划拨了 600 万元的专项扶持资金，用于医院的改造，以解决业务用房紧张问题。为了确保专项资金专款专用，惠州市中医医院成立了专门的领导班子，由党委书记、院长廖承建同志总负责，分管后勤保障工作的副院长胡福禄同志主管，总务部门负责具体项目建设工作。医院聘请有关部门进行了严格的项目预算、评估，起草了《惠州市中医医院改造项目可行性研究报告》，并报惠州市发展和改革局审批。2009 年 4 月，经惠州市财政局核准，通过公开招标，确定惠州市东江建筑安装公司为项目中标单位，施工

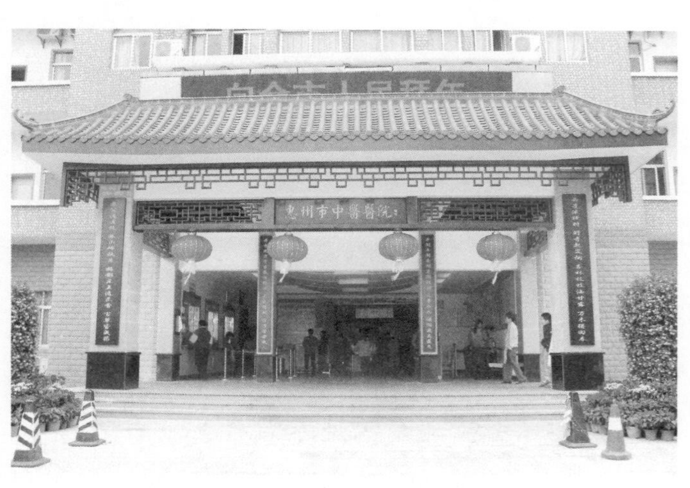

图 5-4 改造后的门诊前厅

监理单位为惠州市工程建设监理有限公司，设计单位为深圳市维业装饰设计工程有限公司和惠州市建筑设计院有限公司。改造项目包括环境改造，水电设施改造，门诊大楼4楼1200米^{2}改建成病房，制剂楼1200米^{2}改造，培训楼1100米^{2}改造，院内连廊、污水处理工程扩建，住院部电梯更换，部分病房及手术室改造等。在项目进行过程中，医院严格按照项目进度表实施，确保按时保质完成了各项改造工程。

2011年2月20日，医院改造工程完成。通过改造，惠州市中医医院的整体面貌发生了质的变化，新增业务用房面积1353.34米^2，患者就医环境得到极大的改善，医院的整体环境也得到了明显的改观，中医文化氛围更加浓厚，中医药特色更加突出，改造也使医院的两个效益得到不断提高，当年上半年各项业务指标与项目改造前相比，业务收入增长34.9%，门诊量增加近20%，出院病人增加28.69%，病床使用率增长28.6%，平均病床使用率达95.6%左右，干部职工福利待遇增加58.44%。

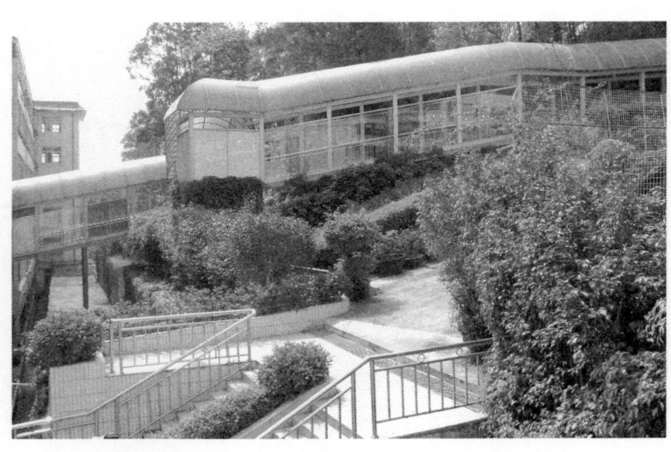

图5–5　改造后门诊楼与住院部连廊

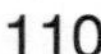

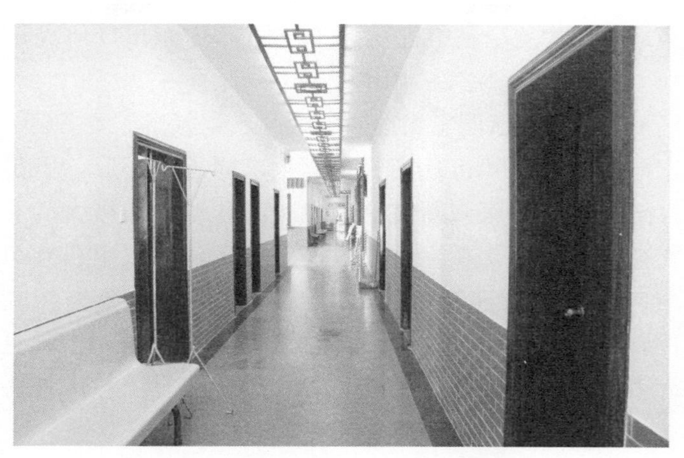

图 5-6　改造后的门诊二楼走廊

第六节　感动百姓感动天　书记钦定新院成

回首惠州市中医医院的发展历程，眼前虽然呈现出“门对青山龙虎地，户纳秋水凤凰池”那风光绝佳的景象，但惠州中医人却实实在在走过了极不平凡甚至艰辛的峥嵘岁月。

医院要修炼内功，要搞基础建设，好多的事要干，好多的困难拧在一块，归结起来就是没钱！但惠州市中医医院都干了，而且干得风生水起。廖承建说：“没有钱并不意味着干不了事，勒紧裤腰带、委屈一阵子就什么都能成!”

2004 年初，惠州市中医医院向时任惠州市市长的黄业斌同志呈上了一份《关于我院征用土地的请示》，得到了黄市长及有关部门的高度重视，黄业斌市长亲自批示：“请市国土局研究提出方案，要全力支持中医院的建设。”惠州市国土资源局在 2004 年 6 月《关于惠州市中医医院申请办理有关用地手续的复函》中批复："同意在市区东出口预留 6～8 万米^{2}作为市中医院发展用地。"

不久，黄业斌同志当选为中国共产党惠州市委书记，李汝求同志出任惠州市代市长。李汝求同志上任后，更是对建设惠州市中医医院新院这项民生工程给予了极大的关怀和支持，先后四次在惠州市政府常委工作会议上研究惠州市中医医院新院建设问题，并提议惠州市财政为新院建设拨款3.4 亿元。时任主管文教卫工作的林惠纯副市长更是不辞辛劳地为医院新院的立项、规划和建设工作四处协调奔波。

2005 年的春天，廖承建给时任中共惠州市委书记写了一封情真意切的长信。信中恳言到：请市财政分 5 年为中医医院拨款 2000 万元，我以党性和人格担保，惠州市中医医院一定会打造成为精品医院。

惠州市工作千头万绪，财政部门对此要求没有回复。但令廖承建兴奋不已的是这封信引起了惠州市委、市政府和相关部门的高度重视：惠州市中医医院有一个特别想干事、特别能干事的干部队伍。

广东省建设中医药强省大会的隆重召开，犹如一股强劲的东风，大大加快了惠州市中医医院新院建设的进程，2006 年12 月 30 日，惠州市政府九届八十五次常务会议同意医院新院采取 BT 模式投资建设，由惠州市"三馆一中心"建设指挥部代为建设，投资人依照国家、省、市的有关规定和程序公开招投标产生。新院选址惠城区大湖溪东江新城 E–1 地块，占地面积 5.9 万米^2，建筑面积 9.4 万米^2，地上 1～12 层，地下 1 层，有车库，抗震 7 级，耐火 2 级。规划建筑面积 5.2 万米^2，绿化率≥35%，项目拟总投资为 3.4 亿元（含医疗器械设备投资1亿元)。按三级甲等综合医院的标准建设，新院将设720张病床、16个病区，主要设置急诊部、门诊部、住院部、医技科室等科室和保障系统用房、行政管理用房相应配套，其中内科、外科、骨科、妇产科、儿科、五官科、肛肠科、针灸科、康复中心等一应俱全。经过多方论证、研讨，惠州市中医医院新院设计方案确定后，惠州市政府将其列入了惠州市“十一五”规划重点项目之一。

2007年2月，惠州市政府委托惠州市卫生局进行了公开招标，确定惠州市鹏达实业发展集团有限公司为惠州市中医医院新院建设项目招标中标单位，常吉建筑工程咨询(上海)有限公司为项目设计招标中标单位。新院设计方案已通过有关部门审定，设计风格、形象识别及医院整体轮廓融贯中西，景观流动贯通、高低错落，呈现现代医院与中国园林的巧妙结合；空间组合以中国传统“合院”为母体，通过拓扑演绎浪漫诗意的空间体系，呈现精妙的中国传统园林空间。

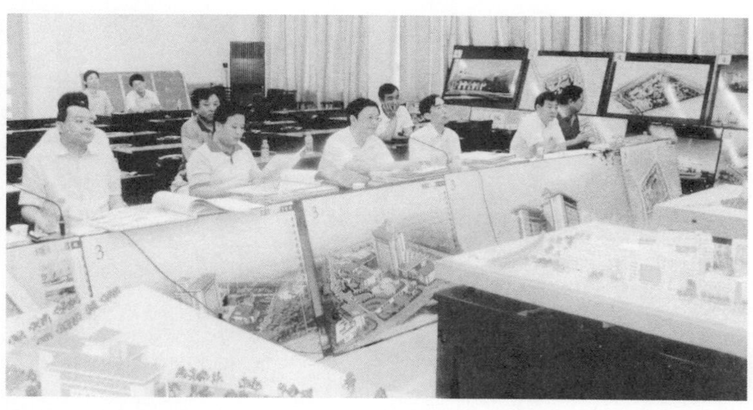

图5-7 2007年9月4日，惠州市中医医院新院建筑设计方案招标现场

2009 年 1 月 7 日，惠州市政府常务会议再次将惠州市中医医院新院建设项目问题纳入讨论内容，会议讨论决定：由惠州市卫生局会同惠州市发展改革局、财政局、代建局等有关部门，对惠州市的卫生事业特别是中医医疗市场份额及医疗需求进行调研后，对惠州市中医医院新院建设规模提出合理化建议，最终确定：总用地面积 5.9 万米^2，总建筑面积5.2 万米^2，建筑密度 17.48%，绿化率 40.56%，总床位数 500 张以上。

2010 年 4 月 20 日，惠州市中医医院新院正式开工建设，在开工奠基仪式上，廖承建院长激动地说："中医院几代人的梦想终于实现了！站在这个讲台上，凝望眼前宽敞、辽阔的建设场地，难以抑制激动的心情，千言万语汇成一句话：感谢惠州市委、市政府为中医院未来 20 年乃至 50 年的发展拓展了空间，为建设粤东地区一流的中医院奠定了坚实的基

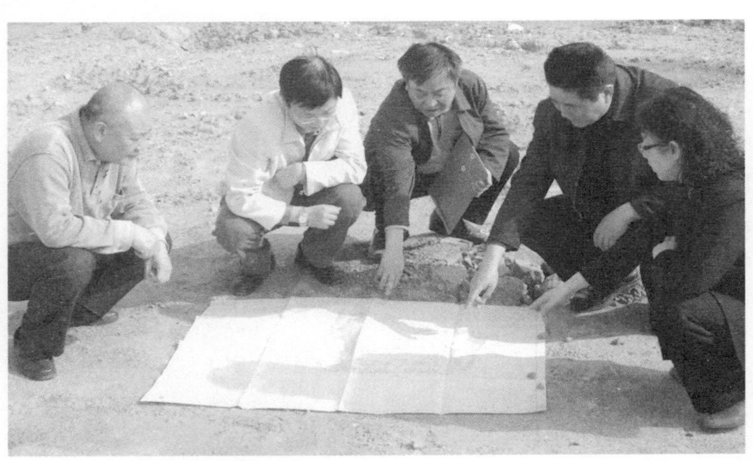

图 5-8　2010 年 3 月 26 日，惠州市中医医院领导在新院地址看图纸

础！展望明天，一所崭新的、现代化的、具有浓郁中医特色和传统文化的中医新院将会矗立在这美丽的东江河畔，用她特有的文明与一流的技术，来精心守护惠州万千百姓的身心健康，这是多么美好的明天啊！”

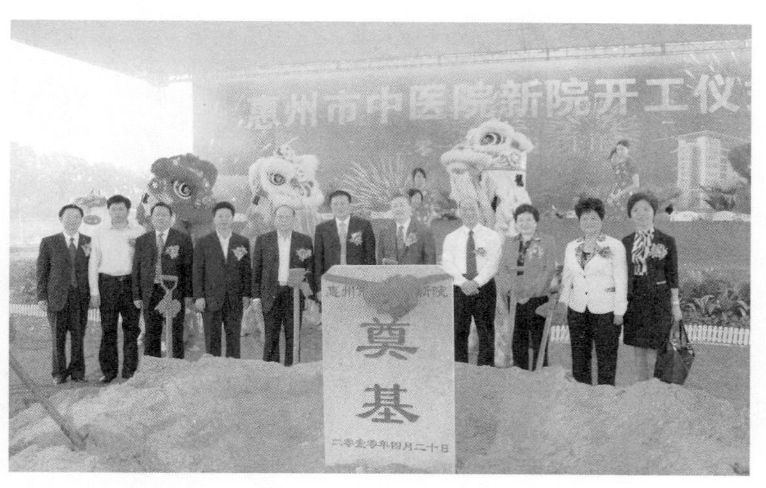

图 5-9　2010 年 4 月 20 日，惠州市中医医院新院开工仪式现场

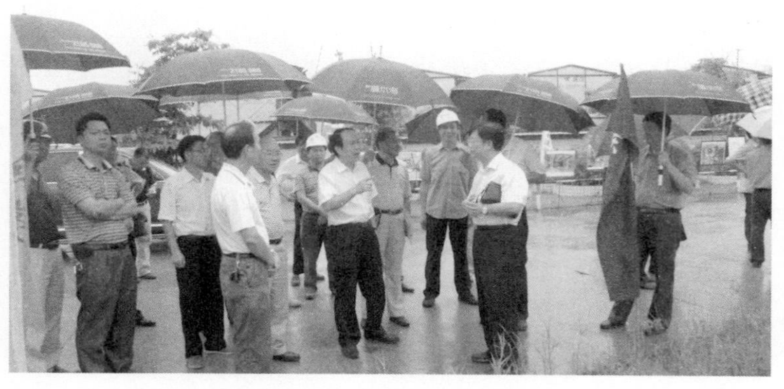

图 5-10　惠州市副市长刘冠贤到惠州市中医医院新院工地现场检查指导

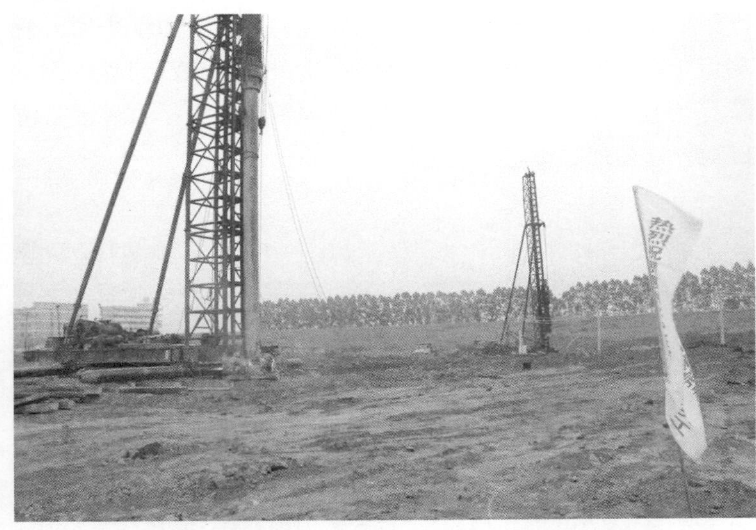

图 5-11　2010 年 4 月 29 日，惠州市中医医院新院工地打桩情景

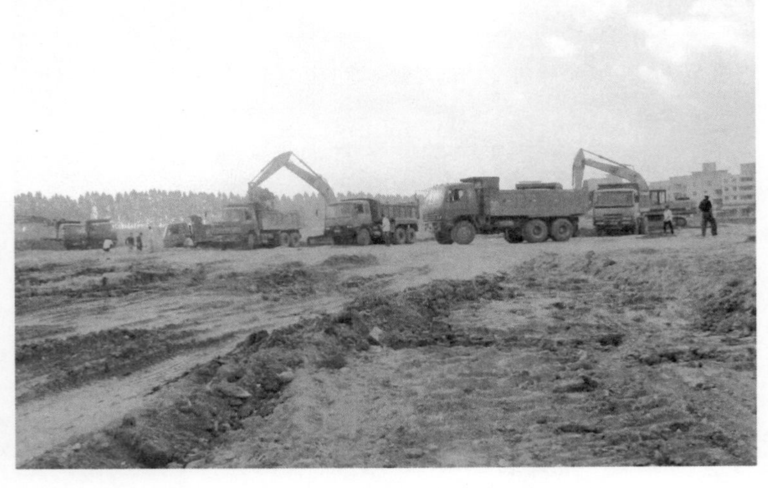

图 5-12　惠州市中医医院新院建设工地

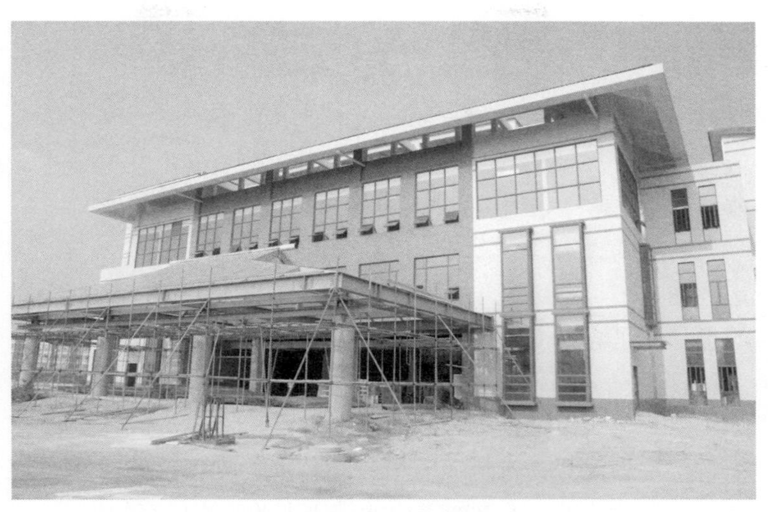

图 5-13　惠州市中医医院新院施工建设中

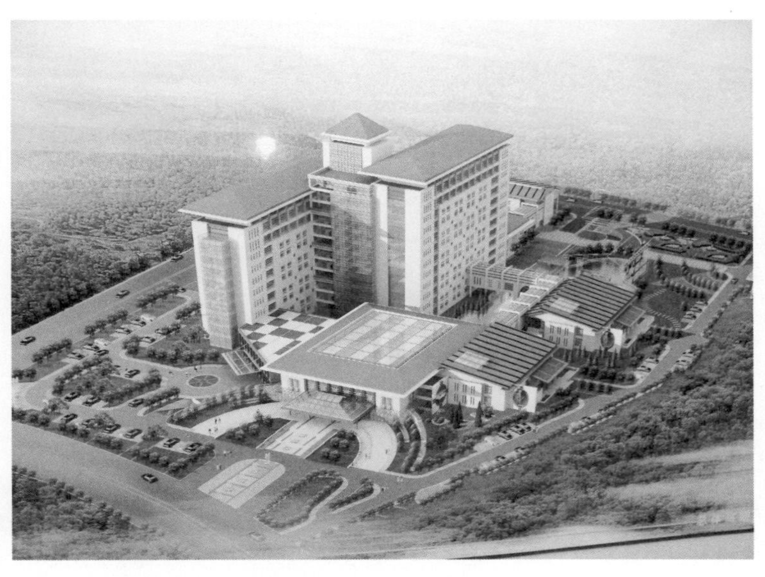

图 5-14　惠州市中医医院新院设计效果图

在那片曾经荒芜的土地上，一座集传统造型与现代材料精美搭配，既延续历史文脉又富现代感、体现时空传承的建筑群拔地而起，建筑群疏密有致，建筑风格融贯中西，景观流动贯通、高低错落，设置景观院落于建筑群中，这个建筑群就是惠州市中医医院新院。

医院的发展，质量是核心，人才是根本，院舍是依托，三者构成了可持续发展的硬环境和基础平台。新院建设的同时也赋予了惠州中医人更神圣、更艰巨的使命与责任。在未来的日子里，惠州中医人将加倍努力工作，狠抓医疗质量，强化内涵建设，继续以建设名院、名科、名医为载体，发挥中医药特色优势，推进医院可持续发展，为新院的良好运营奠定坚实的基础，为惠州人民的健康事业作出应有的贡献。

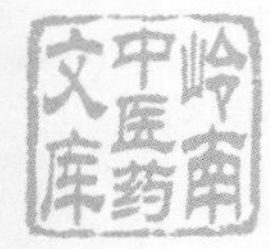

第六章 名科

第一节 古为今用放异彩 针灸彰显国医威

惠州市中医医院针灸科是建科最早的科室之一，早在1965年，刚刚成立的惠阳地区中医医院就在水东门诊部开设了针灸室，文介峰、徐宗等中医前辈开展了针灸、推拿、拔火罐、水针等传统中医疗法，其中尤以针灸治疗面瘫更显独特疗效，后来相继开展了“烧山火”和“透天凉”等传统疗法。当惠州中医尤其是针灸康复取得长足发展的时候，惠阳地区中医医院却遭遇1967年“关、停、并、转”的厄运。1975年，惠州市中医医院复办，针灸科也随即重新开张。受“文化大革命”的影响，复办初期，针灸治疗方法基本停滞在传统的治疗基础上，只是运用针灸手法治疗简单疾病。随着改革开放及西医康复学的发展，中医康复疗法也逐渐挖掘开展，康复特色不断突出。到了20世纪80年代中后期，随着医院各项业务逐渐扩展，中医康复疗法也逐渐得以开展：1988年10月，针灸科开展浮针疗法。1994年，针灸科开展针灸、按摩配合中药方剂牵正散治疗慢性面瘫、顽固性面瘫，取得了良好疗效；针灸科运用“智三针”“四神针”治疗小儿轻度脑积水、轻度脑萎缩更是疗效显著。

1997年4月1日，惠州市中医医院针灸科与广州金太阳康复医院联合成立了康复治疗中心（广州金太阳医院联合门诊），在针灸、推拿、拔火罐、水针、头针、梅花针等理疗项目的基础上，又开展了砂疗、盐疗、药蒸、运动疗法、作业疗法等，对面瘫、偏瘫、脑瘫、神经损伤、颈肩腰腿痛有显著疗效。2000年7月，针灸科开展了独具特色的伏天保健疗法——“天灸”治疗支气管哮喘、慢性支气管炎、过敏性鼻炎、各种慢性咳嗽、慢性肠炎、腹泻、消化不良、厌食、胃痛、风湿与类风湿关节炎、强直性脊柱炎、虚寒头痛、颈肩腰腿痛等，效果肯定，受到广大患者的欢迎。此外还先后引进腹针、平衡针、切脉针、刺血、埋线、热敏灸、平衡火罐疗法等疗法，辨证辨病施治，效果显著，深受广大患者肯定。

2005年2月，惠州市工伤治疗和康复中心设在了惠州市中医医院针灸科，为惠州市工伤职工提供全方位的康复服务，开设了住院床位30张。同年11月18日，针灸科被列为惠州市重点中医专科建设单位，科室编写了《康复科常见病诊疗规范》，包括针灸、康复特色治疗的六个病种：脑卒中、脊髓损伤、小儿脑瘫、颈椎病、面瘫、腰椎间盘突出症。

目前，针灸科共有20名专业技术人员，其中康复治疗人员3人、护理人员6人，设主任1人、副主任1人。有高级职称3人、中级职称9人、初级职称8人，其中研究生学历3人、本科学历9人、大专学历7人、中专学历1人。主要开展的业务包括神经康复、骨科康复及痛证康复三大领域，病种涉及内、外、妇、儿、骨等科的多个病种，且已在急诊、内科（消化内科、呼吸内科、神经内科、心血管内科、内分泌科）、外科（泌尿外科、男科、急腹症科）、骨科、妇科、儿科、五官科等科室得到广泛临床应用。开展了运动疗法、物理疗法、体育娱乐疗法、作业疗法、语言听力疗法、心理疗法等，根据病人情况制订相应的康复方案，整体疗效比较明显，绝大多数患者病情都得到不同程度的好转或治愈，90%以上的患者在生活自理和生活质量上得到改善。

惠州市中医医院针灸科不仅圆满完成了惠州市科技局立项科研课题“针灸结合埋线治疗单纯性肥胖病的临床研究”“肿瘤康复与针灸治疗的相关性研究”的研究工作，而且圆满完成了广东省中医药局立项科研课题“灸治关元穴对阳虚患者不同时辰红细胞免疫功能影响”“鳖甲煎丸‘从络论治’肺肾间质纤维化的分子机制研究”的研究工作。

惠州中医医院针灸科的软、硬件环境与设施，科室功能及治疗疗效与当年的针灸室相比，真可谓日新月异、鸟枪换成了大炮。

第二节　传统骨科显光大　惠民之圳为百姓

建院初期，医院未设立骨科专科，骨伤病一直由外科处理，由谭辉佳主治医师和林乙生医师负责骨伤病的治疗工作。当时骨伤病外治以闭合手法整复小夹板外固定为主，骨科手术开展不多。直到1982年4月，医院才正式设立骨科，床位 20 张，门诊只有一间诊室，由谭辉佳任科室主任、程建萍任护理组组长，有医生 5 人、护理人员 5 人。主要设备只有移动 X 光机一台和骨科床。1986 年谭辉佳调离后，秦明安任主任。1987 年 7 月，秦明安调往深圳市中医院，罗敏任负责人。1983 年 4 月至 2001 年 10 月分别由邬容珍、林丽霞、谢顺琼、康丽萍等任护士长。

到 2002 年，骨科队伍已逐渐壮大，崔华明任骨科主任、胡丽梅任护士长。崔华明主任医师为骨科带头人，拥有副主任医师 7 人、主治医师 4 人、护理人员 11 人，同时不断引进新技术，服务项目不断拓展。2003 年，经惠州市卫生局专家评审，确定骨科为首批惠州市重点中医专科，同年 8 月骨科又被确立为广东省重点中医专科建设单位。

骨科自成立以来一贯注重专科专药，结合临床经验开始研制院内制剂。1984 年消肿止痛膏（骨一膏）、接骨续筋膏（骨二膏）、舒经活络膏（骨三膏）等骨科专用外用药物先后研制成功，并用于临床分期治疗骨折及关节、软组织损伤，疗效肯定。1991 年开始开展各种方法治疗骨科疑难杂病，例如传统手法复位，中药外敷、外洗治疗骨折、风湿骨病、软组织挫伤等。1992 年自行研制骨伤外洗粉治疗软组织损伤，取得良好效果。1994 年开始运用小夹板治疗闭合性骨折，运用小针刀治疗各种软组织疼痛，同时还开展了较高难度的胫腓骨带血管瓣的移植，第一例手术即获得良好效果。1994 年 8 月 24 日成功切除了一例罕见的第四颈椎右侧横突骨软骨瘤，开创了颈椎手术的先河，此后骨科手术水平不断提高，逐渐开展脊椎手术，手术向高端、精细、微创方向发展。1998 年，开展了先天性髋关节脱位的沙氏骨盆截骨术，陈旧性骨折不愈异体骨植入术，强直性脊柱炎并双侧股骨头坏死的全髋人工关节置换术，腰椎管狭窄的全椎板切除、神经根通道松懈并椎骨成形术，肌腱腱鞘修复重建术，腓胫骨带血管瓣移植术，复杂脊椎手术等。1999 年先后开展骨肿瘤切除植骨或骨水泥填塞术、足外伤性畸形截骨矫形术。2000 年 11 月，开展了小儿腓骨骨纤维结构不良病灶清除异体骨植骨术。2001 年采用组合式外固定支架治疗 1 例股骨中下段骨折术后 5 个月钢板断裂、骨不连，带锁锁髓内钉治疗四肢骨折。2002 年首次完成左、中、环、小指离断再植手术，成为医院成立以来第一例断指再植手术。2004 年，投入 200 多万元引进具有国际先进水平的椎间盘后路镜系统（MED），开展腰椎间盘突出症微创治疗。2005 年开展头皮撕脱再植、第二足趾移植拇指再造术、液压扩张加玻璃酸钠腔内注射治疗肩周炎、带旋股外侧血管升支的臀中肌支大转子骨瓣治疗股骨头缺血性坏死（Ⅱ期）、USS 复位固定、植骨融合治疗腰椎体滑脱症。2006 年开展多指完全性离断再植术、股骨上端骨肿瘤瘤段截除人工全髋关节置换术、第三掌背动脉逆行岛状皮瓣修复中指指背皮肤缺损、桡动脉鼻咽窝穿支逆行岛状皮瓣修复手背皮肤缺损、足跟部筋膜皮瓣修复足跟皮肤缺损。2007 年开展手指血管球瘤显微切除术、桡侧复合血管网筋膜皮瓣修复外伤性虎口狭窄症、甩手疗法治疗肱骨外科颈骨折、大段异体股骨干移植治疗股骨干骨肿瘤等新技术。2009 年开展颈椎骨折脱位前路减压、钛板内固定、椎体融合术。

几年来，医院承担并完成的省级科研课题有“大隐静脉代腱鞘的临床研究”等 3 项，市级科研课题有“自体腓骨小头股骨代替尺骨鹰嘴骨重建时关节功能的临床研究”等 8 项。

随着科室业务逐年增加，2006 年 4 月，骨科分为骨一科和骨二科两个病区，崔华明同志任大骨科主任兼骨一科主任，李志英任护士长；罗敏任骨二科主任，护士长先后由胡丽梅、柯瑞香担任。2008 年 11 月 15 日，骨科被广东省中医药局确定为广东省中医重点专科。

一、骨一科业务特色

骨一科主要擅长治疗四肢关节损伤和脱位、关节退行性变、关节周围骨折，各类四肢骨折、骨盆骨折、脊柱骨折并截瘫、脊柱退行性变、多发骨折，各种复合伤及软组织损伤等。擅长治疗颈椎病、腰椎退行性变引起的腰椎失稳症、腰椎滑脱症、椎管狭窄症、椎间盘突出症、老年骨质疏松性压缩骨折、髌膝关节退行性变、各种软组织损伤等。药物、微创技术、关节置换“三位一体”治疗股骨头坏死收到很好效果。成功开展了人工关节置换术，人工关节翻修术，颈椎、胸腰椎手术，椎间融合术，椎体成形术等。同时在多发骨折内固定、骨折外固定、支架固定、关节创伤的修复、骨折畸形愈合Ⅱ期矫形、肌腱外移技术、周围神经损伤修复、血管损伤救治等方面具有独到之处，在治疗复合外伤、肢体严重损毁伤等方面积累了大量临床经验。运用显微外科技术，开展断指（肢）再植、拇（手）指再造等手术，采用各种皮瓣、肌瓣、骨瓣和复合组织移植治疗四肢皮肤软组织缺损、骨缺损、骨折不愈合等疾病，解决了肢体损毁带给病人的痛苦。

二、骨二科业务特色

骨二科主要运用中医手法整复常见四肢骨折、脱位、小夹板外固定；采用中医中药内治法治疗常见骨病如关节炎、骨髓炎、关节结核、腰椎间盘突出症、颈椎病、骨质疏松症等；采用中医理筋、推拿手法及牵引、针灸、中药熏洗等方法，治疗颈椎病、肩周炎、腰椎间盘突出症。

开展的手术有四肢骨折开放复位内固定术（包括钢板、髓内钉）、儿童骨折弹性髓内钉内固定、胸腰椎骨折钉棒 AF 系统内固定、腰椎间盘突出症手术治疗、腰椎滑脱椎管减压、钉棒内固定加椎间融合术、胸腰椎结核病灶清除内固定加植骨术、慢性骨髓炎病灶清除闭式冲洗引流术、人工半髋及全髋关节置换术、断指再植术、手拇指再造术、游离皮瓣移植术、带血营养皮瓣移植术、经皮颈腰椎间盘髓核切吸术、椎管镜下腰椎间盘髓核摘除术，以及胸腰 PVP、PKP、关节镜手术。

科室自行研制内服的成药活血消瘀胶囊、强力续骨胶囊、黄芪健脾胶囊，外用的有消肿止痛膏、接骨续损膏、骨伤外洗液、舒筋外洗液，用于治疗骨折及关节、软组织损伤临床疗效肯定。

第三节　与时俱进创新科　内科发展更给力

1978 年，医院成立了综合病房，以治疗内科、外科、妇科、痔科病为主。由江伟民任综合病房组长，刘英杰、吕怀道任综合病房副组长。1980 年，综合病房分成内科、外科两个大科。内科工作先由刘英杰同志负责，后分别由钟明汉、韩汉华、张金华担任主任。2001 年，原康复区恢复运营，更名为内二科，内科即更名为内一科。

一、内一科

内一科是 2001 年从大内科独立出来的科室，成为包含心血管内科、呼吸内科、神经内科、肾内科的综合科室。当时张金华同志任主任，邓绍林同志任副主任，李碧娟同志任护士长。2004 年 4 月，通过竞争上岗，张金华同志任主任，陈洪同志任副主任，孙惠金同志任护士长。2009 年，张金华同志退休后，陈洪任主任。孙惠金同志调任护理部副主任后，李荣接任护士长职务。科室现有主任医师 1 人，副主任医师 2 人，主治医师 4 人，住院医师 2 人，康复技师 1 人。护理队伍有 11 人，其中主管护师 1 人，护师 5 人，护士 5人。

2009 年 12 月，根据医院总体发展规划，将神经内科、肾内科从内一科分离出来成立了内五科，内一科成为以诊治心血管系统疾病、呼吸系统疾病为主的专业科室，配备床位 48 张。科内以“两方、两药、两康复”为指导方针开展特色治疗。“两方”即运用经方、验方进行中药内服治疗，“两药”即药贴（敷、灸）、药熨，“两康复”即运用传统康复和现代康复相结合进行康复治疗。在冠心病心绞痛（胸痹）、慢性房颤（心悸）、高血压病（眩晕）、慢性阻塞性肺疾病（肺胀）等病种上已具有自身特色，并制定了单病种诊疗方案及临床路径。目前，内一科已被广东省中医药局列为广东省心血管病重点中医专科建设单位。

呼吸内科是内一科的主要学科之一，经过长期的临床实践，在呼吸系统各种疾病的治疗方面已形成了一套科学、系统、完整的诊疗常规。目前已开展肺功能检查、无创呼吸机治疗、机械排痰等，并制定了慢性阻塞性肺疾病诊疗常规、急性加重期的临床路径等。对于慢阻肺的患者，除常规西医基础治疗外，还进行中药内服、穴位贴敷、艾灸、中药封包、红外线照射等治疗，取得满意临床效果，可有效缩短患者的住院时间，减少有创通气的发生，得到患者的认可。

心血管内科是内一科的主打专业，以冠心病心绞痛（胸痹心痛）、慢性房颤（心悸）、高血压为主攻病种，制定了上述病种的中医、中西医结合诊疗常规、单病种临床路径、单病种质量管理方案等。近5年来在国内医学类核心期刊上发表论文近10篇，已完成广东省中医药局立项课题1项，市级课题3项。目前在研省级课题1项，市级课题3项，同时参与全国名老中医邓铁涛教授“调脾护心法治疗冠心病”的临床研究及广东省中医院冠心病中医证候的流行病学调查。

二、内二科

内二科的前身是1988年5月30日成立的康复区，原有病床30张，主要收治惠州市政府公医办规定的科级以上干部，单间独立病房则收治厅级以上干部。由夏永国任康复区主任，先后由林丽霞、劳纺英任护士长。随着业务的扩展，2000年，康复区将原来的附属楼改为病房，病床数增加到50张。2001年4月黄献华任康复区副主任，负责科室全面工作，吴宏美任副护士长，负责护理单元工作；5月中旬在康复区内增设护老科，目的是为老年患者提供托养、娱乐、医疗一体化的服务，7月1日正式向社会开放护老科。2002年派出宋斌医师到南方医院消化内科进修电子胃肠镜、无痛胃肠镜、小肠镜、超声内镜等检查技术，以及食道静脉曲张套扎及硬化剂注射止血术，高频电切术，逆行胰胆管造影（ERCP）并胆总管切开取石术，贲门、幽门狭窄球囊扩张术，食道、胆道狭窄内支架放置术，胃造瘘术等多种内镜下治疗术，丰富了消化道疾病诊断方法和治疗手段。2003年因内科装修，暂时合并至康复区统称为大内科，年底分开后原内科改名为内一科，原康复区改名为内二科。内二科副主任黄献华负责科室全面工作，护士长为李碧娟。2004 年 4 月，医院首次进行中层干部竞聘上岗，黄献华被聘任内二科主任，林惠京为副主任，李碧娟为护士长。内二科当时以治疗消化系统病、老年病、糖尿病等为主。随着业务的发展，2007 年 7 月原内二科分成内二科、内三科，黄献华为内二科主任，邓绍林为内三科主任，两科共用一个护理单元，李碧娟为护士长。内二科开设病床 25 张，以收治消化系统病、肝脏病、老年病为主。有主任医师 2 人、副主任医师 1 人、主治医师 3 人、住院医师 3 人，主任护师 1 人、主管护师 3 人、护师 5 人、护士 5 人。主要设备有 SSD-620B 超、GE8800 全身 CT 诊断机、OLYMPUS V-70 胃肠镜系统（胃、肠镜各一台及相关附件）、C-14 呼气试验仪、肝（肾）活检枪等。诊治常见的消化系统病，如消化道出血，消化性溃疡，急性胰腺炎，反流性食管炎，急慢性胃、肠炎，急慢性胆道系感染，胃、结肠、肝癌，功能性胃肠病，特别是对于功能性胃肠病运用中药调理为主，西药、心理治疗为辅的方案，有上好的疗效。肝病专科采用中西医结合方法，擅长治疗各种病毒性肝炎、肝炎后肝硬化、酒精性肝病、非酒精性脂肪肝、药物性肝病、免疫性肝病和肝囊肿等。自行研制的清肝舒郁胶囊、抗乙肝胶囊、祛湿和胃胶囊，在抗病毒、降酶、改善症状方面取得了较好疗效。2011 年底，内二科被广东省中医药局列为广东省脾胃科重点科室建设单位。

该科开展的特色诊疗技术有无痛胃肠镜检查，内镜下消化道出血止血治疗（注射药物、钛夹止血、热活检电凝止血等），内镜下胃肠道息肉高频电切除术，黏膜切除术治疗胃肠道早期癌症，胃镜下食道曲张静脉套扎术，食管狭窄扩张术，经皮内镜下胃造瘘术，内镜下置放支架治疗各种食管狭窄，内镜下取出食管胃内异物、胆道蛔虫。开展的中医适宜技术有艾灸治疗寒证所致的腹痛、腹胀、恶心呕吐，耳穴压豆治疗各种腹痛、腹胀、恶心呕吐，中药硬膏辨证外敷治疗寒证、热证、瘀证、气滞证所致的腹痛、腹胀，中药封包治疗各种痛证，中药热奄包治疗痛证和臌胀，内科推拿治疗各种痛证和痹病，中药熏洗治疗黄疸，穴位埋线治疗各种痛证和功能性胃肠病。目前承担省级科研课题 1 项，市级科研课题 3 项。近年发表的国家级、省级论文有 12 篇。

三、内三科

内三科是 2007 年 7 月 1 日从内二科分离出来的一级临床科室，也称内分泌科，以收治糖尿病、甲状腺疾病等内分泌病人为主。由邓绍林任主任，林惠京为学科带头人兼科室副主任，李碧娟兼任护士长，与内二科共一个护理单元。有主任医师 2 名，副主任医师 1 名，主治医师 2 名，住院医师 2 名，其中硕士研究生 2 名，专科护士 9 名，另配针灸治疗师 1 名，专门负责病房中医适宜技术操作。主要设备有美国美敦力胰岛素泵 10 台、美国美敦力动态血糖仪 1 台、快速血糖仪 4 台、四肢多普勒检查仪（ABI）1 台、感觉阈值测量仪 1 台、心电图机 1 台、心电监护仪 1 台、肢体压力波治疗仪、中频治疗仪、脉冲超短波治疗仪、脉冲磁疗仪 1 台、通络宝治疗仪（颈、腰、膝）3 台、电针机 3 台、红外线机 3 台、熏蒸机 1 台等。

2004 年 8 月，糖尿病被确定为惠州市中西医结合重点专病。2008 年 8 月，内分泌科通过了惠州市重点专科评审，成为惠州市重点中医专科。该科以扎实的中西医理论为基础，发挥中医特长，擅长中西医结合治疗糖尿病、甲状腺疾病。

在惠州地区率先引进胰岛素泵、动态血糖监测仪、感觉阈值测量仪、四肢多普勒检查仪（ABI）等，提高了糖尿病的诊疗水平，建立了一套先进有效的疗法，对糖尿病及其慢性并发症如糖尿病足、糖尿病神经病变、糖尿病并骨质疏松症及骨关节病、糖尿病肾病、糖尿病心脑血管病变等病种的诊治经验丰富，具有独特疗效。在惠州地区首创糖尿病中医分型辨证法，建立了一套糖尿病治疗的特色专方（5 证 5 方），独创糖尿病足及糖尿病周围神经炎内治及外治专方，开展中医适宜技术（耳穴、针灸、推拿、药物敷贴、药物封包、中药沐足、肢体压力波治疗、中药熏洗等）防治糖尿病及相关并发症尤其是糖尿病周围神经病变、糖尿病高危足，取得显著疗效，并在惠州地区获得良好的社会声誉。已完成广东省中医药局立项课题 1 项，在国家级、省级期刊发表学术论文 15 篇，目前承担省级科研课题 1 项、市级科研课题 1 项。

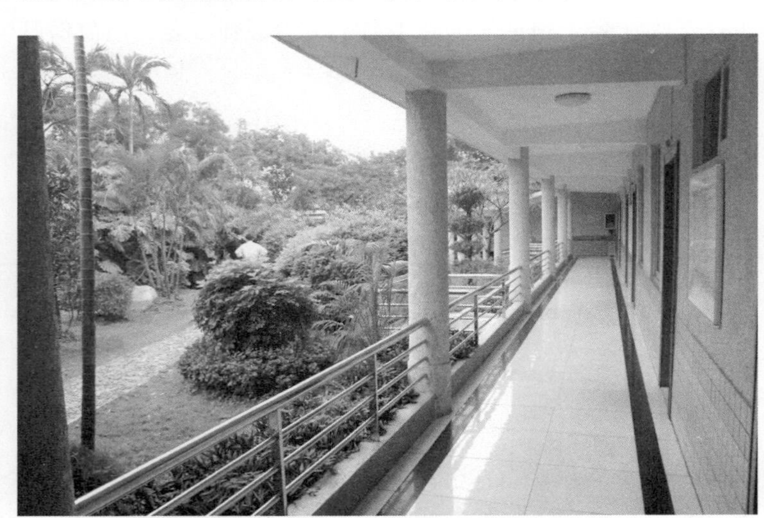

图 6-1　内二科（消化内科）、内三科（内分泌科）病区

四、内五科

内五科 2010 年 3 月正式成立，开放床位数 40 张，有主任医师 1 人、副主任医师 2 人、主治医师 2 人、住院医师 2 人、中医康复师 1 人，其中硕士研究生 2 人。刘清同志任主任，李燕芬同志任护士长。该科成立 2 年来，除诊治脑血管病及中枢神经系统感染外，还诊治很多神经科疑难病，如海洛因脑病、酒精中毒性脑病、多系统萎缩、麻痹性痴呆、路易体痴呆、肌萎缩侧索硬化、脊髓亚急性联合变性、脊髓空洞症、视神经脊髓炎、丛集性头痛、痛性眼肌麻痹、急慢性格林巴利综合征、弓形体脑炎、曲霉菌脑病、副肿瘤综合征等。开展的技术项目有脑脊液置换术治疗原发和继发性蛛网膜下腔出血、微创手术引流治疗高血压脑出血、溶栓治疗急性脑梗死。其中开展的鞘内治疗重症及晚期结核性脑膜炎、抗凝治疗后循环进展性脑卒中、血浆置换术治疗格林巴利综合征在惠州市处于领先水平。与此同时，中医脑病专科中西医并重，突出中医，发掘祖国医学在中医脑病上的优势，开展的技术有中西结合治疗面神经炎，早期中医、康复介入治疗急性脑卒中，化痰通络汤治疗脑卒中后失语等。近 2 年在省级以上期刊发表的论文有 4 篇，市级以上立项及结题的课题有 2 项。

第四节　外科精湛医术高　中医本色西医辅

1975 年医院复办时没有单独设立外科，在综合科室中由陈升章同志负责外科诊疗工作。1980 年 4 月 13 日成立了包括骨科、痔科、妇科在内的大外科，陈升章同志任外科组长，佘隆英任护士长。1982 年 4 月骨科从外科分出，陈升章任外科主任。1996 年黄志坚接任外科主任，护士长先后由张瑞香、康丽萍、谢顺琼、李志英担任。随着业务的发展，2003 年 10 月 10 日外科分为外一科和外二科两个单元，2004 年 4 月 12 日张琳任外一科主任。2005 年 11 月王小勇任外二科主任，许小青任护士长。

目前两个科室共有医师 8 人，其中高级职称 4 人、中级职称 4 人，分神经外科、泌尿外科、普外科 3 组。两个科室共同一个护理单元，护理人员共有 11 人，其中主任护师 1 人、副主任护师 1 人、主管护师 1 人、护理师 3 人、护士 5 人。科室主要设备有：胃肠减压器、电钻、气垫床、如意冷光治疗机、监护仪、腔内碎石机、膀胱镜、胆道镜、腹腔镜、输尿管镜、气压弹道碎石机、前列腺汽化电切镜、微量注射泵等。

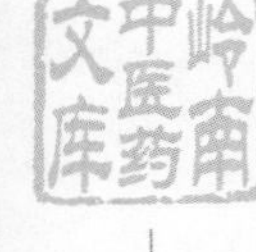

外科分四个二级专业学科，包括泌尿外科、普外科、颅脑外科和微创外科。外一科主要开展颅脑外科和普外科，其中普外科又包括甲状腺外科、乳腺外科、胸外科、胃肠外科、肝胆外科和创伤外科。开展手术有开颅血肿清除术、脑肿瘤切除术、高血压脑出血 CT 定位微创钻颅血肿清除术，甲状腺良恶性肿瘤切除术、甲状腺次全切除术、食道癌根治术、肺癌根治术、乳腺良性肿块切除术、乳腺癌根治术、胃大部切除术、胃肠穿孔修补术、胃癌根治术、肝叶切除术、肝内外胆管结石取石术、胆囊切除术、结直肠肿瘤手术、阑尾切除术、脾切除术、各种疝修补术。其中胰腺癌、肾癌、结肠癌根治术，甲状腺次全切除术，开胸肺段切除术，先天性脑积水矢状窦内引流术，脑挫裂伤颅骨骨折去骨瓣减压术、血肿清除术等均达市级水平；颅脑外科的重型脑损伤治疗与脑出血微创穿刺引流已达国内先进水平。外二科主要包括泌尿外科和肝胆外科。其中泌尿外科主要开展经皮肾穿刺取石术、输尿管镜弹道碎石术等泌尿系结石微创治疗，以及经尿道前列腺电切术、经尿道膀胱肿瘤切除术、输尿管内支架置入术等微创手术，并开展腹腔镜下肾癌根治术、肾囊肿切除术、先天性尿道下裂成形术、阴茎下区矫形术、肾上腺瘤切除术。肝胆外科主要开展胆囊切除术、肝囊肿开窗切除术、胆总管切开取石术、阑尾切除术、胃肠穿孔修补术等微创手术。术后中西医结合康复治疗，疗效显著。近年来，该科共完成5项省、市级科研课题的研究工作，在省级以上学术期刊上发表论文20余篇。

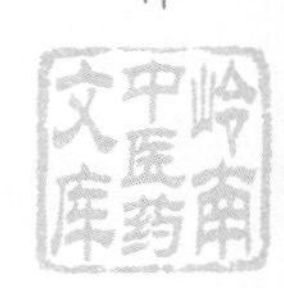

第五节　配套专科三十项　门诊急诊功能全

1965年，惠阳地区中医医院（惠州市中医医院前身）成立时只有一座惠阳疗养院留下的旧平房，医院主要以门诊业务为主，是医院临床科室的雏形。当时设有5个专业门诊，内、妇、儿科医师有夏伯宽、吕怀道、黄焕君、刘君立、梁茂隆，骨外科医师有郭亚鹏，痔疮科医师有李光辉、庄玉珍，针灸科医师有文介峰、徐宗。

水东门诊部始建于1965年，后与惠阳地区人民医院（现惠州市中心人民医院）合并，1975年以水东门诊部为基础，正式成立惠阳地区中医医院，设有内科、针灸科、妇科、痔疮科、化验室，汇集了一批高年资医师坐诊，其中夏伯宽、文介锋等医师被评为广东省名老中医。文老先生曾以

"烧山火""透天凉"等针法名震中外，受到国内外同行的一致推崇。当时的水东门诊部可谓是人才济济。1979 年，医院新院部成立，大批医疗骨干被调往新院部。经过不断调整，现水东门诊部仍保留中医内科门诊，以治疗内科常见病、多发病为主，对一些疑难病症的治疗也有独到的方法和疗效。

水门门诊部成立于 20 世纪 80 年代后期，因所在地拆迁建设而停诊。1996 年在水门大街锦绣花园重新挂牌开业至今，黄洪英、周文豹等都曾经是水门门诊部广受欢迎的医师。门诊部长期以来均以中西医结合的方法治疗内科杂病和疑难杂症。

水东、水门门诊部秉承"一切以病人为中心"的服务宗旨，以实践科学发展观为指导，以救死扶伤、防病治病为己任，一如既往地为患者提供最为优质的医疗服务。

医院成立不久，"文革"开始。"文革"时期医院与惠阳专区医院合并，成为专区医院中医门诊。1975 年复办后，仍以门诊形式开展业务工作，偶尔有少数的住院病人，治疗上由门诊医师兼管。门诊事务由医院医务部统一管理。1978 年医院建成一座三层楼，门诊部迁址一楼，并在门诊的基础上逐步开展了急诊工作。所管辖科室有内科诊室、注射室、换药室、供应室、心电图室、化验室、收费处、药房等，1982 年增设骨科门诊，1986 年增设口腔科，开展了补牙及牙病的治疗，1988 年成立了急诊科。随着医院业务量的不断增多，各个辅助检查科室如放射科、心电图室、脑血流图室、超声波室、检验科业务陆续健全并开展。门诊部的管理不断完善，逐渐正规化，增设了两名副主任（陈奖文、林能友）。各业务部分为 5 个专业组：何立耀任下角门诊部五官科组组长，李琼玉（门诊部主任）兼任下角门诊部妇产科组组长，林能友兼任下角门诊部内科组组长，罗俊新任下角门诊部理疗、针灸、按摩组组长，向阳任下角门诊部心电图、超声波、脑血流图组组长。

随着医疗业务范围不断扩大，住院病人日益增多，内儿科、外妇科、骨科、五官科等相继成立病房，其门诊医疗工作由该科主任统一管理，形成“一条龙”管理模式。以后又陆续开设了肝病专科门诊、消化专科诊室、呼吸内科诊室、糖尿病专科诊室、不孕不育症诊室、心血管病诊室、老年病诊室、肿瘤及专家门诊、平价门诊等各种诊室，最多时达30多个。

医院成立初期，人员有来自于惠阳各医院的著名中医医生夏伯宽、文介峰、黄焕君、刘君立、何国声、李光辉及大专院校分配、各县调入的医务人员陈甦、麦雪丽、陈秀梅、梁茂隆、刘英杰、黎佛保、林秋文、阎永强、徐宗、黄梅珍、江伟明等，后来又陆续调入夏永国、秦允江、陈勉珍、钟明汉、韩洁芳、王利民、何立耀、罗俊新等。当时已聚集了周边地区的名老中医多名，成为惠阳地区最大最强、最具影响力的中医医院。较突出的是医院设肝病专科门诊后，采用医院名老中医的清肝汤、乙肝汤及中药制剂肝康宁片治疗各类肝病。

20世纪80年代初，李琼玉同志继任门诊部主任，陈奖文担任副主任，1981年邬容珍任护士长，1983年4月程建萍接任护士长，1990年9月罗素群接任护士长，林能友于1997年接替李琼玉担任门诊部主任，兼任急诊科主任，田育红任副主任。张瑞香接任护士长，之后先后由钟翠莲、胡丽梅、李海兰、罗伟英、柯瑞香等任护士长。叶创奇于1993年担任下角门诊部副主任。2003年末医院开展中层干部竞争上岗，通过竞选，刘桂云于2004年4月担任门诊部主任，刘配芬担任副主任（于2005年9月调ICU）。2006年医院创建“三甲”中医医院，根据三级甲等中医医院标准要求进一步规范化，门诊部由原来的临床科室改为职能科室，设门诊部主任1人，刘桂云继续担任门诊主任，职责是在主管副院长的领导下，负责本部门诊（下角门诊）功能科室的行政管理。急诊科由原来的二级科室升为一级科室，脱离门诊部。各科门诊医生由病房科主任实行“一条龙”统一管理。

急诊科

1988年急诊科成立，林能友兼任急诊科主任。随着惠州超常规的经济建设发展，城市流动人口急剧增加，随之而来的是惠州中医医院的急诊业务迅猛扩大，危重病人越来越多，需要留观的病人也不断增加。1991年，医院根据急诊业务的需要，增设了留观室，设5张留观病床。90年代后，随着急救水平的不断提高，急诊科参与的突发卫生公共事件也越来越多。1994年6月1日，惠州市供销学校发生100多人食物中毒的事件，急诊科积极应对，参与抢救，使全部中毒病人及时得到治疗。此外，急诊科采用中西医结合的方法抢救急危重症，取得了较理想的效果，受到患者和人民群众的肯定。1998年6月19日，医院接诊了一名电击伤致心跳呼吸停止15分钟的病人，急诊科运用中西医结合方法全力抢救后，患者痊愈出院。这件事曾引起社会广泛关注，《健康报》刊登了这一经验。此外，对于呼吸系统急症如ARDS、心脑血管系统急症如急性心肌梗死、消化系统急症如上消化道出血及药物、食物、农药中毒的抢救技术也不断成熟，抢救成功率不断提高，显示了急诊科对于急危重症的抢救能力及中西医结合的特色。为了进一步扩大急诊业务，更好地服务于群众，急诊科于2000年开始筹建“120”急救网站和

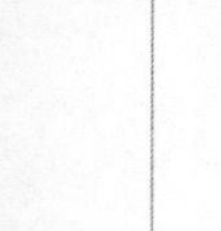

"120" 急救具体执行单位，并进行救护车改装、设备购置，4 月 26 日惠州市中医医院"120"急救中心正式成立，成为惠州市"120"急救成员单位，并为抢救急危重病人开辟了绿色生命通道。同时还制定了《"120"急救工作条例》供急诊科全体医护人员学习，保证了急诊工作的有序、高效，并做到"120"电话机专机专用，任何人不得占用，安排人员 24 小时候接听。

2003 年，"非典"阴云笼罩着中国，惠州也因此倍感紧张。急诊科积极应对，建立非典型肺炎防治发热诊室和隔离室，发热诊室工作由副主任王丽负责，隔离室工作由护士长李海兰负责。医院虽未曾接诊"非典"患者，但对于"非典"知识的宣传和预防起到了积极的作用，被评为"惠州市抗击非典先进单位"。同年 10 月 20 日医院成立急救指挥系统和抢救班子，以院长廖承建为组长，负责指挥医院对各种急危重症的调动救护。

现在急诊科实行 24 小时应诊，提供包括内、外、妇、儿、骨科等在内的急诊医疗服务，设有诊室、观察室、抢救室，是惠州市"120"急救成员单位。科内配备了经验丰富、技术力量雄厚的医护队伍，保障急诊抢救、突发公共卫生事件应急处理及"120"急救绿色通道畅通，保证在接到任务 5 分钟内出车。急诊收治病种达 39 种，建立了高热、中风、胸痹、胃痛、血证（呕血、便血、咯血）、厥脱、喘促、关格、多脏器衰竭等急危重症中西医急救诊疗常规，开展各种创伤、出血、休克、中毒、溺水、电击伤、猝死、重要脏器衰竭等急危重症的现场抢救，抢救成功率达 98%以上。急诊中医参与治疗率达 93.5%，中医证候诊断准确率达 98.5%，急诊、出院诊断符合率达 98%。

第六节　救死扶伤显大爱　重症监护见奇功

ICU 是重症医学的临床基地，是重症患者集中管理的单元。ICU 成立于 2000 年，是惠州最早成立 ICU 的单位，由原院长晏才敏牵头，抽调医院最优秀的内、外科人才组成，第一任 ICU 主任是黄志坚同志，之后，陈洪、邓绍林相继担任过，现由刘配芬同志担任主任职务。第一任护士长是孙惠金同志，相继由许小青、钟翠莲担任，现任护士长为李海兰同志。

该科拥有四张重症监护病床、三台呼吸机、四台心电监护仪、四个输液泵、八个微量泵、一台床位消毒机、四台吸痰机、一台床边支气管镜、一台喉镜、四台血透仪、二部空气消毒机。收治范围：各种难以纠正的休克；各种急救心肺复苏的患者（电击、溺水、自缢、麻醉意外）；严重电解质紊乱和重症体液失衡的患者；各种高危病人常规手术及各种大型手术前后需行重要脏器监护、治疗者；各种手术后出现严重急性脏器功能衰竭，治疗后可能康复的患者，如 ARDS、急性呼吸功能不全等需要机械通气的患者，以及急性左心衰发作、严重心律失常、急性肾功能不全、手术后严重肝功能不全、肝性脑病、严重颅脑损伤、颅脑手术后脑水肿脑疝及 DIC 患者；因严重创伤、复合伤、意外灾害等行大型手术后需对生命指征进行持续严密监测及加强治疗者；其他经短期治疗可望恢复的病人。

采取的监测及治疗手段：血流动力学监测，如中心静脉压(CVP)，作为血容量、静脉回流阻力和右室功能的良好指标；呼吸功能监测，包括气体交换功能监测、肺功能监测

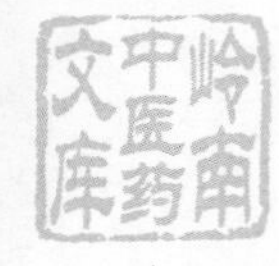

（氧合指数、分流指数、死腔指数）、肺机械力学监测（吸气平台压、内源性 PEEP、肺的顺应性、肺的气道阻力、动态压力 - 容量曲线）、呼吸机图形描记等；其他生命指标监测，如心电监测、血透指标等。

常用的中医特色疗法：培土生金法治疗呼吸机治疗晚期呼吸肌疲劳、大黄粉酒精调敷神阙穴治疗便秘、中药口腔护理防治真菌感染、通下法配合无创正压通气治疗 COPD 呼吸衰竭。

第七节　妇科解除难言苦　儿科情系新生儿

一、妇科

建院初期，医院即开设了妇科门诊，但无住院病房，妇科住院患者收治于外科，由外科医生兼管。后来相继设立了妇产科病房和产房，开设病床 5 张，产房面积仅 25 米 ^{2}，年收治病人 300 多人，年分娩量约 100 人次，开展剖宫产术、子宫切除术、卵巢肿瘤切除术。1996 年妇产科开始拥有独立的病区，开设病床 20 张，建立了基本达标的产房、爱婴区，年收治病人近 1000 人。科室主任由外科主任黄志坚兼任，贺慧蕾任主任助理、学科带头人，罗伟英任妇产科代副护士长，专科医生 7 人。1998 年 9 月，妇产科正式从外科分出，与儿科一并组成妇儿科，病床 20 张，贺慧蕾任妇儿科主任，罗伟英为第一任护士长，1999 年黄雪珠接任。随着科室业务的不断扩大和医疗技术的快速发展，2007 年 8 月，儿科从妇儿科分出，妇产科独立成科，开设病床 30 张，建立三通道产房，产房面积 140 米 ^{2}，贺慧蕾任妇产科主任，黄雪珠任妇产科护士长。至今，科内有主任医师3名，副主任医师4名，主治医师3名，住院医师1名，包括中医博士1名，硕士2名。护理人员有17人，其中主管护师3人，护师2人，护士5人，助产护理师4人，助产护士3人。年收治病人1500余人，年大中型手术350余台，年分娩量750余人，出院人次1200人次。

该科设有二级学科妇科、产科、围产期保健科、产前诊断专科、月经病不孕症专科、高危妊娠专科，其中月经病不孕症专科是惠州市重点专科、广东省妇产科重点专科建设单位。开展的特色疗法有运用补肾调周疗法治疗月经病、不孕不育病，运用活血化瘀法保守性治疗轻型异位妊娠，用清热祛湿法治疗盆腔炎等，对免疫性流产、免疫性不孕也有独到的方药。采用中西医结合治疗月经病、不孕症有效率达90%以上，已取得良好的社会效益和经济效益。

该科自1992年成功开展了剖宫产术、全子宫切除术、卵巢肿瘤切除术等手术后，于1993年开展了子宫下段剖宫产术、卵巢肿瘤切除术等新技术、新项目。1997年开始收治恶性肿瘤患者。1998年，引进母婴二用监护仪，开展新生儿脐静脉插管等新技术，开展了阴式子宫切除术，并自行研制具有补肺益气、养血化瘀生新作用，能促进子宫收缩及生理功能恢复的产复康泰胶囊治疗人工流产、引产后失血、体虚等，研制的肤宁妇产科洗液疗效肯定，沿用至今。1999年，开展了宫腔镜检查术、新式剖宫产术、保留完整宫颈筋膜全子宫切除术、会阴侧切单层贯穿缝合术、广泛全子宫切除术。2000年7月，引进保留子宫动脉（次）全子宫切除术，对逍遥散方进行剂型改革，制成清郁疏肝胶囊，临床疗效优良。2001年开展宫颈癌手术治疗，还进行中医补肾活血治疗月经病及不孕症临床研究（广东省中医药局课题）。2003年，开展红外线乳腺检查、阴道镜检查、宫腔镜下通水。2004年，开展腹腔镜下全子宫切除术、腹腔镜下卵巢肿瘤切除术、腹腔镜下宫外孕手术、腹腔镜下子宫肌瘤切除术、不孕不育腹腔镜宫腔镜联合检查治疗等。2005年，开展高危剖宫产术、宫颈癌根治术、宫腔镜下子宫内膜切除术等。2011年，开展产后足浴。

该科近10年成功申报并完成广东省中医药局科研课题4项，惠州市科技计划项目5项，在省级以上医学期刊上发表论文16篇。

二、儿科

1992年以前，儿科只开设门诊，由陆道珍医生坐诊。1992年开设了儿科病房，科室行政管理归属内科，由徐述章同志担任儿科组长。1998年9月儿科从内科分出，成立妇儿科，共设20张病床，徐述章担任儿科副主任。2000年徐述章调离后，由张素玲同志担任儿科副主任负责儿科工作。2006年8月，从妇儿科中分出成立了儿科，设20张病床，并开设新生儿病房，张素玲任儿科主任，许新莲担任护士长，并设立独立护理单元。2008年引进康复治疗师1名，开设儿童神经康复中心。现有儿科医师10人，其中研究生2人，主任医师3人、副主任医师1人、主治医师3人、住院医师2人，主管护师1人、护师3人、护士4人、助理护士2人。

该科自2006年独立以来，业务突飞猛进，具备中西医结合诊治儿童各种常见病、多发病、疑难危重症、新生儿复苏及其他各种儿科疾病的能力，能够进行危重病儿的全肠道外静脉营养，具备成熟的新生儿新法复苏技术，能熟练进行气管插管、气道冲洗防治新生儿胎粪吸入综合征及应用新生儿呼吸机，中西医结合治疗新生儿黄疸疗效显著，具备成熟的小儿哮喘规范化诊治的经验。开展了小儿捏脊、针四缝、穴位贴敷、穴位注射等中医适宜技术。开设了脑瘫康复中心，开展小儿精神发育迟滞、小儿运动发育迟缓的筛查，进行运动发育迟缓的早期干预及脑瘫康复的中西医联合治疗。开展电按摩机械辅助排痰、背部理疗以及内服中药治疗小婴儿气管炎恢复期咳嗽、痰多取得显著疗效。其中，中西医结合治疗小儿支气管炎、哮喘，各种原因引发的慢性咳嗽、喘息、痰多痰堵，胃肠功能紊乱，多汗症，反复呼吸道感染，以及小儿多动症、抽动症等为科室主要特色。此外，中西医结合治疗各种脑炎、脑病、运动发育迟滞以及高危新生儿的早期发育评估、早期干预治疗是科室的又一大特色。2003年，研制的咳喘Ⅰ号、Ⅱ号用于小儿呼吸道感染的咳嗽、咳痰、喘息，取得良好疗效。

该科已完成5项市级科研课题的研究工作，其中与药剂科联合研制的新生儿退黄洗剂、小儿退黄口服液，获惠州市科技成果三等奖，并广泛应用于临床。在省级以上医学期刊上发表论文12篇。

第八节　建院即有肛肠科　五官复院更完善

一、肛肠科

肛肠科是惠州市中医医院最早设立的科室之一，1965年建院时即设有痔科门诊，1992年开设住院病房，2004年独立成科，杨永来同志担任科主任。2008 年 10 月，杨永来同志退休，王德成同志负责肛肠科工作。护士长先后由张瑞香、林丽霞、张应梅担任。开设病床 15 张，现有医护人员 10 人，其中副主任医师 1 人、主治医师 2 人、住院医师 1 人、护理人员 6 人。肛肠科设有顽固性便秘和炎症性肠病专科，根据患者个体情况，灵活运用中医、中西医结合方法及疗效独特的科内制剂，以“微创伤、微疼痛”为特色，以“短疗程、高疗效”为理念，为广大肛肠疾病患者解除痛苦，提高生活质量。目前，该科开展的手术有中药硬化剂注射治疗内痔、直肠脱垂、直肠前突等，以及传统结扎法、分段结扎法、外剥内扎法治疗混合痔，切开挂线法治疗肛瘘，扩肛疗法、封闭疗法、内括约肌侧切法治疗各型肛裂，切开引流术、一次性根治术治疗肛周脓肿，结扎法、激光法、电凝电切法治疗肛乳头肥大、直肠息肉等。开展的新技术、新疗法有痔上黏膜环切吻合术（PPH）、超声引导下痔上动脉结扎术、内痔一次性套扎术（RPH）。

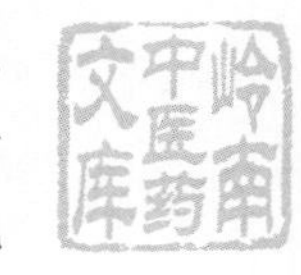

二、五官科

五官科门诊成立于 1979 年，当时只有 1 名门诊医生李建新负责五官科日常门诊诊疗工作。1982 年，开设了眼科、耳鼻喉科、口腔科门诊，1989 年，设立了五官科病房，先后由何立耀、张嘉禄、钟新泉同志担任主任，至 2011 年 7 月，几位主任相继退休，由黄振扬同志负责五官科工作，罗伟英同志担任护士长。

眼科现有副主任医师 1 人、主治医师 1 人、住院医师 1 人。目前除开展眼科常见手术外，还开展了眼部转位皮瓣矫形整容，泪道穿线插管术治疗泪道堵塞，巩膜池成形小梁切除术治疗青光眼、白内障、翼状胬肉等眼表、眼内手术，并开展中西医结合治疗麦粒肿、青光眼、白内障、角膜溃疡、斜视、眼部肿瘤等，临床疗效肯定。

耳鼻喉科现有副主任医师 1 人、主治医师 2 人、住院医师 1 人。目前除对鼻喉科常见病、多发病进行诊治外，还开展慢性鼻炎下鼻甲部分切除、鼻中隔偏曲矫正、鼻窦炎鼻息肉根治术、扁桃体摘除术、中耳乳突炎根治术等。2000 年，根据科室经验方制成鼻舒胶囊并投入临床应用，取得良好疗效；2002 年下半年推出本院制剂冰黎滴鼻剂，亦取得不错效果，并购进微波多功能治疗仪、电测听器等，扩大了诊疗范围，提升了诊疗水平；2003 年引进高膨胀止血材料，告别了以往鼻出血、鼻手术后靠凡士林油纱止血的历史，减轻了病人的痛苦；2011 年初购进高清鼻窦镜、纤维鼻咽喉镜，把耳鼻喉科的诊疗水平提升到了一个新的台阶。

口腔科现有医师 1 人、技师 1 人，主要设备有高速涡轮牙钻机、台式牙钻机、光固化机、电动牙科椅、牙片机、EMS 超声洁牙机等，开展了牙髓根管治疗、口腔颌面部外科小手术、洗牙、镶牙及矫正、修复等治疗项目。

第九节　消除顽疾无痛苦　无影灯下显神技

麻醉科手术室是随着医院发展而逐渐发展起来的。1975 年惠州市中医医院刚刚恢复，手术（痔疮等小手术）均在外科实施。1980 年医院建立了第一间手术室，麻醉和手术由外科医生兼任，护士由经过专科进修的程建萍、陈世慧兼任。1989 年 5 月，医院根据卫生部《关于麻醉科改为临床科室的通知》，将麻醉科定为临床科室，手术室工作日趋规范化；1994 年 10 月，麻醉科手术室正式成为独立科室，由付珊明任副主任，罗惠珍任护士长。1996 年医院新住院大楼落成，手术间增加至三间。1998 年 1 月，庄紫燕接任手术室护士长，2004 年 4 月至 2010 年 10 月，付珊明任科室主任，2010 年 10 月至今胡钢接任麻醉科手术室主任工作。现有麻醉主任医师 2 名、副主任医师 3 名、主治医师 1 名，副主任护师 1 名、主管护师 4 名、护师 1 名、护士 3 名。科室拥有欧美达、百斯、迈瑞 65 型麻醉机，多功能监护仪，进口变频电刀，腹腔镜设备，C 臂 X 光机，辐射保温台，医用灭菌器等多种医疗仪器设备。随着医院业务的发展，麻醉科手术室的手术量、手术难度逐渐增加。当初只能做阑尾切除、疝气修补、剖宫产手术等，手术量每年 300 多台。如今，每年手术量近 2000 台，不仅能开展脊椎手术、椎间盘微创手术、关节置换手术、创伤及手外科手术，还能开展颅脑手术、开胸手术和肺癌、食管癌、直肠癌、乳腺癌、卵巢癌手术等根治术以及各种急危重病人的麻醉手术。麻醉科的技术不断提高，能全面开展各种麻醉方法，各种气管插管方法，如双腔管逆行气管插管、盲探气管插管、使用喉罩等，还可进行低温麻醉控制性降压。麻醉监测手段不断增加，包括有创动、静脉监测，呼气末二氧化碳监测，体温监测等。手术后镇痛管理规范化，开展无痛分娩、无痛人流、无痛胃肠镜检查，为患者提供更加舒适的医疗服务。另外，在高龄老年麻醉方面也做了许多工作。

近几年全科室共发表论文 50 多篇，科研立项 5 项，其中省级项目 1 项。作为南方医科大学非直属附属医院教学单位，科室积极参加临床教学工作，每年接收各校实习学生几十人，进修生多人。带教老师严格要求、认真指导学生，得到学生们的好评。

第十节　环环相扣功能全　分工合作谱新曲

临床科室的全面发展，离不开医技科室的辅助与支持，二者相互依托、相辅相成，只有医院上下环环相扣、齐心协力、团结协作，才能营造出有条不紊、和谐向上的工作氛围。

一、CT 室

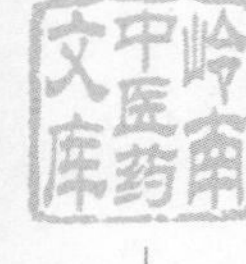

1994 年 1 月医院 CT 室机房建成，配置 GE 8800CT 机一台，专业人员全部到位，4 月设备安装调试完毕，CT 室正式成立，任蓬程负责全面工作。同期，医院聘请了第三军医大学西南医院影像专家王其源教授负责业务指导工作，自此惠州市中医医院在影像技术领域开启了新的篇章。此时的 CT 室承担着住院、门诊患者的检查诊断，惠州地区各企事业人员的体检任务，以及一定的科研教学及对口培训工作，同时还接纳惠城区及周边区、县、镇的患者，甚至辐射至深圳、东莞、河源及汕尾等周边市。在王其源教授的指导下，除日常工作外，首次应用 CT 设备进行定位穿刺，进行脾包膜下血肿清除治疗。1999 年，任蓬程任放射科副主任，兼管 CT 室工作，此后将 CT 引导穿刺技术进行了推广，配合临床先后开展了肝囊肿、肾囊肿、脓胸的治疗，与脑外科合作开展的 CT 定位引导微创颅内血肿、积液清除术已成为成熟技术并长期开展。2002 年 8 月引进了一台新的 GE HiSpeed DX/I 螺旋 CT 扫描仪后，CT 室硬件条件明显提高。此外又先后开展了 CT 引导定位穿刺肝脏肿瘤热盐水、热碘油治疗，CT 定位引导肺穿刺肿瘤诊断，CT 定位引导骨穿刺诊断，使 CT 定位引导技术得到了持续性发展。为了提高工作人员诊疗素质，科室先后派人到第三军医大学新桥医院、广州军区广州总医院、南方医院放射科进修学习。2004 年 4 月任蓬程任 CT 室副主任，2009 年 12 月任 CT 室主任，主持全面工作。目前 CT 室有副主任医师 1 名，主治医师 3 名，影像专业硕士研究生 1 名，完成市级科研课题 2 项。

二、放射科、核磁共振室

建院初期，医院未设放射科。1968 年，上级部门调配给医院一台上海牌 GS（200 毫安）双床双管 X 光机，开辟一个 24 米 ^{2} 的房间作为机房，开始开展 X 光检查。当时 X 光室只有一名医生和一名技术员。随着医院业务量的不断增加，相继增设了 15 毫安可移动 X 线机 1 台（作为床边照片机）、北京 F78-Ⅱ型 300 毫安 X 线机 1 台、西门子 1000 毫安带监视器 X 线机 1 台、菲利普数字 X 线机及移动数字 X 线机（DR）3 台、0.35T 磁共振机 1 台，人员也增加到 8 人。1984 年，黄秉桥任科室负责人，1987 年正式任放射科副主任，主持放射科全面工作；1996 年 1 月，罗伟源任放射科主任；1999 年 1 月，任蓬程接任放射科、CT 室副主任，兼管放射科和 CT 室工作；2001 年 4 月，陈培义任放射科副主任，主持全面工作，2006 年 12 月任放射科主任，主持放射科全面工作。

三、功能特诊科

功能特诊科包括超声检查室、内窥镜检查室、心脑电图室、碳 14 呼气试验及骨密度检查室、高压氧治疗室。该科

1979—2007 年，一直由历任门诊部主任兼管。这一时期为该科从无到有的始创阶段，雏形仅包括超声室和心电图室，后来逐渐新增了内窥镜室、支气管镜室、碳 14 呼气试验及骨密度检查室、高压氧治疗室，原有科室也增开了多项基础业务，这一时期是该科基础业务全面铺开的阶段。2007 年，刘桂云主任接任门诊部主任职务，该科各部门尤其是内窥镜室业务量和业务技术水平都得到了很大的提升，这是该科业务发展、提高的阶段。直至 2009 年功能特诊科脱离门诊部，宋斌同志主持工作以来，科室业务进入到调整关键阶段。

（1）超声波室。1979 年，医院购进一台 A 型超声波检查仪，1988 年购进一台岛津 32 型手提便携式 B 超机，主要用来进行腹部脏器的超声检查，由于专业人员缺乏，直至 1989 年，超声检查室才正式运营。随着 1990 年阿洛卡 620 黑白 B 超机的购入，以及专业人员的相继到位，B 超检查工作才全面铺开。1998 年 2 月，医院引进了当时较为先进的 LOGIQ400MD 彩超机，开始常规进行腹部器官及心脏、血管、甲状腺等器官组织的彩超检查，这大大地扩展了功能特诊科的业务范围和能力。2001 年，与外科合作开展了全院第一例彩超引导下肾囊肿穿刺抽液术，超声波室业务又跨上了一个新台阶，标志着惠州市中医医院超声波室从单一的诊断疾病，发展到初步掌握了与临床相关的介入治疗技术。2001—2010 年十年间，人才队伍相继得到补充，队伍不断壮大，业务不断扩展。2010 年 10 月，随着 philips HD11 型彩超机的引进，惠州市中医医院超声业务进入了能开展四维彩超检查的新时代。现有主要设备：SSD-620 B 超机 1 台、BP-9900 彩超机 1 台、LOGIQ 180 数字化多功能黑白 B 超机 1 台、百胜 MyLab15 彩超机 1 台、LOGIQ400MD 彩超机 1 台、

philips HD11 彩超机 1 台。现有人员 7 人，其中副主任技师 1 人、主治医师 4 人、住院医师 2 人。能开展的业务除常规妇科、腹部器官 B 超、彩超检查外，还能开展心脏、血管、小器官、表浅器官彩超检查和超声引导下肝肾穿刺活检术、肝肾囊肿穿刺引流术、肝脓肿穿刺引流术以及产科四维超声检查等超声诊断、治疗技术。

（2）内窥镜室。1991 年 1 月，胃镜室作为内窥镜室的雏形正式成立，当时使用的是奥林巴斯纤维胃镜，成立之初仅能开展双人操作胃镜检查技术。1997 年 1 月，购进 OTV-SE 电视系统，为胃镜检查和教学工作带来了极大方便。1998 年 1 月购进奥林巴斯 CF301 型纤维肠镜，开展肠镜检查，同时还开展了胃镜下活检、尿素酶快速试验检测 HP 等业务。2000 年，担任内儿科主任的黄献华同志参与胃肠镜室的诊疗工作，开始了胃镜单人操作检查技术，并主持开展胃镜下喷洒止血等技术。2003 年 3 月开始，胃镜室工作由宋斌同志全面负责。2003 年 12 月引进奥林巴斯 V70 电子胃镜，2006 年 9 月引进奥林巴斯 V70 电子肠镜，电子胃肠镜检查全面开展，标志着惠州市中医医院进入了电子胃肠镜时代，病人检查的舒适度及诊断的准确性明显提高。之后，相继开展了无痛胃镜、肠镜检查，内镜下黏膜注射止血技术及内镜下息肉高频电切术、内镜下钛夹止血术、内镜下黏膜切除术（EMR 术）。至此，惠州市中医医院内镜治疗技术经历了一个从无到有、从低层次到高水平的蜕变过程。

（3）心脑电图室。心电图室始建于 1979 年，当时只有心电图机 1 台，1992 年引进了第一套激光治疗仪和脑血流图检查设备。为了适应心脑血管疾病诊治技术的新进展，1998 年引进了动态血压仪、动态心电图仪，开展了高血压、低血

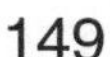

压、临界高血压、肾功能不全、抗高血压治疗的疗效控制及药物评价等项目。2007 年 2 月新引进心电运动测试系统，运动平板试验开始广泛应用于冠心病的诊断。脑电地形图检查始于 2002 年，各项检查都由心电图室医师兼任。

(4) 碳 14 呼气试验及骨密度检查室。1999 年 5 月 6 日，医院购入二维骨密度仪，成立骨密度室，开展骨密度检查。2000 年 6 月 15 日购入碳 14 液体闪烁计数仪（YH01 型），开展碳 14 呼气试验检测幽门螺旋杆菌（HP）感染，在一定程度上为骨科申报省重点专科以及消化科的发展提供了技术支持。

(5) 高压氧治疗室。该室成立于 1992 年 6 月 7 日，当时有一台单人纯氧舱，内设有工作间、更衣室、氧气存放间。1997 年 11 月新购置 NG110/130 型高压氧双人舱一台。主要开展急性缺氧、一氧化碳中毒、脑梗死、脑出血、脑动脉硬化、脑外伤、脑外伤后遗症、中心视网膜炎、胎儿发育不良、神经性头痛等的治疗。

(6) 消毒供应室。早在 1965 年，水东门诊部只有一台手提式消毒炉。1976 年门诊大楼落成后，消毒供应室正式成立，隶属门诊部管理，1984 年逐步实行一针一管一用一消毒，1988 年 9 月黄春英调任供应室代任护士长，开始使用一次性输液管，规范了一次性医用物品的使用、回收及毁形等工作。1990 年 10 月供应室迁址药剂楼一楼，建筑面积为 130 多米 ^{2}，规范了三通道，严格区分污染区、清洁区和无菌区。1992 年 4 月由刘洁接任护士长。1993 年通过惠州市卫生局检查、验收，由广东省卫生厅颁发了消毒供应室合格证。1996 年六层新住院大楼落成后，按照当时广东省消毒供应室标准，在住院大楼一楼建设了面积为 170 米 ^{2} 的消毒供应室。

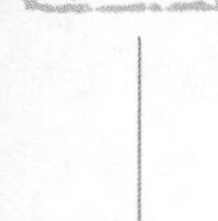

2001年起开展整体护理模式病房，供应室采取专人、专车下收及下送物品，当时康丽萍任护士长。2004年通过竞争上岗，由曾梅珍同志任护士长。实行一次性医疗用品下收、下送，统一由供应室发放、登记。2006年4月逐步实施器械集中管理办法，并根据卫生部的三个行业规范，2011年12月开始接受处置外来专科器械和植入物。2012年7月，手术室器械归供应室集中清洁、消毒、灭菌、发放，使全院重复使用的医疗器械清洁、消毒、灭菌质量达到了标准要求。

四、检验科

建院初期医院就设立了检验科，设备只有一台单目显微镜、一台血球分类计数器和一些玻璃器皿及试剂，主要进行三大常规的检验，业务用房两间，约有20米^2。1979—2000年陆续购进了光电比色计、精密天平、离心机、尿液分析仪、半自动生化仪和电解质仪，使得过去的手工操作检验项目逐步用仪器代替，检验人员由原来的1人增加到6人，由付仁慈同志担任检验室负责人。1996年11月，付仁慈同志退休后，杨群芳同志担任检验科副主任，负责检验科全面管理工作。2004年通过竞争上岗，黄镜招同志担任检验科副主任，负责全面工作。2010年黄镜招同志退休，由杨群芳同志负责全面工作，2009年10月叶妙琴同志担任检验科副主任，协助主任工作。

目前，有专业检验人员20人，其中副高级职称人员1人、中级职称人员5人、初级职称人员12人，大专以上学历18人，本科以上学历6人。业务用房面积也增加到200米^2，下设临床检验、生化检验、免疫学检验、血液学检验、微生物学检验、HIV筛查实验室、PCR实验室等7个重点实

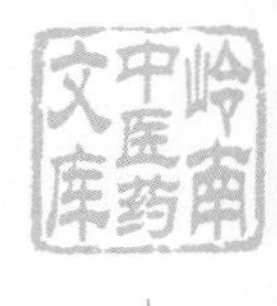

验室。开展的检验项目由 1987 年的血常规 4 项、血型、大便常规、白带常规、HCG 定性、尿液常规（糖、蛋白定性及镜检）、脑脊液常规、腹水常规、血沉降、AFP 定性、赖氏法 GPT、TTT、K、Na、Cl、Ca、葡萄糖、BUN、CO_2，发展到目前的 400 多个常规检验项目。

五、被服中心

1995 年前设立了洗衣房，面积约 12 米^2，负责全院病人被服的缝补、清洗工作。同年 7 月，洗衣房搬迁至制剂楼 3楼，由曾梅珍副护士长负责，隶属护理部和总务科双重管理。2004 年成立被服中心，迁址住院部 7 楼，隶属护理部管理至今，由供应室护士长曾梅珍兼管，下设洗衣组和缝纫组，前者负责被服洗涤和收发工作，后者负责被服更新和缝补。2004 年购进了第一批清洗、烘干设备，使被服的清洗进入机械化时代。2008 年始逐步使用温馨、美观、用颜色区分各科被服的花式床上用品。现有设备有较大型滚筒式洗衣机 2 台、中等洗衣机 1 台、家用洗衣机 2 台，烘干机、脱水机各 1 台，缝纫组有电动衣车 3 台、锁边机 1 台。

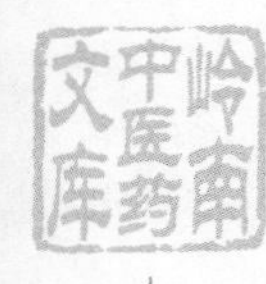

第七章
名　医

第一节　名老中医夏伯宽传承《伤寒杂病论》

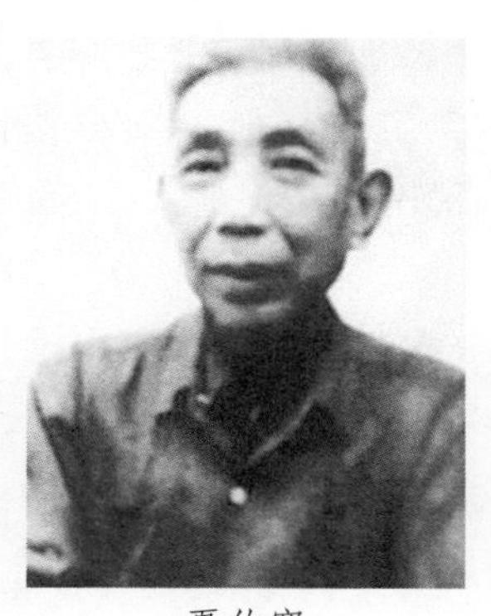
夏伯宽

自建院以来，惠州中医人坚持用勤奋创业、团结向上、不断进取的精神，一步一个脚印走到今天，这其中蕴含着几代人的期待与梦想、辛勤与汗水！他们当中有医术高明、医德高尚、在医疗理论和技术上都有很深造诣的名医文介峰、夏伯宽等老前辈；有眼光独到、管理理念创新、尽忠职守的医院管理者，甚者两者兼具。他们为惠州市中医医院乃至整个惠州地区医疗卫生事业的发展做出了巨大的贡献，其风采汇聚在万寿山上，闪耀在东江之畔。

夏伯宽，字济民，男，广东惠州市人，1903 年 9 月出生，1980 年 10 月病逝，终年 77 岁。历任惠阳开明中医学校教师，惠阳县中医师工会理事长，惠阳县国医支馆馆长，惠阳地区人民医院副院长，惠阳县第二、四、五届和惠州市第一届人大代表，农工民主党惠阳县副主委，政协惠阳第四、五届常委，1979 年被评为广东省名老中医。

夏老 1928 年毕业于粤南中医学校，从 1929 年起任惠州职业中医师工作，1930—1935 年兼任惠阳慈惠善社、仁慈善社、医学广益社等赠诊医生。1937 年兼任惠阳开明中医学校教员。1944—1949 年被选为惠阳县城镇镇民代表主席，任惠阳县中医师工会理事长、惠阳县国医支馆馆长等职。新中国成立后，于 1951 年参加惠州镇医药联合会，1953 年参加惠州镇防治队，1954—1956 年参加惠州镇、惠阳县卫生工作者协会，1956 年 4 月至 1963 年 6 月任惠阳县医院中医师，1963 年 7 月任惠阳地区人民医院中医师，1965 年任惠阳地区中医院副院长。

夏伯宽为振兴祖国中医事业贡献了毕生力量，并积极参加了各项政治活动，于 1955 年参加农工民主党，1956 年 5 月当选为惠州镇第二届人民代表，1957 年当选为惠阳县第二届人民代表，1958 年 5 月当选为惠州市第一届人民代表。1958 年 10 月当选为农工民主党惠州市委员会委员及惠阳县医院支部主任。1958 年兼任惠阳专区中医进修班教师，1959—1962 年兼任惠阳县中医进修班教师、副主任，1962 年 10 月当选为惠州镇第四届人民代表。1960—1963 年任农工民主党惠阳县委员会副主任，1962—1963 年 6 月任惠阳县第四、五届人民代表和政协委员会常务委员。1979 年夏老被广

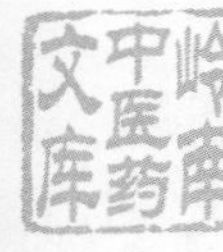

东省卫生厅授予广东省名老中医称号。

夏伯宽老先生是中医教育先驱。中医是祖国医学遗产，数千年来，前人积累了丰富的经验，成为今天中医药的宝库，应该加以发扬。新中国成立前，中医的培养多为祖传，这种方法当然好，但一般是缺乏理论知识的。由于知识不够全面，加之各自分散传授，这必然影响它的发展，所以办中医教育对促进中医学术发展是非常必要的。夏老深刻地认识到了这一点，一生致力于中医教育事业的开展，他不但是惠州地区的名中医，还是惠州中医教育事业的先驱。新中国成立前，虽然政府极不重视发展中医药事业，但广大中医药界人士仍奋发图强，振兴国医。30年代初，惠州市名老中医裘觐颜自耗巨资，在澳门镜湖医院院长李政云及中医老前辈谢访周等人的鼎力支持下，创办了惠州市第一所中医育才学校，并命名为“惠阳国医养成所”，夏老即在该校任教，并带领学生到仁慈善社或医疗诊所实习。抗日战争前夕，夏老联合其他名老中医创办了开越中医学校，招生20多人，校址在今惠州市中医医院水东门诊部，可惜的是只开办了一期。

夏伯宽不仅在中医教育上身先士卒，在医疗技术上更是精益求精，把毕生的精力都放在了中医事业上，为发展祖国医学事业贡献自己的光和热。早在30年代，夏老因其精湛的医术和高尚的医德，受到老百姓的喜爱，曾在惠阳慈惠善社、仁慈善社、医学广益社等处做赠诊医生，义务为民看病，已稍有名声。在五六十年代，当时医疗条件落后，老百姓看病仍主要在诊所。当时夏老在个体诊所广生堂坐诊。受过正统中医教育的夏老，崇仲景之法，医术精良，所用之方药均显奇功，一时声名远播，在群众中享有美誉，前来就诊者络绎不绝。更可贵的是，病人无论贫富贵贱，夏老均一视同仁，视如至亲。当遇见贫苦之人家，夏老不但不收诊疗费，还常常私下垫钱为病人买药。对于身在远方需书信交流的求诊者，夏老从不收取费用。因此夏老当时被赠予一个名称，叫“夏伯阔”（在粤语中“宽”字与“阔”字谐音）。

夏老在妇儿科疾病、肝炎、内科杂病等病的诊治方面积累了丰富的临床经验，曾著有《妇科浅释》《小儿腹泻辨证论治》和《肝炎的辨证施治》等。他崇仲景之法，曾手抄《伤寒杂病论》一书，对仲景之方朗朗上口。夏老非常注重辨证施治，对所治之病例均详细记录，并根据病症以及个人的不同体质具体辨治。夏老用药常较平和，所开之方四平八稳，特显精致，从不追求泱泱大方。夏老把毕生的精力全部贡献给了惠州的中医事业。

第二节 “烧山火”与“透天凉”
文介峰针灸新创

文介峰，男，宝安县福田（现深圳市福田区）岗厦村人，1915 年 11 月 9 日出生，1984 年 1 月 21 日病逝，终年 69 岁。

文老是广东省名老中医，著名针灸家，是新中国成立以后的针刺手法七大家之一。曾担任广东省第五届人大代表，惠州市第三届人大代表，中华中医学会广东分会理事和中华医学会惠阳地区分会副理事长，第二届全国针灸针麻学术讨论会理事和惠阳地区分会理事长。

文老自幼家贫，仅读了数年私塾。1934 年 1 月至 1938 年，先后在香港新界上水保和堂药局、东莞常平镇赞育堂当店员。时逢日寇侵华，百姓流离失所，他目睹民间疾苦，遂立志杏林，以救万民苍生。1938 年，他师从东莞常平镇十一代祖传名中医谢亦谦习岐黄之术，历时三载，有所成，于 1941 年 1 月至 1949 年 12 月在宝安县行医，虽初出茅庐，但已显露头角。

新中国成立后，文老即投身家乡建设，曾任宝安县岗厦村村长，并于宝安县沙头圩镇联合诊所应诊，因其医术高超而受当地百姓称赞。1953 年 12 月，任宝安县人民医院内科医师。1954 年通过考试被录取入广东省名老中医进修学校进修，期间目睹针灸大师韩绍康的神针妙用，顿开茅塞，遂从韩师门下，潜心于挖掘针灸传统疗法，几易春秋，渐成一家。1959 年 11 月至 1962 年 8 月，曾在广州中医学院针灸教研组任教，1962 年 9 月调回宝安县人民医院任中医内科针灸医师。

1965 年 6 月，惠阳地区中医医院成立，文老于同年 9 月调入任针灸科医师，主持针灸工作，可谓惠州市中医医院的元老之一。他潜心钻研医术，尤其是致力于传统针灸疗法的研究，精益求精，在临床上有着丰富独到的经验和特色，有颇多创新。他根据“扶正祛邪”之理，创立了“气纳三焦”的治法，效果甚佳。为了进一步发扬国技，文老还在各种针灸学术会议上积极提出自己的观点和临床经验，与与会专家进行讨论，其学术观点得到针灸界人士的肯定与称赞，与郑毓琳、陆瘦燕、焦勉斋、管正斋等同为新中国成立后的针刺手法七大家。

1979 年 12 月，文老被广东省卫生厅授广东省名老中医称号，并当选为广东省第五届人大代表，惠州市第三届人大代表，同时还任中华中医学会广东分会理事和中华医学会惠阳地区分会副理事长；1984 年被推举为第二届全国针灸针麻学术讨论会理事和惠阳地区分会理事长。

文老有生之年发表论文共 11 篇，其中发表于全国性刊物 1 篇，省级刊物 3 篇，地区级刊物 7 篇，如《气纳三焦的临床体会》《针灸、中药治疗周围性面神经麻痹 42 例小结》《“烧山火”与“透天凉”的操作与疗法》《捏脊发现“结络”》等，均是其精粹的创造性学术见解。

文老从医 40 多年，在中医学术特别是在针灸学术上颇有造诣。他集针灸诸家之精华，刻苦钻研，锲而不舍，创出自己独特技术。起初，文老只善药石之功，未识针灸之技，后在中医学院进修时，目睹针灸大师韩绍康的神针妙用，顿开茅塞，遂从韩师门下。他尊重导师，温顺勤奋，甚得韩师赏识。他对“烧山火”“透天凉”等传统针灸之法尤为着迷，掘而潜研，几易春秋，渐成一家。1981 年在贵阳召开了全国第一届针灸针麻学术讨论会，文老将其挖掘出来的“烧山火”“透天凉”两种针法在会上提出交流，然而针灸界有人对上述两法表示怀疑，认为纯属杜撰，还有人建议将其从针灸教材中删去。文老据理力陈，并当场操作上述两法，共治 23 人，其中热感者 13 例，凉感者 10 例，病情当见好转，“热凉补泻”之效显，受到与会专家的肯定和大会的表扬嘉奖，为传承和发扬国粹作出了巨大的贡献。

文老诚心学习古针法但不拘泥于古法，能勇于探索，推陈出新。他根据“扶正祛邪”之理，创“气纳三焦”的治疗手法，他为病人补泻后，再用特殊手法将游离于四肢之气回纳三焦，避免了常用泻法导致病人体质虚弱之弊端，病人接受治疗后，心情舒畅，精神充实，病情加速好转。经临床验证，该手法效果甚佳。此法在中医界介绍后，得到韩绍康名老中医的赞赏，并撰文评论。

文介峰是惠州市中医医院在岭南颇具名望的针灸名师，他发掘中医的传统针法“烧山火”和“透天凉”，神针妙用，热凉补泻。文介峰高超的医术和其针灸的神奇疗效，为惠州中医在岭南甚至中国中医发展上增添了极大的光彩和荣誉。

很多人以前对于针灸并不十分了解，总以为治病以用药为先，很多的医案也都是以药物治疗为主。而文介峰老中医却提出了不同看法，他认为“针”才是最高层次的治疗方式，自从张仲景开药物治疗之典范以后，后人渐渐忘记了“针”的功效。

1975 年 6 月 3 日，文介峰让惠州市中医医院针灸科的医生眼界大开，他让同仁亲身体验了传说中的“烧山火”和“透天凉”的神奇与乐趣。下针后产生凉热的气感，是医师们以前受针时所没有体验过的。普通的针感一般是酸胀，扎针处发红。但是文介峰的针法却能产生热感和气在经络里的感传，尽管酸、胀、热、气流的蹿动都是得气的标志，但是形成热气流在经络里感传属于强得气感。文介峰还告诫大家：能否产生气感，或者能否第一次受针就有气感跟个人体质有关，这不能强求。有些人不理解，认为应该人人能够体会，这其实并不符合自然规律，好比不可能人人都生一种病或不生病一样。

从那以后，针灸室医生在文介峰老先生的指导下，开始“烧山火”和“透天凉”的探索与实践。

“烧山火”“透天凉”针法最早的记载始于《黄帝内经》。经曰：“刺虚则实之者，针下热也，气实乃热也。满而泄之者，针下寒也，气虚乃寒也。”（《素问·针解篇》）两种针刺法的特殊作用，虚者立实，实者立虚，何等快捷，跃然纸上。

《针灸大成·三衢杨氏补泄》记载“烧山火”“透天凉”针法的特殊作用，以两首诗的形式加以描述。

其一

四肢似水最难禁，
憎寒不住往来临，
医师运起“烧山火”，
患人时下得安宁。

其二

一身浑似火来烧，
不住之时热上潮，
若能加用清凉法，
须臾热毒自然消。

《金针赋》用大量篇幅记述“烧山火”“透天凉”针法的特殊作用，高度评价其作用说：“考夫治病，其法有八，一曰‘烧山火’，除寒之有准，二曰‘透天凉’，退热之可凭，去病准绳。”“驱运气血，顷刻周流，上下通接，可使寒者暖而热者凉，痛者止而胀者消，若开渠之决水，立时见功，可倾危之不起哉。”

第三节　刘英杰福佑男女　黎佛保关爱未来

曾担任惠阳地区中医医院院长的刘英杰，为医院的发展尽心竭力的同时，他还是广东省、惠州市的名中医，以其良好的医德、高超的医术享誉东江。

早在 1968 年，当时还是门诊医生的刘英杰，其日门诊

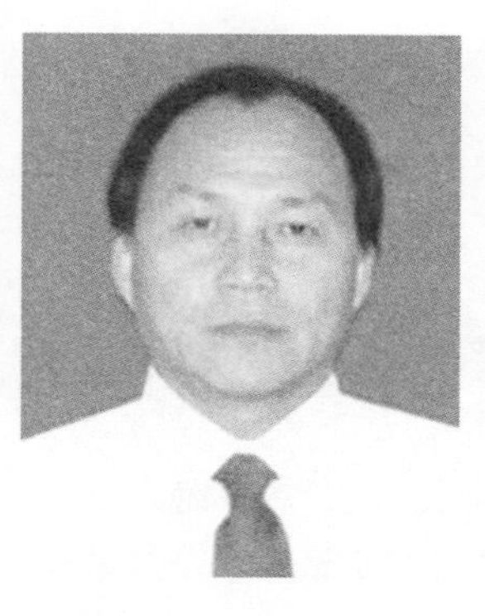
刘英杰

量已达 100 多人次，有时夜间还担负门诊的急救工作。在负责内科病房工作时，科室被连年评为院先进科室。此外他还刻苦钻研中医经典著作，备览后世名家著述，琢磨中医名家各派之要旨，结合自身临床经验，深刻领悟前人的医学精髓，为今后的临床工作打下了扎实的基础。他将中医理论精髓及整体观念、辨证论治的思想贯穿于自己的临床实践之中，形成了自己的学术思想。在医疗过程里，既遵循中医辨证论治的原则，又勤于思索古典医籍名著中辨证论治细微之处的奥妙，摸索出一套独有见地的诊疗方案，强调诊治正确、用药合理，尤其在中医内科方面有较高造诣，临床经验丰富，医术精湛，擅长治疗脾胃病、男性病、心脑血管病等，对阳痿病的中医治疗有独特见解，曾发表论文《中医治疗阳痿病》。在辨证的基础上灵活运用经方、验方，如运用六味地黄汤合用马钱子散加减治疗肾虚型阳痿，用补气活血法或酸甘养胃法重用黄芪治疗萎缩性胃炎，用加味吴茱萸汤治疗血管神经性头痛，用加味四物汤治疗月经不调，用健脾补肾固涩法治疗慢性结肠炎，用补益心脾法治疗血小板减少性紫癜等，均获显著疗效。

刘英杰除了在中医专业上不断继承、挖掘、整理、提高外，还注意掌握学术新动向，以及中医目前各病种的治疗现状和展望，并注意吸取现代医学新知识、新技术，不断尝试中西医结合治疗各种疑难杂症的新路子，取得了一定的成功，不少中老年人患了医院查不出病因的疾痛，经他把脉开方，精心调治，病除人欢，屡获良效。对于病人，刘英杰"泽如和风，惠如时雨"。为了解除更多病人的痛苦，他不断探索疑难杂症的医疗方法。

刘英杰还以其回春之术享誉港澳。1986年，香港旭日集团董事长杨钊先生急电刘院长往惠州宾馆抢救因肝硬化引起上消化道大出血的香港佛教界名人、莲池寺主持、77岁的玄行法师（叶素广）。法师宁死亦不愿意住院，更拒绝手术治疗，在紧急情况下，本着救死扶伤的行医宗旨，刘英杰带着一名医生、一名护士在宾馆日夜抢救，坚守在病人床边72小时，终使其转危为安。玄行法师回香港后，特遣人给医院送来"医术高明"的金匾。此事还被惠州电视台作为新闻予以报道。

刘英杰不但医德高尚、医术高明，而且十分重视中医的教学、科研工作。1973年曾参编广东省中医中专《中医诊断学》教材，负责藏象部分。1979年参加广东省中医急症中风和血证两协作组的工作，并负责制订医院缺血性中风和上消化道出血的治疗观察方案，开展中医急诊研究工作，曾运用中西医结合疗法，抢救多例心衰、心梗、中风、血证、厥脱等危重病人。1984年在广东省中医学会惠阳分会举办的中医急症学习班上主讲中医治疗急性心肌梗死（附病案三例）。1992年在惠州市医学专家研讨会上提出"振兴祖国医学，办好综合性医院"的建议。此外，他还经常主持院内外会诊工作，参加学术讲课、带教，应邀参加义诊。除全心全意为群众治病外，他还一直为驻地部队首长和地方部分领导进行中医治疗保健，深受好评。他积极参加惠州市政协常委会工作，参政议政，与党同心同德。惠州日报、惠州信息报都曾作过专题报道。

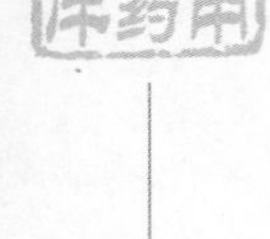

黎佛保，男，1938年出生于惠州，汉族。1964年从广州中医学院毕业后分配到惠阳地区人民医院工作，1965年参与惠阳地区中医医院的组建，后任水东门诊部主任，并于1983年4月至1984年7月和1987年10月至1995年8月，两次任副院长职务，1995年9月退居二线，专职从事专家门诊。1997年被惠州市政府授予“惠州市名中医”称号。从医30多年对内儿科疾病的治疗有丰富的经验，特别是在小儿哮喘（小儿痉挛性支气管炎）的诊断和治疗方面，形成了独特的中医新疗法和新药物。论文《清热止喘方治疗痉挛经验》发表在国家级杂志《新中医》上。他对消化系统疾病的治疗亦作了深入研究，创制出治疗消化系统疾病调纯中药系统方剂。对于泌尿系结石、妇科病也有独特的治疗方法。

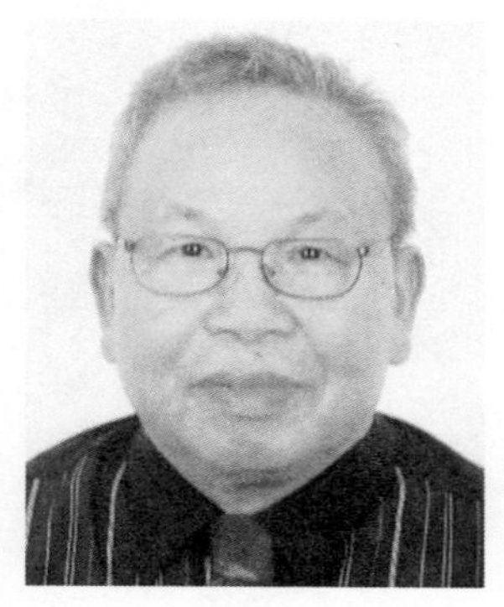

黎佛保

第四节　辨证论治秦允江　四十春秋在临床

秦允江，男，广东省普宁市人，1943年出生，汉族。1969年毕业于广州中医学院（现为广州中医药大学）临床医疗系。历任水东门诊部主任、医院业务副院长职务，曾是惠州市科学技术协会常委、惠州市中医药学会副理事长、惠州市中西医结合学会副理事长、广州中医药大学兼职教授，1997年被惠州市政府授予首届“惠州市名中医”称号。

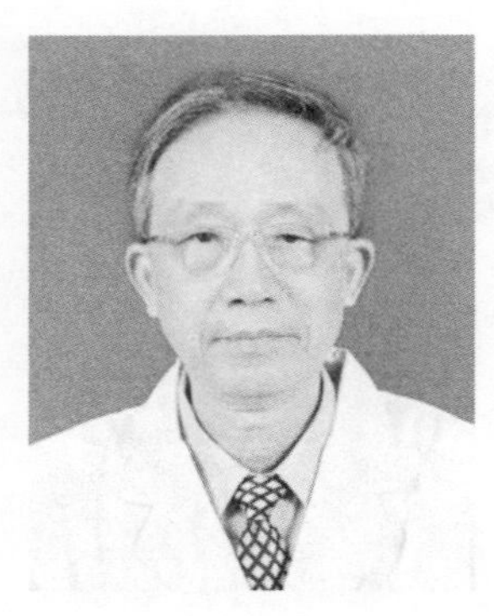

秦允江

秦老院长从事中医内科临床工作近四十年，对内科系统疾病的诊治有丰富的临床经验，擅长治疗消化内科疾病，尤其对病毒性肝炎、脾胃病的辨证论治，疗效显著，对慢性痛证、糖尿病、尿路结石的诊治别具心得。曾发表论文多篇，并出席全国首届科协年会。退休后返聘于惠州市中医医院专家门诊。

秦老院长认为，肝主疏泄和藏血，肝炎的发病机制为湿热疫毒之邪内侵，瘀阻肝胆，气机升降失常，肝郁气滞，脾失健运，继之精血耗伤，肝肾受损，最后气阴两伤，血行不畅，脉络瘀阻。故凡急性肝炎或慢性肝炎急性发作表现出各种湿热内蕴肝胆的证候群时，肝功能明显异常，或乙肝两对半大三阳、HBV-DNA 阳性，正标志着邪多虚少，邪正抗争剧烈，这是治疗的关键时机，务必清利肝胆湿热，坚持用药，必获良效。经此治疗，不仅急性肝炎患者能及时康复，即使是迁延多年的慢性乙型肝炎患者，一旦出现湿热内蕴的证候群，也可以得到有效治疗。此时，医者要注意勿受久病必虚之制，要把握治疗时机，清利肝胆湿热，随着湿热诸症的化解和肝功能异常的纠正，往往乙肝大三阳就会转为小三阳，HBV-DNA 也随之转阴，有些多年不能转阴的 HBsAg 也可得到转阴并能巩固 1 年以上。这些患者较之那些无明显临床症状，肝功正常的乙肝病毒携带者更容易治疗。而后者表明邪正抗争不剧烈，机体免疫功能和抗病能力低下，与病毒和平共处，以至于“无证可辨”，此时只能扶正祛邪，假以时日而慢图之。

秦老院长认为，气虚血瘀普遍存在于各种慢性痛证病变过程中，只要辨证准确，在相应的治法中结合补气逐瘀法，就能提高疗效。盖痛证病久之后，正气亏虚，于是生血不足，行血不力，摄血无权，瘀血由生，正如《景岳全书·胁痛》所说："凡人之气血犹源泉也，盛则流畅，少则壅滞。故气血不虚不滞，虚则无有不滞者。"秦老院长推崇叶天士"久病入络"之说，认为气虚血瘀，乃虚中夹瘀之证，论治之法，当本"痛则不通，通则不痛"，虚者补之以通，瘀者活之以通；他宗王清任补气逐瘀法，常用补阳还五汤加减治疗，均能取得良好效果，曾用补阳还五汤加减治疗3例日久不愈的膝疮并配合外治法而取效。

秦老院长认为气阴两虚、痰浊瘀血是消渴病的主要病因病机，活血化瘀应贯穿于消渴病治疗的始终。他在总结前人"三消"辨证的基础上，认为气阴两虚、痰浊瘀血乃消渴病的主要病因病机，同时重视活血化瘀法，把此法融入每一型的治疗中，从而能更好地防治糖尿病并发症。他在既往治疗糖尿病采用的分型辨证及经验用方的基础上，归纳出常用有效方1方、2方、3方、4方、5方，与西药、现代先进医疗设备相结合，进行糖尿病中西医结合强化治疗，临床疗效显著。

第五节　仁心仁术廖承建　风湿患者闻福音

廖承建，作为惠州市中医医院21世纪的领跑者，他具有艰苦奋斗的实干精神、驾驭全局的指挥能力、与时俱进的进取精神、多谋善断的决策魄力、知人善用的组织才能；作为中医传承人，他具有恪尽职守、心系患者的医德，精益求

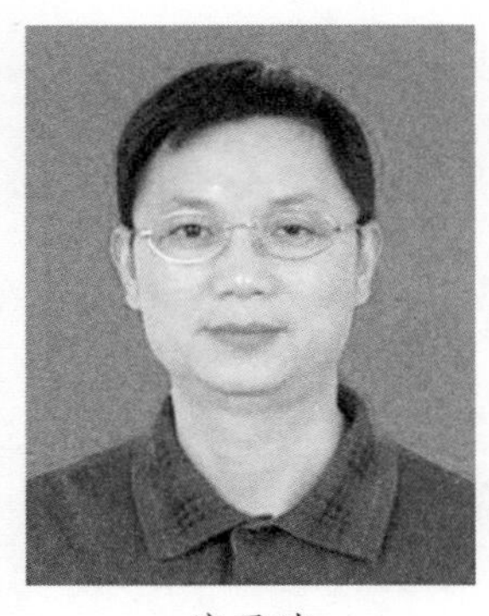
廖承建

精、刻苦钻研的精神。

1983年8月，廖承建毕业于湖南中医学院，曾在湖南省衡阳市中西医结合医院从事中医临床工作，1992年10月调入惠州市中医医院从事中医工作，1997年7月担任惠州市中医医院医务科科长，1999年7月担任业务副院长，2001年4月任院长。职务变了，但他赤诚的情怀、高尚的医德没有变。他在繁杂的行政事务中，总是抽出一定的时间从事中医诊疗工作，他处处以病人为中心，一切为患者的安危和健康着想。他对风湿免疫疾病、脾胃病、肝病多有研究，尤其擅长治疗类风湿关节炎、强直性脊柱炎、系统性红斑狼疮、系统性硬化症、急慢性痛风、骨质疏松。曾研究抗风湿胶囊、抗风湿复合剂等中药复方，用于治疗类风湿关节炎、强直性关节炎等，疗效显著。近二十年来共诊治各种风湿性疾病患者2600余例，用门冬清肺饮加减治疗干燥综合征，三妙散加味治疗急性痛风性关节炎，中西医结合治疗强直性脊柱炎、系统性红斑狼疮、皮肌炎、硬皮病、混合性结缔组织病等均收到较好疗效。2005年主持的课题“干咳清糖浆研制和定性分析、安全性临床应用研究”获惠州市2005年科学技术进步二等奖。曾在省级以上期刊上发表《关节镜在常见风湿病诊断和治疗中的运用》《抗风湿合剂治疗类风湿关节炎的临床观察》《干咳清糖浆药效学的研究》等多篇论文。

风湿免疫性疾病病史多复杂，具病程长、用药时间长、易反复发作等特点，且所用药物多为激素类和免疫抑制剂，

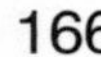

需小心谨慎。有些病人如系统性红斑狼疮患者，须长期随诊。作为医院的掌舵者，廖承建需要处理的日常事务非常多，且需要经常出差、开会等。但是为了不耽误病人的治疗，他常在日历本上详细记录病人复诊的时间，一方面提醒自己，另一方面则是为了更好地跟踪观察。如果遇到出差、外出开会等情况，他都尽可能赶回来，如实在不能赶回，会电话告知病人，另行安排时间。正是这一份细心和负责，感动了每一位患者。

廖承建卅载临床工作始终信奉明代医家薛己的名言："君不忘乎亲，不私其有。夫不忘其亲之谓孝，不私其有之谓仁。孝则仁，仁则公，公则薄。"他以此提醒自己，仁爱之心乃医之根本。他崇尚黄老，唯物辩证，认为黄老哲学与《周易》一样，是中国哲学之源，其整体观、天人相应，以及朴素的唯物观和辩证思想是两千年来我国医家认识疾病、战胜疾病的主要思维方式和思路，也是其临证工作的指南。

廖承建认为，祖国医学博大精深，内容丰富，疗效卓著，必须认真学习，但不能泥古，要博采百家，去其糟粕，取其精华，因时、因地、因人制宜；辨病与辨证相结合，充分发挥中医药优势；临证辨病，选方用药，一丝不苟。他长期从事风湿病诊疗工作，经验丰富，总结出治疗类风湿关节炎"二分二从一综合"的方法，疗效显著。

廖承建认为，中医经方法度严谨、配伍巧妙、用药精到、疗效卓著，屡起沉疴，是祖国医学方剂之本，运用时重在把握其要义，取其理法，辨证施治。外感病多用小柴胡汤、小青龙汤、桂枝汤等，呼吸系统疾病多用大青龙汤、小青龙汤、麻杏甘石汤、半夏厚朴汤等，消化系统疾病多用半夏泻心汤、大建中汤、小建中汤、芍药甘草汤、小柴胡汤、调胃承气汤等，泌尿系统疾病多用五苓散、真武汤、苓桂术甘汤等，心血管疾病多用大陷心汤、小陷心汤、瓜蒌薤白半夏汤等，临证加减。

他注重扶元培土，对于各种慢性疾病、久病体虚或久病不愈、疲劳综合征的治疗，多在辨病的基础上施以补益气血、填精固肾、健脾润肺之法，常用八珍汤、补中益气汤、归脾汤、六味地黄丸、左归丸、右归丸、泰山磐石散、龟鹿二仙胶、肾气丸等加减。他辩证思考，哲理用药。对寒热错杂、寒热夹杂、上热下寒、寒热相格等病症酌情寒温并用，对虚实并存、上虚下实、上实下虚者攻补兼施，对体内气机紊乱者，施以升降调和之法等。

经过近二十年的临床诊疗实践，他总结出了“二分二从一综合”的系统疗法治疗类风湿关节炎。“二分”，即根据类风湿关节炎的临床分期和中医辨证特点将其分为二期：一期为符合类风湿关节炎诊断标准的早中期病人，病程 1～3 年，无气血亏虚、身体羸瘦、关节畸形者，分痛痹、着痹、热痹，治以自制抗风湿合剂（由鸡血藤、青风藤、防己、秦艽、威灵仙、独活、羌活、当归、鹿含草、木瓜、伸筋草等十余味药组成，功效：祛风除湿，通络止痛），依风、寒、湿、热的偏轻偏重随症加减。二期为符合类风湿关节炎诊断标准的中晚期病人，病程 3 年以上，有气血亏虚、身体羸瘦、关节畸形者。“二从”：类风湿关节炎病人中晚期除有阳虚寒凝、阴虚络热以外，常有形体消瘦，肌肉萎缩，神倦乏力等脾气不足、气血亏虚之象，当宜从肾、从脾论治，在祛风除湿、通络止痛之抗风湿合剂基础上随证予以温肾壮阳或滋阴补肾或健脾益气或补血活络之品。“一综合”：根据病情，结合中医药、西医、康复、理疗、中医传统疗法和体操等于一体系统治疗类风湿关节炎。他还自创了类风湿关节炎病人保健操。综合疗法能有效提高疗效，缓解症状，改善关节功能，提高生活质量。

2002 年 9 月，廖承建被惠州市政府授予“惠州市名中医”称号，之后先后荣获“惠州市第六批市管拔尖人才”“惠州市第七批市管拔尖人才”荣誉称号。

第六节　何立耀情系五官　疑难杂症数陈洪

何立耀，男，广东大埔县人，1945 年 6 月出生，汉族，大学学历。1968 年毕业于广州中医学院，曾参加卫生部主办的耳鼻喉科学习班。长期从事五官科工作，1993 年任五官科主任，1994 年 2 月晋升为副主任中医师。1998—2002 年担任第八届惠州市政协常务委员，2002 年被惠州市政府授予“惠州市名中医”称号。对急慢性咽喉炎、声带结节、中医眼科诸症、小儿目眨等病症的治疗有丰富的临床经验，尤其对于鼻咽癌放疗后诸症，按中医辨证分型论治，可减轻症状，提高生存率。曾在《中西医结合杂志》《上海中医药杂志》等省级及国家级期刊发表论文多篇。

陈洪，男，广东龙川人，1964 年 6 月出生，汉族。1986 年 7 月毕业于广州中医学院中医系中医专业，同年分配到惠州市中医医院工作，1991 年晋升为主治中医师，2001 年晋升为副主任中医师。曾到广州军区广州总医院、南方医科大学附属南方医院进修内科、ICU。从事临床工作 22 年，较全面掌握了内科各种疾病的诊疗技术及危急重症抢救技术，对慢性阻塞性肺疾病、心脑血管疾病、功能性消化不良、慢性

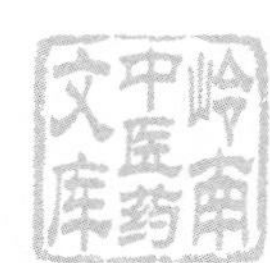

结肠炎、慢性肝炎、肝硬化、慢性肾炎、睡眠障碍、抑郁症、各种病毒感染性疾病的中医治疗有较丰富的临床经验。主持完成惠州市科研课题 2 项，在《中医杂志》《新中医》《中国中医急症》《中国中西医结合急救杂志》等国家级刊物发表论文 10 多篇。2002 年被惠州市政府授予“惠州市名中医”称号，为惠州市政协第 9 ~ 10 届委员。

第八章

名　案

第一节　针灸科神奇疗效
文介峰针小功大

一、“气纳三焦”法

老中医文介峰以其微小毫针，助人无数，真可谓“针小功大”。他首创“气纳三焦”治疗手法，效果甚佳，下选医案四则以示其功。

典型病例：

案一：1959年12月广州精神病防治院，有病员廖××，男，24岁，患癫痫性精神病，精神错乱，躁动自笑，自哭泣，拒食，秽洁不知。经针刺十多次后，症状日渐好转。当时采用多经取穴法，在症状好转的同时，其针下的感应随之敏感，因此再试以一针导气法，先针左后溪穴，乃徐出徐入为之导气，其气即循太阳经上头（据病者自知感应所述），其次再用三进一退的补法，使针下发热，其热感亦循着手太阳经过足太阳经→手少阳经过足少阳经→手阳明经过足阳明经。约行45分钟，突然针感停止走动，约5分钟后病者顿觉腹中作热，继而肠鸣，再过约5分钟，其热度乃循胸而入左手内侧，循至手指末梢而转入小指外侧，再留针半小时拔针。拔针后约10分钟，患者突然倒地，语无伦次，病变恶化。次日再用多经取穴法及导气法亦无效，虽然用尽多种针刺方法，亦不能回复前时的疗效。当时认为是偶然的事，不大注意。于是再用同法治疗其他病例，包括四名精神病患者和一名肝炎患者，均用一针导气法而疗效不佳，这种情况怀疑是气不纳入三焦所产生的结果。

案二：广州精神病防治院，病员夏××，男，38岁，患癫痫性精神病，于1959年11月起病，精神错乱，躁动自笑，自哭泣，拒食，秽洁不知，初时用多经取穴法，一如案一之法，其针感行走亦如之，但病者在针感循行的影响下，精神似有不适，于是乃用"气纳三焦"法，即在对侧外关针下捻转，略留3分钟，其针感便即停止，而当时病者神态非常轻快。综合两例以观，足以证实"气纳三焦"的妙用，其所产生的效果，两例泾渭分明。

案三：陈××，男，40岁。口眼歪斜10日，于1972年12月21日来诊，是时口向右倾，左眼不能闭合，伴有头痛、左耳区痛，大便结、小便黄，左侧翳风、完骨、下关等穴有明显压痛，面色红、有油光，舌尖红、苔微黄，脉弦数。诊断为风热型面神经麻痹。除按上法针刺外，药用钩藤、蜈蚣、全蝎、僵蚕、川秦艽、黄芩、甘草、菊花、冬桑叶。八天后压痛点相继消失，口眼均有明显好转，但并发眼结膜炎，故在上方中加入山栀子、荆芥、玄参，连服10剂，炎症消退，颜面续见好转，停药后又针刺10次。患者共服药

18剂，针刺28次而愈。随访近半年，未见复发。

案四：陈××，女，30岁，患者于1971年1月28日生产，当时有恶寒战栗现象，次日即口向左倾，右目不能闭合，并伴有发冷发热、头痛、骨节疼。当地治疗20天无效，转来就诊。当时患者右侧头仍痛、肢痹、纳欠、便烂、溲清、面苍唇淡，右耳完骨及颧骨处有压痛，苔白舌淡，脉缓，诊断为风寒型面神经麻痹。药用钩藤、白芷、防风、川芎、全蝎、白附子、僵蚕、蜈蚣、蝉蜕、羌活、甘草、桂枝。针刺方法不变。6天后复诊，颜面渐正，压痛点基本消失，唯少腹作痛，故在前方中加白芍、青皮，又6天后三诊时，口眼恢复正常，遂用八珍汤善后，随访未见复发。

二、“烧山火”与“透天凉”

《针灸大成·三衢杨氏补泄》中描述的“烧山火”的针法是：视穴位可刺深度，分作浅、中、深三层或浅、深两层操作。先浅后深，每层依次作紧按慢提（或捻转）法9次，然后退针至浅层，称之为一度。如此反复施术数度，使之能引起温热感。“烧山火”的针法适用于顽麻冷痹等虚寒之证。“透天凉”的针法是：针刺入后直插深层，分作浅、中、深三层或浅、深两层操作。先深后浅，每层依次作紧提慢按（或捻转）法6次，称之为一度。如此反复施术数度，使之能引起凉感。“透天凉”的针法适用于肌热骨蒸等热证。

文介峰和惠州中医人把“烧山火”的古代针法，在现代临床诊治中予以实践，收到了明显的疗效。它以成本低、见效快、无痛苦等特点，深受患者的欢迎。

典型病例：

案一：2001年12月5日，惠州电力公司65岁的退休干

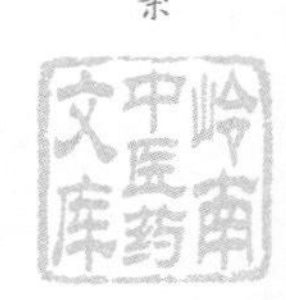

部夏先生，拖着105厘米的腰围和155公斤的体重，艰难地一步一挪地来到针灸康复科。夏先生告诉医生，自己曾是一名行政干部，由于饮食不节，过食肥甘，再加上长期在办公室工作，自己又疏于运动，患上肥胖病已经5年多了。中医针灸师根据夏先生自己介绍的情况，再结合他的实际症状，决定实施“烧山火”针法。针灸师采取针刺关元穴快速打通经络大小周天，再刺太溪穴使气至舌下，每次用针时间30分钟。经过15天的治疗，夏先生体重减轻了10公斤，腰围缩小至98厘米，在上述治疗方法的基础上，针灸师继续实施“烧山火”针法并巩固疗效，6个月后，夏先生的体重下降了40公斤。

案二：身患震颤麻痹症的陈女士，是一位70岁高龄的退休工人，她1989年罹患帕金森病，经中西医多年医治效果不佳。陈女士家属听说了“烧山火”针法的神奇后，便陪着陈女士于2001年2月1日到针灸康复科治疗。初诊时，陈女士的手、足、头部都有不自主的颤抖情形，她臂肌僵硬，腰不能直，行走艰难，生活难以自理。惠州市中医医院的针灸师就用“烧山火”的手法，采取针刺支沟、足三里、太溪，并用导引行气指针治疗一小时的方法，以达到支沟穴处经气激发、通经络大小周天的效应。治疗时，陈女士的手足等处颤抖消失。治疗5天后，症状减轻。针治1个月，陈女士的震颤缓解，可步行、握筷，生活也基本上能自理了。

案三：47岁的钱女士是一位农民，她于2002年2月2日来到惠州市中医医院针灸康复科求诊。只见她双手十指厥冷如冰，肿胀成紫色。据她自己介绍已患病两年，夜晚胀痛而痒，并且生有冻疮。针灸师用“烧山火”针法治疗：取双手支沟穴，时间20分钟，引出热气至十指手尖。针时十指发热，肤色转红。仅针5次钱女士就痊愈了。

案四： 李先生是位70多岁的退休工人，患骨蒸潮热5年，中西医多年治疗无效。2001年12月8日初诊时，自述双足骨内热蒸难忍，每年冬天睡觉时都要将双足伸出被盖外，常用冷水浸泡也不退热。针灸师采用“透天凉”针手法，针刺足三里、太溪、三阴交，时间30分钟，针后三个穴位都有凉气流动，最后全身感到有冷气周流。针后，针灸师告诫病人要记住双足发凉的持续时间。第二天，复诊的李先生告诉医生：他的双足感觉到凉了4个小时。第二天针治后全身感觉凉了8个小时。第三天针治后全身感觉凉了16个小时。第四天针治后全身24小时内没有出现骨蒸潮热现象。为了巩固疗效，针灸师为他针治了15日，结果根治痊愈。

“烧山火”针法令惠州市中医医院的针灸康复科名声大振，其姊妹医术“透天凉”针法的运用也是红红火火。

三、其他九大疗法

惠州市中医医院的针灸师们根据不同的病症、不同的季节和患者的不同情况，将针灸疗法广泛而有针对性地运用于临床实践中，不仅体现了针灸在现代医学中举足轻重的作用，而且在浮针疗法治疗痛症、针药合用治疗面瘫、腹针疗法、平衡针疗法、切脉针疗法、刺血疗法、穴位埋线疗法、热敏灸疗法、平衡火罐疗法九大疗法的临床治疗中，更是显现出传统针灸的神奇。

1. 浮针疗法治疗痛症

浮针疗法是一种新型的物理治疗方法，它主要以浮针针具为治疗工具，以局部病灶为基准点，在病灶周围（而不是在病灶局部）进针，针尖对准病灶，针体沿浅筋膜（皮下疏松结缔组织）行进。相对于传统针刺方法而言，浮针疗法进

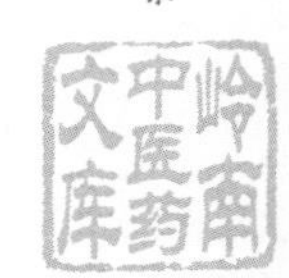

针较浅，留针时间长，主要用于治疗局部的痛症。浮针疗法尚无统一的规范化命名，因为针刺时不像传统针刺一样深入肌肉层，只针刺皮下疏松结缔组织，像浮在肌肉上一样，故称为浮针疗法。

浮针疗法是传统针灸学和现代医学相结合的产物，是第一军医大学符仲华教授在腕踝针疗法及前人研究的基础上，不断地对针灸学临床、文献和实验等方面进行思考，而于1996年提出的，并报道于1997年第二期《针灸临床杂志》上。科室引入浮针疗法治疗各种痛症，取得较满意疗效。

典型病例：

李×，女，31岁，2006年11月27日初诊。反复左腕部肿痛2年余，局部无热感，但压痛明显，X线片未见骨质破坏、陈旧性骨折和关节间隙粘连。多次查血沉、CRP、自身抗体全套、体液免疫均无异常。在某大医院求治，长期服用西药和中药，致胃痛、纳差，闻药味后即吐，甚为痛苦。采用浮针疗法，从外关穴向腕部进针，扫散后疼痛锐减，压痛不著。一周后再用浮针巩固治疗，二次即愈。

目前浮针疗法治疗疼痛性疾病开展良好，年诊疗量达1000余人次，对一般疼痛的治疗有效率达95%以上，产生了很好的社会效益和经济效益。医院拟在目前工作的基础上，加大宣传力度，用更好的浮针技术为广大患者谋福利。

2. 针药合用治疗面瘫

周围性面神经麻痹在临床上较为常见，多见于春天和秋天等风令当时的季节，也可因患者体虚感受风寒或饮酒后脉络空虚受风而发病。中医理论认为，素人体虚，感受风邪，风为阳邪，易袭阳位，风善行而数变，易与他邪杂和致病。邪气侵入患者面部经络，经络气血循环受阻，局部循行失

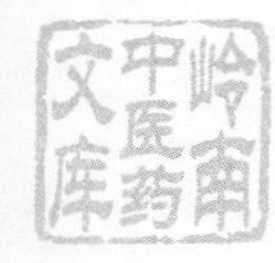

畅，失去正常濡养功能而见面部弛软、口眼歪斜。中医治疗强调辨证，首先要区分是由六淫中的单个邪气致病还是杂邪致病，是戾气还是外损，患者素体怎样，是气血虚少还是阴阳偏亢偏损。一般周围性面神经炎患者因经络空虚、感受风邪而致病者约占总患病人数的70%，其他如戾气、外损者约占30%。

感受风邪偏重者，面部筋肉松弛，多见浮肿，以风属木，木克土，肉为土，皮肉受辱故肿。感受寒邪偏重者，面部有明显紧绷感，以寒主收引为说。

在临床中，患侧眼睛干涩不流眼泪者预后欠佳，眼睛见风流泪湿润者预后较好，病发早期一般不宜使用虫类药，有引邪入络之嫌。风重者头皮麻木，项背强几几，以针风池穴为要。

古方牵正散，书载为面瘫之经典方，现在临床上亦经常使用，但若不辨舌脉而用之，日久会出现脉数舌红等阳亢之症，不利于疾病的治疗。故辨证治病为首要，言一方走遍天下，实不可取。

典型病例：

案一：李××，女，54岁，因“左侧眼睑闭合不全、口眼歪斜4天”入院。症见：患侧眼睑闭合不全，无力，迎风流泪，左侧额纹变浅，不能蹙眉，左侧鼻唇沟变浅，口角歪，不能吹口哨。进食时饭菜堆积于颊部，右口角微下垂，偶有头痛，无眼眶内疼痛，无味觉改变，无耳鸣，无恶寒发热，胃纳可，夜寐安，二便尚可。舌质淡红，苔薄白，脉浮紧细。乃正气虚损，经络空虚，风寒外袭而致病。辨证为风寒外袭，正气亏虚。治疗：中药祛邪扶正并举，以桂枝汤合四君子汤加减。针刺：先取阳白、下关、翳风、地仓、颊车、迎香、合谷，后取风池，用泻法。隔姜灸：翳风、下关、地仓、颊车。嘱其避风寒，注意颜面保暖，自行温水洗浴按摩。20 天后痊愈。

案二： 钟 ××，男，35 岁，因“右侧眼睑闭合不全、口眼歪斜 10 天”至门诊就诊。症见：右侧眼睑闭合不全，右侧额纹变浅，不能蹙眉，右侧鼻唇沟变浅，口角歪，不能吹口哨。进食时饭菜堆积于颊部，左口角微下垂，发热无恶寒，舌质红，苔黄稍腻，脉数大。检查患者右侧耳缘后有一小疖子，轻按见疼痛。乃邪毒入里化热，阻遏经络循行所致。辨证为热毒壅滞。治疗：中药以清热解毒、疏风散邪为法，予普济消毒饮加减。对小疖子刺络放血，火罐抽吸脓血。针刺下关、翳风、地仓、颊车。三天后痊愈。

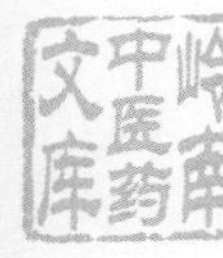

3. 腹针疗法

腹针疗法是按中医的理、法、方、穴，通过在腹部进行针刺调节脏腑、经络以治疗全身疾病的一种新的针灸疗法。治疗原理：腹部不仅包括了内脏中许多重要的器官，而且腹部还分布着大量的经脉，为气血向全身输布、内联外达提供了较多的途径。以神阙为核心的经络系统是形成于胚胎期的调控系统，也是经络系统的母系统，因此，具有向全身输布气血的功能与宏观调控机体的作用。由于腹针在解剖学上的优势，因此腹针疗法对脏腑失衡的调节更有利，临床疗效更快捷。腹针疗法主要用于治疗心脑血管疾病、糖尿病、眼底病、哮喘、颈腰椎病、增生性骨关节病、乳腺增生、子宫腺肌症等诸多慢性病、疑难疾病，取得了较好的临床疗效。

典型病例：

吴 ××，女，44 岁，干部。失眠伴头痛、头晕 3 个月。患者 3 个月前烦于琐事，思虑过度，致近 3 个月日夜难以入睡，易醒，多梦，头晕、头痛，精神倦怠，四肢乏力，心情抑郁，记忆力下降。舌质暗红，苔少，脉细。诊断：不寐（肝脾肾虚）。处方：中脘、下脘、气海、关元、滑肉门（双）、外陵（双）、商曲（双）、气旁（双）、气穴（双）。开始每天1次，连续治疗4次，此后隔1天腹针治疗1次，共治疗10次。治疗第1次当晚患者就能入睡2~3小时，治疗5次后患者能入睡4~5小时，治疗10次后患者能入睡6小时左右，睡眠质量改善，精神好转，正常工作。

4. 平衡针疗法

平衡针是北京军区总医院、全军平衡针灸治疗培训中心主任王文远教授所发明的特色技术。其原理是：以阴阳整体学说为理论基石，以神经经络调控机制为物质基础，将心理、生理的功能状态的自身动态平衡确认为人体的健康基态。机体受中枢神经的支配，内有其自然的平衡机制，发生疾病则是平衡被破坏。针灸通过刺激传递给大脑一种生物信息，由它指挥人体自身传导密码，调动能量修复平衡系统，促进机体自我修复、自我完善、自我平衡。经络系统和神经系统是人体的信息通道，平衡针技术充分利用这个信息系统来调节人体机能，使之达到自身平衡。临床治疗疼痛疾病（偏头痛、三叉神经痛、颈椎病、肩周炎、坐骨神经痛、风湿、类风湿等）、全身各个部位的软组织损伤、糖尿病、高血压、冠心病、腰椎间盘突出、莱姆病、面瘫后遗症、脑血管病等常见病、多发病、疑难病，常常能取得较好的临床疗效。

典型病例：

案一：刘×，女，63岁，反复右足跟疼痛15年，跟骨处压痛明显。经多种治疗未愈。平衡针针刺肩髃穴，深刺，针刺后，留针30分钟，期间嘱咐患者用疼痛的脚跟跺地，

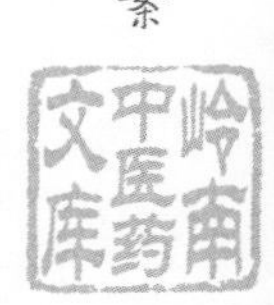

越踩越舒服，每日 1 次，10 次为 1 个疗程。经治疗 2 个疗程，患者疼痛消失，随访 3 年，未见再发。

案二： 陈 ×，男，40 岁，因腰痛伴左臀、左下肢放射性疼痛 15 天就诊。患者缘于半个月前搬重物不慎扭伤腰部，起初未引起重视，后逐渐左臀、左下肢放射性疼痛，每逢弯腰、上楼、喷嚏时加重。查体：脊柱无畸形，第 4、5 腰椎旁有深压痛，叩痛（++），左下肢直腿抬高试验阳性，肌力 5 级，跟膝腱反射正常。腰椎 CT 提示：第 4、5 腰椎间盘突出。平衡针针刺，主穴为腰痛穴、右侧臀痛穴，配穴为右侧膝痛穴，经过 1 次治疗即感疼痛减轻，连续针刺 5 次，腰腿疼痛基本消失，共针刺治疗 10 次，临床痊愈。

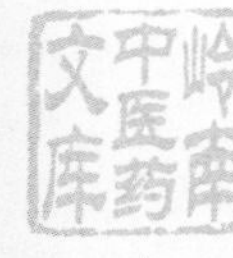

5. 切脉针疗法

该法是俞云教授经过 40 多年的临床实践与研究总结出的治疗方法，通过对食管癌、肝癌、肺癌、胆囊癌、胃癌、胰腺癌、结肠癌、直肠癌、鼻咽癌、卵巢癌、乳腺癌、甲状腺癌的临床治疗观察，都有很好的疗效。其原理是依据《灵枢·九针十二原》中的“凡将用针，必先诊脉，视气之剧易，乃可以治也”提出，在针灸临证中必须先诊脉，通过诊脉察知经络脏腑虚实，从而指导针灸治疗。切脉针灸强调脉诊，强调要注意针灸前、中、后人迎及寸口的脉象变化，以了解机体阴阳盛衰、脏腑及经络虚实，从而指导针灸取穴、补泻，并检验针灸效果。该法是建立在经络理论基础之上的，并以阴阳学说为指导，以经脉为诊察对象，是一种切脉与针灸相结合的临床治疗方法。

典型病例：

李 ××，男，70 岁，2001 年 11 月 12 日就诊。咳嗽气喘 3 年，加重 1 个月，伴胸闷气短，消瘦，周身乏力。已确诊为肺癌晚期。按双侧寸脉，尺脉稍浮大，沉取无力，双侧尺脉沉弱无力，人迎脉滑大，太溪脉细弱，冲阳脉滑略大，显示出上实下虚的特点。中医认为本病为晚期肺癌气促喘证，其病机为虚实夹杂，以虚为主（肺肾两虚），治宜补肾纳气、清肺平喘。针刺方法：采用 2.5 寸毫针，置于进针器中，补法用金针，泻法用银针。快速进针，进针深度约 0.5 寸，留针 30 分钟后拔针。根据人迎、寸口脉及脏腑经络虚实，循经络补虚泻实。切脉方法：诊脉时病人取仰卧位，前臂自然向前平展，与心脏置于同一水平，手腕伸直，手掌向上，手指微微弯曲，使寸口部充分伸展，局部气血畅通，便于诊察脉象，诊脉下指，应以中指端按掌后高骨内侧关部（桡骨头定位关部），然后食指放在中指之前的寸脉上，无名指放在中指后的尺脉部位，手指指端要平齐，手指略呈弓形倾斜，与受诊者体表约呈 45°。取人迎脉时拇食指于喉结旁、胸锁乳突肌前缘颈动脉搏动处轻取之。每日 1 次，7 天为 1 个疗程。取穴：肓俞、气海、关元、太溪、照海、复溜、太渊、尺泽、内关、太冲、人迎、扶突、天枢。15 秒后患者气促改善，维持时间 5 小时。1 个疗程后咳嗽、气短、乏力等症状减轻。

6. 刺血疗法

刺血疗法是在中医基本理论指导下，通过放血祛除邪气而达到和调气血、平衡阴阳和恢复正气目的的一种有效治疗方法，适用于“病在血络”的各类疾病。

典型病例：

案一：张 ×，女，39 岁，2006 年 9 月 11 日就诊。1 周前自感腰背部刺痛、瘙痒，3 天前晨起感刺痛加重，局部出现粟粒大小的几簇密集丘疹，水疱出现，疼痛向胸腹部漫

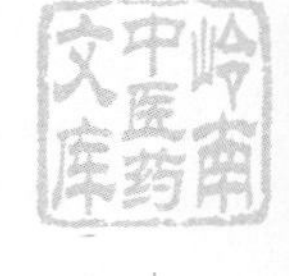

延。在皮肤科治疗未见好转，于是来我科治疗。初诊：腰背胸腹出现大片疱疹，面积约 30 厘米×13 厘米，查体：血压 120/80 毫米汞柱，体温 37.4℃。舌红苔黄，脉弦数。证属邪客少阳，治宜疏利少阳。治疗：疱疹皮损局部刺络放血，以放出少量血为度，配以针刺外关、足临泣、太冲穴。再诊，患者诉疼痛减轻，皮损处已少许结痂。治疗同前，10 次为 1 疗程，隔日 1 次，1 个疗程后而愈。

案二：Angel，女，33 岁，2007 年 11 月 6 日就诊。双下肢胀痛 1 年，加重 1 个月。现行走时双膝关节以下胀痛，时感乏力。父母有下肢静脉曲张病史。症见：体胖，双下肢胫骨后、外踝下均有暴露之筋脉，稍微凸起，色暗。舌少苔，质紫暗、边有齿痕，脉沉涩。证属瘀血阻络，治宜破血逐瘀。选取双下肢瘀滞之脉络 3~5 处，常规消毒后，用一次性 5 毫升注射器点刺放血，每次约出血 2 毫升，以干棉球按压止血。次日患者电话告知下肢胀痛明显减轻。再诊时治法同前，每日 1 次，治疗 5 周后患者自述疼痛消失。为巩固疗效，针足三里、血海等以平调气血。愈后未再发。

7. 穴位埋线疗法

穴位埋线疗法是针灸学、中药学和现代物理学相结合的产物，它通过针具和药线在穴位内产生的生物物理作用和生物化学变化，将刺激信息和能量以及中药通过经络传入体内，而达到治疗疾病的目的。

针灸科从 2000 年开展穴位埋线疗法以来，年接诊量在 460 例左右。穴位埋线疗法一般只适合机体调理性治疗，调理脏腑阴阳之间的平衡，特别是羊肠线分解吸收后对机体刺激更大，所以埋线对肥胖症有明显的效果，治疗有效率为 94%，获得患者一致好评。

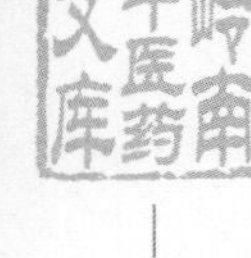

典型病例：

钟××，女，35岁，因“反复反酸、嗳气3年，加重1周”入院。症见：精神萎靡，食道反酸，时常嗳气，尤以饥饿时为甚，嗳后得舒。胃部疼痛不明显，无恶寒发热，胃纳可，夜寐安，二便尚可。舌质暗红，苔薄白，脉弦紧。病机：肝气乘胃，胃气机失常。治疗：埋线治疗。取穴：肝俞、胃俞、中脘、期门、气海。每周1次，连续3次，病愈。

8. 热敏灸疗法

热敏灸疗法是腧穴热敏化艾灸疗法的简称，是指用艾灸热刺激、热敏化腧穴，激发灸性感传，使气至病所，从而大幅度提高临床疗效的一种治疗方法。其操作全部采用艾条悬灸的方法，分为单点灸、双点灸、三点灸，操作手法包括回旋灸、雀啄灸、循经往返灸、温和灸。治疗原理是通过激发或诱导机体内源性调节系统的功能，使失调、紊乱的生理生化过程恢复正常，具有双向调节、整体调节、品质调节、自限调节的特点。适应证几乎涵盖了内、外、妇、儿各科的疾病，特别是对现代医学治疗比较棘手的一些疾病，疗效更为显著。目前年诊疗量达300人，对肌筋膜疼痛综合征、膝关节骨性关节炎、颈椎病、腰椎间盘突出症、感冒、面瘫、三叉神经痛、功能性消化不良、痛经、盆腔炎、中风等疾病疗效明显。

典型病例：

刘××，男，40岁，教师。2008年6月10日就诊。自述颈椎骨质增生、生理曲度变直5年，常感颈项疼痛、活动不利，经针刺、理疗后可缓解，但症状时有反复，3天前因天气变化且伏案劳累，致两侧颈肌僵直、疼痛、活动受限。查体：第3~5颈椎旁压痛明显，颈部脊柱两旁可触及增粗的

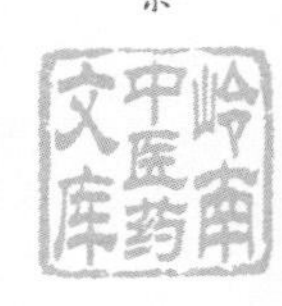

条索状改变，臂丛牵拉试验阳性。舌质暗红，苔薄白，脉弦涩。诊断：颈痹（风寒阻络）。治疗时在患者左天柱，第3、4颈夹脊找到热敏化穴，施热敏化穴温和灸，数分钟后感热流徐徐入里，有一股热流自督脉向颈项部扩散，至左肩背部。持续10分钟左右，灸感慢慢回缩消失。治疗结束后患者诉颈项部疼痛明显减轻，活动好转，又继续治疗2次，患者颈项部疼痛消失，活动自如。

9. 平衡火罐疗法

平衡火罐是以中医的基本理论为基础，以现代医学的神经反射路径为治疗途径，以自我修复、自我调节、自我完善为治疗核心，以不同的火罐手法为治疗手段的非药物的自然疗法。该疗法具有活血化瘀（外伤性瘀血）、扩张血管、调整末梢神经功能，还能改善微循环、增强免疫机能、消炎抑菌、退热止痛等。操作简便，易于普及，无损伤，患者易接受，疗效显著，无副作用，既治病又防病。

典型病例：

案一：张××，男，25岁，因“腰背酸痛3天”就诊。症见：腰肌紧张，不能转侧，轻按见疼痛。乃风寒外袭，阻遏经络循行，气血循行不畅所致，不通则痛。治疗：用平衡火罐疗法治疗，取背部督脉及膀胱经，连续治疗3天，嘱其避风寒，即愈，随访半年未见复发。

案二：李×，男，15岁，因“发热3天”就诊。症见：低热无明显规律，汗出热不解，头重身困欲睡，肌肉酸痛，不能转侧。乃冒雨外涉，风寒外袭，卫阳郁闭，阻遏经络循行，营卫交争而发热。治疗：用平衡火罐疗法治疗，取背部督脉及膀胱经，连续治疗5天，嘱其避风寒、保暖、多饮水，即愈，随访一年未见复发。

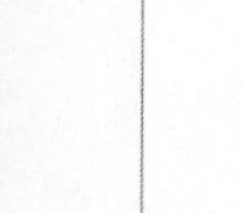

第二节　骨伤科断指再植　施手术连续重建

近几年来，惠州市中医医院骨科的业务发展突飞猛进，每年都开展新业务、新技术：2000 年 11 月开展小儿腓骨骨纤维结构不良病灶清除异体骨植骨术；2001 年采用组合式外固定支架治疗 1 例股骨中下段骨折术后 5 个月钢板断裂、骨不连，开展髋关节置换、带锁髓内钉治疗四肢骨折；2002 年首次完成左中指、无名指、小指断裂断指再植手术，开创了医院成立以来断指再植的新纪元。同时开展神经、血管显微吻合术、脊柱暴裂性骨折的内固定术、手指完全离断的再植手术、掌背岛状皮瓣修复手指功能手术。

2003 年开展胸椎脊髓肿瘤摘除术、胸腰椎骨折 AF 内固定术、腰椎滑脱 RF 固定术、Grosse 加锁髓内钉固定股骨转子下粉碎性骨折。同年 9 月进行了多例高难度手术，如气管插管全麻下为 1 例长期肢体麻木，经多家医院都未能确诊的患者进行第 8 ~ 11 胸椎的椎管探查，并行第 9 ~ 11 胸椎囊性肿瘤摘除术，第 6 颈椎前路椎间盘摘除及钢板内固定术；为 102 岁高龄的左股骨粗隆间骨折患者进行切开复位动力髋螺钉内固定术。上述手术均取得成功。

2004 年投入 200 多万元引进达到国际先进水平的椎间盘后路镜系统（MED），整合中医中药等多种治疗方法，开始进行椎间盘病的微创治疗，如后路镜（椎管镜）下腰椎间盘髓核摘除术、经皮腰椎间盘髓核切吸术。同年还开展胸脐皮瓣转移植皮术、拇指离断再植术、血管移植术、肌腱移植术、动力宽螺钉内固定术、腕 A ~ V 吻合术、椎板减压、AF

钉内固定术、双侧臀肌松解术、全髋关节置换术、双下颌骨折钛板内固定术、椎管肿瘤摘除术。

2005年先后开展头皮撕脱再植、先天髋截骨、足趾再造术、筋膜室综合征切开减压术、足底皮肤缺损扩创游离股前外侧皮瓣修复术、强直性脊柱炎伴髋关节强直的全髋关节置换术、股骨头缺血性坏死（Ⅱ期）的带旋股外侧血管升支的臀中肌支大转子骨瓣植入术、腰椎体滑脱症腓骨减压USS提拉复位植骨内固定术，同时还开展液压扩张加玻璃酸钠腔内注射治疗肩周炎，临床疗效显著。

2006年开展多指完全性离断再植术、股骨上端骨肿瘤瘤段截除人工全髋关节置换术、第三掌背动脉逆行岛状皮瓣修复中指指背皮肤缺损、桡动脉鼻咽窝穿支逆行岛状皮瓣修复手背皮肤缺损、足跟部筋膜皮瓣修复足跟皮肤缺损。2007年开展手指血管球瘤显微切除术、桡侧复合血管网筋膜皮瓣修复外伤性虎口狭窄症、甩手疗法治疗肱骨外科颈骨折、大段异体股骨干移植治疗股骨干骨肿瘤等新技术。

一、骨一科

1. 中医药治疗骨病

典型病例：中医药治愈单侧股骨头缺血性坏死

杜××，惠阳人，男，48岁，2005年3月扛重物下楼梯时不慎扭伤右髋，出现间歇性右髋部疼痛，活动时加重，休息时减轻。自服止痛药可控制症状。2006年5月，因右髋部关节疼痛难忍，活动受限，站立行走困难，到当地医院住院治疗，拍X线片，确诊为右股骨头无菌性坏死，治疗效果欠佳。后到广州、佛山等地大医院求治，均建议患者行人工髋关节置换手术，患者不接受手术治疗，转至我院。我院专家针对患者股骨头坏死的临床分期，运用中医四诊进行辨证施治：内服自制成骨生脉方系列；患髋外敷药膏，结合局部熏蒸、浸泡。经过一个月的规范、系统治疗，患者临床自觉症状消失，髋关节活动临床正常，临床治愈出院。

2. 髋关节置换

髋关节置换须根据患者年龄、病情、经济情况等选择合适的髋关节置换术，术前做好充分准备及心理辅导，术后结合中医治疗，加强中医护理。该手术临床效果满意，且在最大限度减轻患者经济负担的同时使病人的工作及生活能力得以恢复。

典型病例：双侧全髋关节置换术治疗双侧股骨头缺血性坏死

刘××，男，63岁，1991年发现有双侧股骨头缺血性坏死，1994年在广州某大医院行股骨头坏死减压植骨术，术后髋关节疼痛和活动功能差无改善。患者双髋部疼痛和活动障碍呈进行性加重，行走困难，最后发展为不能行走，生活不能自理。双髋关节屈伸、外展、内收、内外旋转功能完全丧失，双髋关节僵硬。于2008年10月07日收入我科住院。入院诊断：双侧股骨头缺血性坏死，双髋关节僵硬，2型糖尿病。入院后完善相关检查，调控血糖。于2008年10月11日在联合麻醉下行右人工全髋关节置换术，2008年11月05日在联合麻醉下行左人工全髋关节置换术、双侧内收肌起点切断术。术后分别予抗感染、胫骨结节牵引、输液营养支持等治疗。经治疗患者一般情况良好，双髋部疼痛消失，双髋关节功能活动好，术后半个月可下地行走，无特殊不适，生活可完全自理。于2008年11月24日出院。

3. 断指(肢) 再植

随着业务水平的不断提高，骨科手术逐步向高端、精细发展，显微技术水平不断提高，先后开展了断指、断肢再植术，成活率不断提高，可达85%以上，在粤东地区处于领先水平。在开展断肢、断指再植的基础上，显微技术得到不断发展，随后各种类型的带血管的游离皮瓣、肌皮瓣移植，骨与骨皮瓣移植等手术方法也逐渐发展，并取得了良好的效果。近年在开展单组织移植的基础上，对一些复杂病例还开展了在同一供区部位取多种组织的复合组织移植，和在不同供区部位取多种组织的组合组织移植，以达到修复受区缺失组织、重建功能与外形的目的。目前科室在继续提高再植成活率的同时，正向如何应用中西医结合的方法争取良好的功能恢复方面努力。

典型病例：

陈××，男，21岁，2005年5月18日因被冲床压伤致右手食、中、无名指离断，疼痛、出血1小时入院。诊断：右手食、中、无名指中节完全离断。予急诊送手术室在臂丛麻醉下行右手食、中、无名指清创再植术。适当缩短指骨后，各用2根克氏针交叉固定，未穿过关节。3个断指各吻合2条指动脉，分别吻合2~3条指背静脉。一期修复断指的伸、

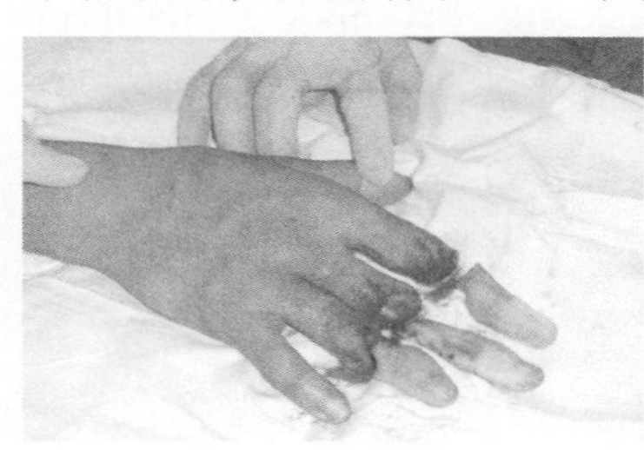

a. 手术前照片

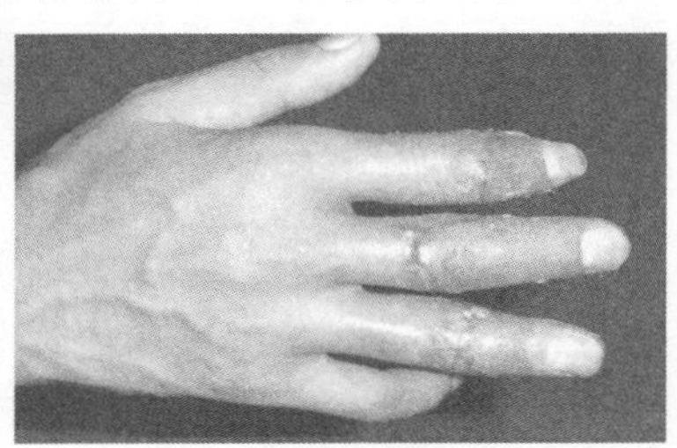

b. 手术后照片

图8–1　患者手术前后对比

屈肌腱和两侧指神经。手术历时10小时。术后12天拆线，再植手指全部成活。术后14天开始功能锻炼，1个月后3指均可主动伸、屈和捏缝衣针，6个月后感觉恢复良好。

4. 游离皮瓣修复术

行此手术时须患者全身情况良好，无低血容量性休克，无头胸腹部复合伤，能够耐受手术。全身情况差的病人，不能急诊手术，可以采用亚急诊手术，以便有充足的时间对病人进行综合治疗，使病人能够承受手术，同时还可以减少医疗纠纷和避免在手术过程中出现被动局面。此外，组织损伤严重，但经游离皮瓣修复能够保留肢体且恢复功能者，或深部组织如肌腱、骨关节、血管神经外露，植皮不能成活，局部转移皮瓣及肌皮瓣修复不能覆盖创面者，均可视情况行游离皮瓣治疗。

典型病例：

周××，男，50岁，2008年11月9日因车祸伤致左前臂背侧皮肤软组织大面积缺损2小时入院。入院诊断：左前臂皮肤软组织缺损伤。急诊行左前臂清创术，二期在联合麻醉下行游离胸脐皮瓣左前臂创面修复术。术中吻合腹壁下动脉–桡动脉，吻合腹壁下动脉的伴行静脉–头静脉。手术历时

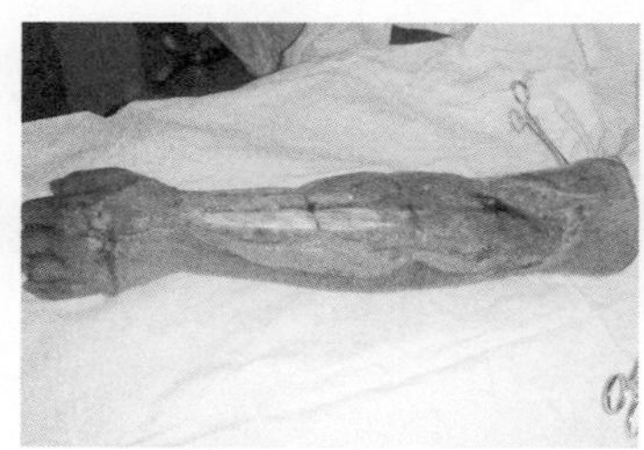

a. 手术前前臂损伤照片

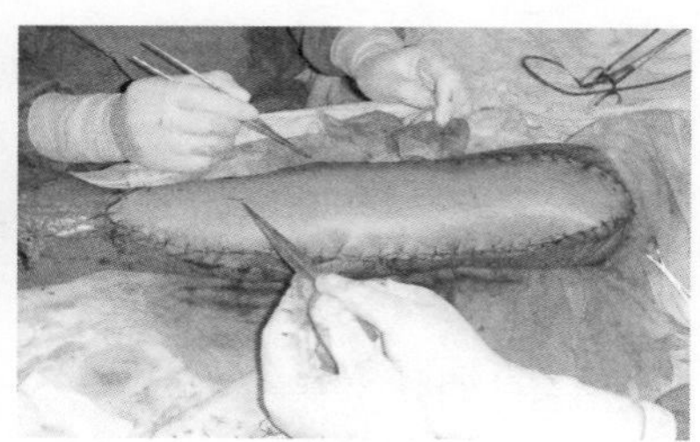

b. 手术后照片
（可见远端明显有活动性出血）

图8–2　患者手术前后对比

5 小时。术后 12 天拆线，皮瓣成活。术后患者左前臂外观功能良好。

5. 中西医结合治疗骨肿瘤

对于骨肿瘤的治疗，骨科近年来对良性骨肿瘤及类肿瘤疾患，以手术治疗为主，结合中医药治疗，取得良好疗效。

典型病例：

肖 ××，女，21 岁，学生，就诊时间 2007 年 11 月 8 日。主诉：左踝部疼痛半年。患者于 2007 年 5 月始无明显诱因下出现左足踝部疼痛，活动或行走时明显，伴有口干、乏力、食欲减退等症状，自行贴药膏及休息后稍缓解，半年来呈渐进性加重，来我院就诊。体检：左侧踝关节外侧处稍肿，质硬，推之不动，无血管怒张，压痛，左踝关节活动稍受限。口唇淡，舌质淡胖，苔薄白，脉沉弦细。查 X 线提示为骨结核。入院诊断：左踝关节骨结核，中医辨证为脾肾两虚。入院后择期行左踝关节骨结核刮除术，术后予抗结核治疗并选方参苓白术散加减调理，拆线后加强踝关节功能锻炼，两个月后患者踝关节无疼痛，踝关节活动正常，复查 X 线示：左踝关节术后改变，未见结核病灶，踝关节间隙正常。

二、骨二科

惠州市中医医院骨二科在开展中医正骨治疗跌打损伤，中西医结合治疗骨折创伤、软组织挫伤、骨质疏松症、骨关节病，综合疗法治疗颈肩腰腿痛，微创手术治疗腰椎间盘突出症等方面疗效显著。

1. 中医手法治疗四肢骨折

中医手法整复常用于四肢骨折，尤其是儿童前臂骨折、肱骨髁上骨折、小腿骨折，配合中药治疗，常能取得满意效果。

典型病例：

葛×，男，9岁，因跌倒致左小腿肿痛活动受限，于2007年7月10日来我院就诊。X线提示：左胫骨中段斜行骨折，并向前成角，骨折端稍重叠、分离。诊断：左胫骨中段斜行性骨折。处理：手法整复，采用拔伸、捺正手法，复位后用小夹板外固定，局部外敷万花油。复查X线示：骨折对位对线良好。予口服活血消瘀胶囊每次1粒，每日3次，连服1周。肿痛消退后，改口服强力续骨胶囊每次1粒，每日3次，连服3周。第5周复查X线示：骨折线模糊，骨折端无压痛，无纵叩击痛。骨折达临床愈合，去除夹板固定，给予中药骨伤外洗液熏洗，并逐渐下地负重，进行功能锻炼。

2. 外固定支架治疗开放性、粉碎性骨折

典型病例：

陈××，男，51岁。患者于2002年10月8日，因车祸导致左小腿胫腓骨中上段开放性、粉碎性骨折并失血性休克入院。X线示“左胫腓骨中上段粉碎性骨折”，入院后予补充血容量、抗休克等治疗，并行急诊手术。术中伤口清创，发现左胫骨中上段，胫骨髁以下25厘米呈严重粉碎性骨折，内固定较为棘手，故选择组合式外固定，在保持伤肢等长的前提下，将骨块连同骨膜按胫骨纵轴拼放，不剥离骨膜，伤口一期缝合。术后中医中药治疗，按骨折三期辨证论治，治疗8个月骨折达临床愈合。

3. 辨证治疗骨质疏松

典型病例：

余×，女，74岁。腰背部疼痛两年余，平时自觉腰背部疼痛，腰膝酸软，劳累后疼痛加重，行走活动不便。入院查体见舌质红，苔少，脉弦细。脊柱生理弯曲加大，各节段广泛压痛、叩击痛。门诊腰椎X线示：腰椎骨质疏松，双膝关节退行性改变。综合四诊，本病属中医“腰痛”的范畴，证属肝肾阴虚。辨病辨证分析：患者为老年女性，因年老体衰，肝肾日渐亏虚，气血生化乏源，不能濡养筋骨，腰部为身体转侧之枢，日久则筋骨失养，不能承重，故见腰背等多处疼痛，屈伸活动受限。脉弦为痛证之表象。治疗以补益肝肾、活血止痛为法，方用补肾壮骨方，水煎服，每日1剂。口服骨康、元胡止痛胶囊，配合局部物理治疗。患者服用3剂后疼痛稍有减轻，诉夜间痛甚，辨证见患者口唇爪甲晦暗，舌下静脉迂曲，在上方中酌加丹参、红花、赤芍以活血祛瘀，再服10剂后患者疼痛缓解，出院。

4. 综合疗法治疗腰椎间盘突出症、肩周炎、颈椎病

腰椎间盘突出症属于中医“腰痛”“腰腿痛”的范畴，是骨科的常见病、多发病，具有病程较长、时轻时重、反复发作的特点。许多患者因得不到及时有效的治疗，日久逐渐产生并发症，甚者还需要手术治疗。腰椎间盘突出症的治疗手段可分为非手术治疗、手术治疗和介入治疗，其中非手术治疗是临床最常用的治疗手段。大量的实践证明，病程不久，且压迫症状不严重的患者，采用非手术疗法（保守治疗）大多数可得到缓解甚至治愈。惠州市中医医院骨科采取牵引治疗、推拿治疗、针灸治疗、中药熏洗治疗相结合的方法，疗效显著。

典型病例：

汪××，女，45岁，供电局职工。因腰痛伴左下肢放射痛1年，再发且加重1周就诊。患者1年前因搬重物不慎扭伤腰部，当即感到腰痛伴有左下肢放射痛，无麻痹感。腰部活动受限。来我院门诊CT检查提示第4、5腰椎椎间盘突出，左侧神经根受压，后经牵引、针灸治疗症状缓解。1周前，患者又因家务劳动后感觉上述症状再现，且有加重趋势，遂来我院住院治疗。查见腰椎侧弯明显，第4、5腰椎棘突向左偏歪，腰肌紧张，椎旁压痛明显，叩击痛阳性，直腿抬高试验左40°，右70°，直腿抬高加强试验左阳性。腰部活动明显受限。双下肢感觉、运动功能正常，生理反射存在，病理征未引出。查MRI提示：第4、5腰椎椎间盘突出。诊断：第4、5腰椎椎间盘突出症。经过综合疗法治疗3个疗程后，患者除左侧腘窝部尚有部分酸痛不适外，其余症状基本消失。

肩周炎是肩关节周围炎的简称。其发病年龄多在50岁左右，又有“五十肩”之称，也称“漏肩风”。它是以肩部酸痛和运动功能障碍为主要特征的常见病，多见于肩部有扭伤、挫伤史，以及慢性肩部损伤或肩部常受风寒者。肩周炎因疼痛酸胀等症状及关节功能障碍严重影响着患者的生活。一部分患者经锻炼可自愈，但大部分患者须经有效的治疗方能恢复。

典型病例：

李××，女，56岁。自诉右肩疼痛不敢活动半年。半年前偶有受凉史，此后右肩开始出现疼痛，逐渐加剧，随着天气变化而反复发作。夜间痛甚，肩部活动受限，尤以上举、前屈、旋后为甚。曾自行外用红花油，效果欠佳。查：右肩部无红肿，前屈65°，外展50°，旋后15°。右肩X线提示未见异常。诊断：肩周炎。经过综合疗法治疗2个疗程后，患者疼痛基本消失，活动无碍。

颈椎病又称颈椎综合征，是颈椎骨关节炎、增生性颈椎炎、颈神经根综合征、颈椎间盘脱出症的总称，是一种以退行性病理改变为基础的疾患。主要由于颈椎长期劳损、骨质增生，或椎间盘脱出、韧带增厚，致使颈椎脊髓、神经根或椎动脉受压，出现一系列功能障碍的临床综合征。表现为颈椎间盘退变及其继发的一系列病理改变，如椎节失稳、松动，髓核突出或脱出，骨刺形成，韧带肥厚和继发的椎管狭窄等，是中、老年人的常见病和多发病，严重影响着患者的生活。

典型病例：

杨××，男，43岁，电信员工。因反复颈项部疼痛伴右上肢麻木3年，再发加重1周，前来就诊。诉3年前因打麻将而出现颈项部僵硬不适，活动受限，遂到盲人按摩处进行按摩治疗，治疗后症状消失。此后经常出现颈项部疼痛，且在1年前出现右上肢发麻，尤其是长时间打麻将后症状明显。多次去盲人按摩院行按摩治疗，症状时好时作。1周前，又因打麻将出现上述症状，疼痛呈针刺样，右上肢麻木酸胀，握物无力，遂求诊于我科。查见第5~7颈椎棘突及椎旁压痛明显，颈椎活动明显受限，叩顶试验、臂丛牵拉试验均为阳性，颈椎X线提示第3~7颈椎椎体骨质增生，第4~6颈椎椎间隙变窄。诊断为颈椎病（神经根型）。予以综合疗法治疗，10次后患者疼痛、麻木明显减轻，2个疗程后症状完全消失，颈椎活动自如。嘱其少打麻将，坚持颈部功能锻炼，随访1年未见复发。

5. 微创治疗腰椎间盘突出症

经后路镜微创治疗腰椎间盘突出症具有创伤小、恢复快、住院时间短的优点。其术式有经皮腰椎间盘髓核摘除术和经皮腰椎间盘髓核切吸术。2008年，惠州市中医医院骨科共完成此种手术50多例，经随访皆取得了良好效果。

典型病例：

钟××，男性，28岁。因腰痛伴右下肢疼痛、麻木1年余，再发6天，加重1天于2009年2月13日收住入院。入院症见：腰部胀痛伴右下肢疼痛、麻木，不能下地负重行走，翻身困难。无头痛头晕，无寒热，二便正常。专科情况：脊柱未见明显侧弯，生理弯曲存在，第5腰椎与第1骶椎棘突间隙及右侧压痛明显，伴放射痛至右小腿，右下肢直腿提高试验40°，加强试验阳性，左下肢直腿抬高70°，加强试验阴性，右小腿后侧皮肤感觉迟钝。双侧膝腱反射正常，右侧跟腱反射较左侧减弱。双侧拇背伸肌肌力正常，末梢血运、感觉无明显异常。腰椎MRI片检查见第5腰椎与第1骶椎椎间盘向后偏右脱出。DR检查：腰椎骨质未见异常。中医诊断：痹病（气滞血瘀）；西医诊断：腰椎间盘突出症（第5腰椎与第1骶椎）。入院后行第5腰椎与第1骶椎椎间盘后路镜下髓核摘除术。术后病人腰腿痛症状消失，共住院12天病愈出院。

第三节　中西医辨证施治　大内科与时俱进

一、消化内科

1. 急性胰腺炎

西医诊断：①临床表现。腹痛、恶心呕吐、发热，甚至出现休克。②体征。腹部压痛，肌紧张，可有明显腹胀、肠鸣音减弱或消失。腹膜炎时伴有全腹压痛、反跳痛，Grey–Turner征及Cullen征阳性，严重时可有休克体征。③实验室检查。血尿淀粉酶升高，血清脂肪酶升高，CRP 升高，血钙下降。结合 CT 腹部、X 线及 B 超等检查。西医分型：临床分轻症急性胰腺炎（MAP）与重症急性胰腺炎(SAP)。MAP：无器官功能障碍或局部并发症，对液体补充治疗反应良好，Ranson 评分 < 3 分。SAP：符合急性胰腺炎的临床体征和生化改变，且具有下列之一者：出现局部并发症(胰腺坏死、假性囊肿、胰腺脓肿)；器官衰竭；Ranson 评分≥3 分。

中医诊断：腹痛。主要分 3 型：①湿热壅滞。主症：腹部胀痛，痞满拒按，大便秘结或溏滞不爽；次症：胸闷不舒，烦渴引饮，小便短赤；舌脉：舌黄腻或黄燥，脉滑数。②饮食停滞。主症：脘腹胀满，疼痛拒按，嗳腐吞酸；次症：厌食，痛而欲泻，泻后痛减，粪便奇臭，或大便秘结；舌脉：苔厚腻，脉滑。③瘀血阻滞。主症：腹痛持续不解，痛如刀割，按之痛；次症：高热寒战，恶心呕吐，口渴烦躁，大便秘结，或见腹部、脐周瘀斑；舌脉：舌质紫暗，苔黄燥，脉洪数。

西医治疗：①禁食，胃肠减压，监护生命体征。监测血尿淀粉酶、血钙、CRP 变化，行 CT 检查。②使用生长抑素。③抗感染（头孢三代）。④抑制胃酸。⑤营养支持，维持水电酸碱平衡。⑥如有手术指征应及时手术治疗。

中医治疗：①中药治疗。以清热除湿、通里攻下、解毒化瘀为治则，以清胰汤为基本方：柴胡 10 克、槟榔 10 克、木香 10 克、延胡索 10 克、枳壳 10 克、川楝子 10 克、黄芩 10 克、黄连 10 克、金银花 15 克、连翘 10 克、生大黄 10 克、芒硝 15 克。证属湿热壅滞者加厚朴 10 克、黄柏 10 克；证属饮食停滞者加神曲 10 克、莱菔子 10 克、茯苓 20 克、白术 15 克；证属瘀血阻滞者，去槟榔、木香，加桃红四物汤。②针灸治疗。取穴中脘、足三里、肝俞、胆俞、阳陵泉、阴陵泉、内庭、太冲，电针，用泻法，每日 1 次，留针 30 分钟。

预后评价：取决于病变程度以及有无并发症。MAP 预后良好，SAP 预后差，可遗留下不同程度的胰腺功能不全，反复发作可演变为慢性胰腺炎。

典型病例：

蓝 ×，男，51 岁。因“上腹部疼痛半日”入院。患者饮酒后 6 小时突发上腹部疼痛不适，呈持续性，程度剧烈，痞满拒按，无呕吐。急诊就诊，查血淀粉酶 600 单位/升，即以“急性胰腺炎”收入院。入院症见：神清，精神疲倦，痛苦面容，被动卧位，上腹持续性疼痛，痞满拒按，恶心欲呕，低热汗出，烦渴引饮，小便短赤，大便秘结。体查：体温 37.6℃，脉搏 90 次/分，呼吸 22 次/分，血压108/70 毫米汞柱。全身皮肤黏膜无出血点，双肺呼吸音粗，无干湿性啰音。心率 90 次/分，律齐，无杂音。腹平软，腹肌稍紧张，上腹部压痛明显，反跳痛（±），余腹部无压痛或反跳痛。舌黄腻，脉滑。第一天治疗：①禁食，留置胃管，一级护理，心电监护，复查血淀粉酶、尿淀粉酶，查血常规、生化、上腹部 CT 等。②奥曲肽 100 微克静脉注射后以 25 微克/时静滴。③洛赛克 40 毫克静脉注射，每天两次。④生理盐水 100 毫升+头孢曲松 2 克静脉滴注，每天两次。⑤止痛：曲马多、杜冷丁。⑥补液：肾安、能量合剂，总液体量在 2500 毫升左右。⑦中医辨证为湿热壅滞，予清胰汤加减：柴胡 10 克、槟榔 10 克、木香 10 克、延胡索 10 克、枳壳 10 克、川楝子 10 克、黄芩 10 克、黄连 10 克、金银花 15 克、连翘 10 克、生大黄 10 克、芒硝 15 克、厚朴 10 克、黄柏 10 克，胃管注入，每天两次。⑧针灸治疗：取穴中脘、足三里、阳陵泉、阴陵泉、内庭、太冲，电针，用泻法，每日1 次，每次 30 分钟。治疗后第二日患者腹痛较前好转，偶感恶心欲呕，无发热，生命体征正常，腹平软，上腹部仍有压痛，无反跳痛，大便已通。血常规示白细胞 16×10^9/升，中性粒细胞百分比 82.3%。血淀粉酶 330 单位/升；尿淀粉酶 400 单位/升，C 反应蛋白 114 毫克/升，血钙 2.27 毫摩/升。上腹部 CT 示：胰腺弥漫肿大。予拔除胃管，监测血尿淀粉酶。治疗上继续给予生长抑素、抑酸药物治疗，中药守原方。3 日后无腹痛，血尿淀粉酶逐渐下降至正常。

2. 急性上消化道出血（非食道胃底静脉曲张性）

西医诊断：①病史。了解患者既往有无慢性胃病史，平时饮食是否规律，近期有无服用激素、解热镇痛药或对胃有刺激及难消化的食物等。②临床表现。血呕吐而出，常夹有食物残渣等胃内容物，多呈紫色、紫暗色，或鲜红色，大便常色黑如漆。③辅助检查。血常规、粪常规 + 潜血、血生化，严重者要做急诊胃镜。④排除肝硬化等疾病导致的食道胃底静脉曲张性出血。

中医诊断：吐血。辨证分 3 型：①胃火炽热。主症：胃脘灼热作痛，血色红或紫暗；次症：口臭，便秘，大便色黑；舌脉：舌质红，苔黄干，脉数。②肝火犯胃。主症：脘胀胁痛；次症：烦躁易怒，目赤口干，寐少梦多；舌脉：舌质红，苔黄，脉弦数。③气虚血溢。主症：吐血缠绵不止，时轻时重，血色暗淡；次症：神疲乏力，气短声低，面色苍白；舌脉：舌质淡，脉弱。

西医治疗：①一般措施。测体温、脉搏、呼吸、血压，必要时测中心静脉压；流质或糊状饮食，呕血者应暂禁食；观察肢体温度、皮肤与甲床色泽、静脉充盈度和意识状态；记录尿量；卧床休息。②药物治疗。补充血容量（2000～3000毫升），必要时输血。制酸护胃：一般出血患者法莫替丁针20毫克稀释后静推，每天两次；重症患者洛赛克40毫克静脉注射，每12小时1次，或洛赛克8毫克/时持续泵入，维持48～72小时。口服止血药：凝血酶200单位加入0.9%生理盐水20毫升，1～2小时口服1次；严重者可用去甲肾上腺素加入冰冻生理盐水250毫升（浓度为8%），每30分钟口服1次。静脉止血药可选用止血敏1～2克静滴，每日1次；或用立止血1克氏单位静推，每日1次或每12小时1次；或用安络血10毫克肌注，每8小时1次。

中医治疗：①中药辨证治疗。胃火炽热者，治以清胃泻热、凉血止血，方选泻心汤合十灰散；肝火犯胃者，治以清肝泻火、凉血止血，方选龙胆泻肝汤加减；气虚血溢者，治以益气摄血，方选归脾汤。②辨证施针。胃热壅盛者，取中脘、胃俞、足三里、内庭、膈俞、血海，毫针刺，施以泻法，以泻热降逆、凉血止血。肝火犯胃者，选取天容、梁丘、行间、侠溪、劳宫，毫针刺，泻足厥阴经，平补平泻足阳明经，以清肝泻火、降逆止血。气虚血溢者，取脾俞、章门、公孙、足三里、气海、隐白，毫针刺，施补法加灸以健脾益气止血。

典型病例：

苏××，男，41岁。因“黑便2天”于2009年2月9日入院。患者平素有饮酒史，前2天饮酒量过多，大约半斤，第二天出现黑便，共4次，每次量约100克，质稀，伴有头晕心慌，活动后加重，就诊查大便隐血阳性。入院症见：神清，精神疲倦，头晕乏力，活动后加重，口干口渴，无恶心呕吐。入院查体：体温36.0℃，脉搏92次/分，呼吸20次/分，血压120/70毫米汞柱。舌质淡，苔薄白，脉细数。全腹平软，无压痛或反跳痛，肝脾肋下未触及。入院查胃镜示：球部溃疡（A1），慢性浅表性胃炎。

西医治疗给予洛赛克40毫克静脉注射，每天两次，蛇毒血凝酶静推、止血敏静滴止血以及能量支持对症治疗。三天后患者无活动性出血，改用洛塞克20毫克口服，停用止血药。中医辨证为气虚血溢，给予归脾汤加减，一周后患者病愈出院。

3. 肝病的治疗

内二科擅治各种病毒性肝炎、肝炎后肝硬化、酒精性肝病、非酒精性脂肪肝、药物性肝病和肝囊肿等。自行研制的清肝汤、抗乙肝胶囊、祛湿和胃胶囊，在抗病毒、降酶、改善症状等方面取得了较好疗效，并且对每种疾病均制定了相应的中西医诊治方案。

典型病例：

温××，男，56岁，因腹胀、尿少、纳差、乏力4个月入院。既往有肝硬化病史。入院前半个月出现双下肢浮肿，在外院经过利尿、输白蛋白等治疗，效果不佳。入院后查血常规正常，大便隐血阴性，血谷丙转氨酶82单位/升，白蛋白25.6克/升，总胆红素46.6毫摩/升，凝血酶原时间23秒，腹水检查为漏出液，乙肝两对半为“小三阳”，血HBV–DNA定量＜ 10^3 拷贝/毫升，B超和腹部CT均显示为肝硬化、门脉高压征、大量腹水、脾肿大，未见肝脏占位病变；胃镜示食管静脉重度曲张，RC征阴性。诊断为肝炎后肝硬化失代偿期、门脉高压征、大量腹水形成、脾肿大。经过了利尿（速

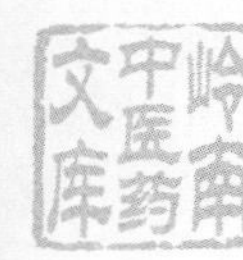

尿用至120毫克/天，安体舒通240毫克/天）、隔日输白蛋白10克/天或血浆200毫升/天治疗。中医诊断为臌胀，辨证为脾肾阳虚型，治以温补脾肾、化气行水，方用附子理中汤合五苓散、五皮饮加减。药用：制附子10克、干姜6克、党参20克、黄芪20克、白术15克、炙甘草6克、茯苓15克、泽泻15克、陈皮10克、大腹皮15克、桂枝10克，并用艾条在腹部以脐为中心呈十字形灸（即上下左右艾灸30分钟）。入院4天患者腹胀和体重无明显变化，入院后第5天起给予放腹水治疗，2000~3000毫升/次，前后共三次，第6天尿量开始增加，体重下降，双下肢浮肿减轻，以后每天平均体重下降0.5千克左右，至18天时腹水完全消失。疗程中未出现电解质紊乱、血容量不足等情况。随访半年仍未出现腹水和下肢浮肿。

二、呼吸内科

1. 支气管哮喘

典型病例：

黄××，女，73岁，因反复发作性喘息40余年，再发2个月，加重1天入院。入院症见：喘息，气促，喉中水鸡声，咳黄色黏痰，口干，口唇、指端微绀，舌红苔黄腻，脉滑数。入院后给予氨茶碱、顺耳宁、甲强龙等解痉平喘治疗。中医证属热哮证，治以清热宣肺、化痰定喘，方选麻黄汤加减：炙麻黄10克、杏仁15克、桑白皮15克、款冬花15克、法半夏10克、紫苏子15克、黄芩15克、海浮石20克、甘草6克。水煎服，每日1剂。服药3日后，哮喘症状明显减轻，痰易咳出，痰色转白。治疗上停用激素，中药原方去黄芩，加莱菔子30克，连服6剂，哮喘全平，改用六君子汤善后。辨证调护：注意保暖，避免烟尘异味，清淡饮食，忌肥甘油腻、辛辣甘甜，以防止生痰生火。

哮喘自古以来有“夙根”之说，痰伏于肺则肺之宣肃失常，故治疗当不离治痰。急则治其标，以祛痰为主，缓则治其本，健脾以断生痰之源。

2. 慢性阻塞性肺疾病

典型病例：

骆××，男，75岁，因反复咳嗽、咳痰、气促20年，再发加重2天入院。入院症见：咳嗽声重，痰多黏稠，晨起量多，胸闷，食少，大便溏，舌苔白腻，脉濡滑。入院后给予吸氧，加替沙星联合头孢替安抗感染、氨溴索化痰、氨茶碱平喘治疗。中医辨证为痰浊阻肺，治以化痰理肺，方选二陈汤合三子养亲汤加减：法半夏15克、陈皮10克、茯苓10克、白芥子10克、紫苏子15克、莱菔子30克，甘草10克，生姜10克、大枣10克。治疗一周后痰量减少，但晨起仍痰多，原方加党参15克、白术15克健脾，再服10剂，病情好转出院。调护：注意保暖，清淡饮食，忌肥甘油腻、烟酒等。适当运动。

慢性阻塞性肺疾病属于中医咳嗽、喘证、肺胀等范畴，常见证型为风寒闭肺、痰热郁肺、痰浊阻肺等，后期可出现痰瘀阻肺证。病有治上、治中、治下之分，治上者治肺，主要以温宣、清肃为主；治中者治脾，主要以健脾化痰为主，以达培土生金之效；治下者治肾，予补肾阳或肾阴，金水相生。

3. 呼吸衰竭

典型病例：

邓××，女，80岁，于2003年2月21日20时因“呼吸困难1天”就诊。患者于2月20日晚上约9时因受凉后出

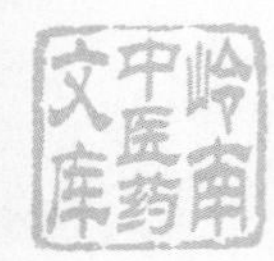

现气紧不适，自服感冒药休息后症状未见明显缓解，至2月21日晚餐后出现呼吸困难，家属即送其入院。患者既往有慢性阻塞性肺疾疾病，病史10余年。入院时症见：呼吸困难，唇甲稍发绀，查体：脉搏104次/分，呼吸42次/分，血压160/100毫米汞柱，肝颈静脉回流征阴性，双下肢无凹陷性浮肿。双肺可闻及散在干湿性啰音。舌红，苔黄腻，脉滑数。初步诊断：急性呼吸衰竭；急性左心衰？慢性阻塞性肺疾病。中医诊断：喘证（痰热壅肺）。即予面罩中流量吸氧，心电监护，急查血生化及血气分析。予速尿20毫克静脉注射、5%葡萄糖溶液250毫升+头孢哌酮3克静滴抗感染治疗，半小时后患者出现躁动、嗜睡，唇甲发绀较入院时加重，心电监护提示血氧饱和度逐渐下降至85%，血生化提示：钾3.2毫摩/升，氯114毫摩/升；血气分析提示pH7.25，二氧化碳分压8.1千帕，氧分压6.2千帕，提示存在呼吸性酸中毒及电解质紊乱，考虑2型呼吸衰竭，即予无创呼吸机辅助呼吸。同时根据辨证，采用泻法针刺肺俞、定喘、人中、合谷、天突，艾灸百会穴；予口服安宫牛黄丸1丸，并静脉注射醒脑静40毫升。经上述抢救治疗1小时后，患者躁动不安情况逐渐缓解，唇甲发绀减轻。心电监护示心率96次/分，呼吸32次/分，血压145/90毫米汞柱，血氧饱和度90%。喉间痰鸣，予5%葡萄糖溶液250毫升+痰热清30毫升静脉滴注以清热涤痰，同时予补充KCl以纠正电解质紊乱，至22日凌晨1时患者血氧饱和度上升至95%，呼吸下降至28次/分，复查血气分析示pH 7.32，二氧化碳分压6.2千帕，氧分压10.6千帕。转送ICU病房进一步监护治疗，半个月后患者康复出院。

这是一例较典型的中医全程参与抢救的病例，中医的参与提高了抢救成功率，缩短了抢救时间。

三、心血管内科

心血管内科经过近2年的努力，逐渐形成了以冠心病心绞痛、慢性房颤、高血压、心力衰竭为主攻病种的内科，并制定了优势病种中医、中西医结合诊疗常规，单病种临床路径，单病种质量管理方案等。目前心血管内科的优势病种有胸痹心痛（冠心病心绞痛）、心悸（慢性房颤）、喘咳（心力衰竭）、眩晕（高血压病），并开展了以优势病种为核心的临床研究。

1. 喘咳（慢性心力衰竭）

典型病例：

易××，男，78岁。因反复喘咳伴阴囊肿大1年余于2007年5月17日由门诊收治入院。患者有高血压病、心房纤颤、慢性阻塞性肺疾病、脑梗死后遗症病史。曾辗转多处求诊，多按慢性支气管炎予抗生素联合治疗，均无明显效果。平素咳喘多痰，活动后明显，畏寒，大便溏，腰膝酸软。入院症见：呼吸稍促，咳嗽，咳白痰，阴囊肿胀，双下肢轻度水肿，易疲劳，活动后明显，余无其他明显不适。查体：体温36.8℃，心率90次/分，呼吸22次/分，血压150/100毫米汞柱。神志清，半卧位，颈静脉充盈，双肺呼吸音减弱，双下肺可闻湿性啰音，心律不齐，心音强弱不等，三尖瓣听诊区可闻及3/6级收缩期杂音，余各瓣膜听诊区未闻及明显杂音，未闻及心包膜摩擦音。腹软，腹壁静脉无曲张，无压痛，肝肋下2厘米，脾肋下未及，移动性浊音(–)。阴囊肿胀如球，局部光亮不红，无触压痛。双下肢水肿。舌淡紫，舌体偏胖，苔薄白腻罩黄，脉沉结代。心脏超

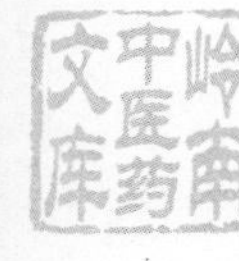

声：心包腔少量积液；轻度二尖瓣、主动脉瓣关闭不全，重度三尖瓣关闭不全。左心射血分数49%。肺动脉压75毫米汞柱。B超：肝瘀血，肝囊肿，胆囊壁粗糙，胆囊息肉，脾大，胰回声未见明显异常，腹水。心电图：心房颤动，电轴左偏，T波改变。X线片：心影增大，双肺纹理增粗，右胸腔积液。血生化：白蛋白36克/升，钾3.04毫摩/升，钠155毫摩/升，心肌酶、转氨酶均正常。血常规：血红蛋白116克/升，白细胞计数3.09×10⁹/升。西医诊断：慢性心力衰竭，心功能3级；高血压病3级，极高危；慢性阻塞性肺疾病；心房纤颤。中医诊断：喘咳（心阳不足，痰湿内停）。予洋地黄强心、利尿、控制血压、扩冠等常规治疗。中药以温振心阳、利湿化痰为法，予桂枝甘草龙骨牡蛎汤合瓜蒌薤白半夏汤：桂枝10克、甘草5克、龙骨30克、牡蛎30克、瓜蒌15克、薤白10克、半夏10克。每日1剂，水煎分2次服。治疗1周体重下降5千克，阴囊及双下肢水肿基本消退。

2. 急性心肌梗死

急性心肌梗死属于中医"真心痛"范畴。"痛则不通"，因此大部分患者都有胸痛剧烈、心脉不通的症状。因为急性心肌梗死多发生于老年人，这些患者常常有年老体弱、正气不足的基础，所以虽然目前真心痛辨证分型仍未统一，但"本虚标实"是其基本病机。基于这一认识，真心痛在临床上主要分四型进行治疗：痰浊瘀阻型治宜清热化痰、活血化瘀，方用温胆汤合桃仁红花煎加减；气滞血瘀型治宜理气活血、祛瘀通脉，方用血府逐瘀汤加减；胸阳不振型治宜宣通胸阳，方用宣阳散结方加减；气阴两虚型治宜益气养阴、活血通脉，方用生脉散加味。惠州市中医医院治疗急性心肌梗死的临床总有效率达80%以上，且心绞痛、再梗死、心力衰竭、心律失常的发生率均较低。

典型病例：

案一：叶××，男，45岁，因心前区疼痛2小时于2008年4月1日入院。既往有冠心病史5年。2小时前患者活动后感心前区疼痛明显，心痛彻背，背痛彻心，汗出心悸，胁肋胀满，舌质瘀暗，有瘀斑，苔薄，脉涩。床旁心电图示：急性前间壁心肌梗死，Ⅱ度房室传导阻滞。肌钙蛋白（+）。心肌酶：谷草转氨酶252单位/升，乳酸脱氢酶533单位/升，肌酸激酶1159单位/升，肌酸激酶同工酶378单位/升，羟丁酸脱氢酶540单位/升。西医诊断：冠状动脉粥样硬化性心脏病，急性前间壁心肌梗死。中医诊断：真心痛，辨证为气滞血瘀型。入院后立即给予吗啡止痛、静脉溶栓、抗凝等治疗。中医治以理气活血、祛瘀通脉，方拟血府逐瘀汤加减：当归15克、生地黄15克、桃仁10克、红花10克、枳壳10克、赤芍10克、柴胡10克、川芎30克、牛膝20克、甘草5克。第二日患者疼痛已基本缓解，舌质瘀暗较前改善，复查心电图较前明显好转。2周后患者治愈出院。中西医结合治疗急性心肌梗死特别对静脉内溶栓患者，可以降低心律失常等不良事件的发生率，改善预后。

案二：李××，男，67岁，因"胸闷痛3小时"于2002年1月8日凌晨2点就诊。患者于1月7日晚上11时许无明显诱因下觉胸前区闷痛不适，初不予留意，至凌晨2时多疼痛逐渐加剧，自服救心丹未见明显改善，并觉胸前区有压榨感，疼痛剧烈时伴有大汗淋漓不适，家人遂报"120"由医院救护车接回。当时症见：面色苍白，肌肤湿冷，胸前区疼痛不适，舌红，苔黄腻，脉涩。体查：体温36.8℃，脉搏92次/分，呼吸18次/分，血压70/40毫米汞柱。双肺呼吸音

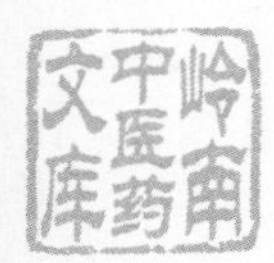

清，未闻及干湿性啰音，心率92次/分，律齐，各瓣膜听诊区未闻及病理性杂音，床边心电图Ⅱ、Ⅲ、avF导联ST段弓背抬高，初步诊断：①急性下壁心肌梗死；②心源性休克。即予吸氧、平卧床，贺斯（羟乙基淀粉）500毫升维持血容量，生理盐水250毫升+多巴胺40毫克静脉滴注维持血压，生理盐水20毫升+参附注射液20毫升静脉注射回阳救逆，生理盐水5毫升+吗啡3毫克静脉注射以镇静止痛，同时予针灸内关透外关（双）、膻中、心俞（双）、厥阴俞（双），灸百会、足三里以回阳救逆，并急查血生化、心肌酶谱及肌钙蛋白。经上述抢救半小时后患者觉疼痛有所缓解，汗出明显减少。测血压上升至90/60毫米汞柱，继续予生理盐水250毫升+参附注射液60毫升静脉滴注抗休克治疗，1小时后化验室回报提示谷草转氨酶80单位/升，肌酸激酶540单位/升，肌酸激酶同工酶120单位/升，乳酸脱氢酶628单位/升，肌钙蛋白阳性。考虑患者年龄大，暂不予溶栓治疗，且患者因家庭经济困难拒绝住院治疗，要求作急诊留观。予常规阿司匹林、氯吡格雷抗血小板凝集，氯伐他汀调血脂，低分子肝素抗凝，大黄颗粒每日半包保持大便通畅。根据舌脉象辨证为气滞血瘀型，予银杏达莫注射液30毫升+葡萄糖250毫升静脉滴注以活血通脉，每日1次。经上述治疗1周，患者胸痛症状完全消失，复查心电图Ⅱ、Ⅲ、avF导联ST段回落至基线，心肌酶各项指标均下降至正常，肌钙蛋白阴性，10天后家属强烈要求出院。予丹参滴丸带回继续治疗。半年后追踪患者胸痛再未发作，能正常自理日常生活。

本例为典型中西医结合抢救急性心梗病例，中医参与能有效改善症状，缩短病程而使患者康复。

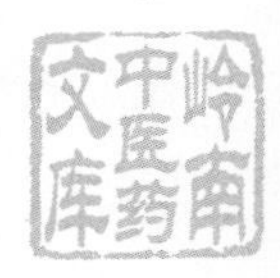

第四节　外科处处显神奇　药到病除传佳音

一、普外科

普外科主要包括甲状腺外科、乳腺外科、胸外科、胃肠外科、肝胆外科和创伤外科。目前开展的手术有甲状腺癌根治术、食管憩室切除术、食管癌根治术、胃癌根治术、乳腺癌改良根治术、肺叶肺段切除术、胆囊切除及胆管探查、胆管空肠吻合术、结肠癌根治术、直肠癌保肛根治术等。对于食管癌根治术、胃癌根治术等重大手术，采用手术治疗和内科治疗相结合的方法，且制定有术前术后治疗方案，在西医常规术前准备的基础上，视病情给予中药治疗，尤其侧重于生活指导和心理辅导，减轻患者精神负担，术后在西医治疗的基础上给予中药调理，尤其在康复期，以中医药治疗为主，结合中医辨证施护，常取得满意疗效。

食管癌根治术

早期食管癌的治疗以手术切除为主，若切除彻底，患者可获得长期生存的可能。但手术会造成患者机体组织的损伤和气血损耗，使得患者体质虚弱，正气亏虚，容易导致癌症复发、癌细胞扩散和转移。手术治疗后如能配合中医治疗，扶正固本，改善患者的饮食与睡眠状况，增强患者的体质，对于防止癌症的复发和转移将会大有益处。中药配合手术、放化疗治疗，一方面可以增强治疗效果，减轻术后损伤及放化疗的毒副作用，减轻临床症状；另一方面能调节人体免疫机能，增强抗癌肿的能力。中西医结合效果明显优于单纯西医治疗。

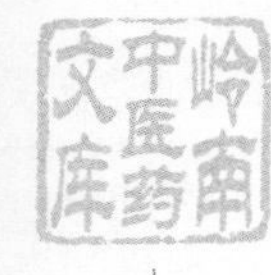

典型病例：

冉××，男，50岁，因“吞咽时异物感1个月余”于2007年1月4日入院。患者于2006年12月初出现吞咽时胸骨后异物感，无吞咽困难，伴咳嗽、胸痛，患者就诊于当地私人医院，经对症治疗后咳嗽、胸痛缓解，但吞咽时异物感缓解不明显，就诊于当地医院，行胃镜检查示：食管距门齿30~35厘米后壁及左右侧壁黏膜广泛糜烂、溃疡，取病理活检示：食管中下段低分化鳞癌。诊断：①食管中下段低分化鳞癌；②慢性浅表性胃炎。为行手术治疗入院。入院症见：精神可，吞咽时胸骨后异物感，无吞咽困难，无疼痛，无声音嘶哑，纳眠一般，近1个月来无明显消瘦，口干，无口苦，二便调。入院体格检查：四测正常，全身浅表淋巴结未触及肿大，心肺腹部检查未见异常。入院后行胸部CT：食管中段癌，两肺未见异常。入院后完善相关检查，行食管癌根治切除食管–胃弓下吻合术，手术顺利，术后患者留置左侧胸腔闭式引流管及胃管，并取半坐卧位，予吸氧、消炎、能量支持等对症治疗。中医治疗以行气化痰、活血化瘀、清热利湿为法，予黄连解毒汤、四物汤和温胆汤加减，并保持大便通畅。经治疗后患者恢复尚可，复查胸片提示左侧肺脏已复张，胃肠功能恢复良好，术后拔除左侧胸腔闭式引流管后患者无胸闷、气促不适，拔除胃管进食后无诉吞咽疼痛及异物感不适，患者痊愈出院。后期以扶正固本、益气养阴为主，予八珍汤合生脉散加炒二芽、神曲以健脾和胃，随访1年患者一般情况良好，未见复发迹象。

二、泌尿外科

泌尿外科主要开展经皮肾穿刺取石术、输尿管弹道碎石取石术等泌尿系结石微创治疗，以及经尿道前列腺电切术、经尿道膀胱肿瘤切除术、输尿管内支架置入术等微创手术，并开展腹腔镜下肾癌根治术、肾囊肿切除术、先天性尿道下裂成形术、阴茎下区矫形术、肾上腺瘤切除术。

典型病例：

何××，男，12岁，因“反复右侧腰部隐痛1年，加重1周”入院。患者1年前无明显诱因出现右侧腰部疼痛，为阵发性，间伴有尿频、尿急、尿痛，会阴部放射痛，无肉眼血尿，无恶寒发热，就诊于当地医院行B超检查提示：右肾结石。家属未注意，未做任何处理。1年来患者反复出现右侧腰部疼痛，经止痛对症治疗后疼痛可缓解。入院体格检查：心肺检查正常，腹平软，未见肠型或蠕动波，未触及包块，肝胆脾肋下未触及，肝区无叩击痛，墨菲氏征阴性，右肾区叩痛，输尿管形成区无压痛。腹部X线平片：右肾盂结石。B超：右肾结石并右肾中度积水。入院后完善相关检查，行经右皮肾穿刺输尿管镜下弹道碎石术，术后予消炎、止血等对症治疗，术后复查，右肾盂结石影已消失，双J管位置固定良好。术后患者拔除右肾盂造瘘管后痊愈出院。

三、颅脑外科

1993年，医院成立了神经外科（即现颅脑外科），开展各种颅脑手术治疗。1999年开展侧脑室穿刺引流术、颈总动脉灌注甘露醇治疗急性脑水肿和颅骨修补术。2000年6月开展先天性脑积水分流术。2002年开展针对脑干损伤并颈椎骨折的两侧开颅减压、血肿清除手术。2003年完成对小脑出血生命垂危的病人行开颅减压、血肿清除术。目前颅脑外科开展的脑挫裂伤颅骨骨折去骨瓣减压术、血肿清除术达惠州市先进水平，重型脑损伤治疗与脑出血微创穿刺引流已达国内先进水平。

典型病例：

毛××，男性，45岁，因“头部外伤致头痛、头晕7小时余，伴左耳流血、呕吐3次”于2008年11月8日10时40分入院。患者入院前7小时因车祸致头部受伤，当时无昏迷，伴左耳流血，被送至当地医院治疗，行止血、降颅压、抗感染等治疗后，诉头晕、头痛加重，间断出现左下肢抽搐，伴恶心，呕吐3次，非喷射状，为胃内容物，每次量约50毫升。入院查体：体温36.8℃，呼吸22次/分，脉搏92次/分，血压90/60毫米汞柱。神志清，精神疲惫，反应迟钝，GCS评分15分。舌质淡红，苔黄腻，脉弦。头颅五官无畸形，无头皮破损，未触及颅骨凹陷，左侧顶枕部头皮血肿、压痛，双侧瞳孔等圆等大，直径约2.5毫米，对光反射灵敏，双眼周无瘀血，左侧外耳道可见凝固血块。口角无歪斜，伸舌居中。颈抵抗，颌胸四横指，Kernig征（–），Brudzinski（–），心肺腹体征（–）。四肢肌力Ⅳ级，肌张力正常。双侧肱二头肌反射、肱三头肌反射、桡骨膜反射、膝反射、跟腱反射等生理神经深反射存在，双侧Babinski征（–）、Oppenheim征（–）、Gordon征（–）、Chaddock征（–）、Conda征（–）、Hoffmann征（–）。

辅助检查：头颅CT示：①左侧颞骨骨折，颅内广泛脑挫裂伤；②蛛网膜下腔出血；③筛窦炎，左侧上颌窦积液；④左侧顶枕部头皮血肿。

西医诊断：①多发性脑挫裂伤；②双额叶及左颞枕叶脑出血；③蛛网膜下腔出血；④左侧颞骨骨折；⑤筛窦炎并左上颌窦积液。中医诊断：头痛，辨证属瘀血阻窍。

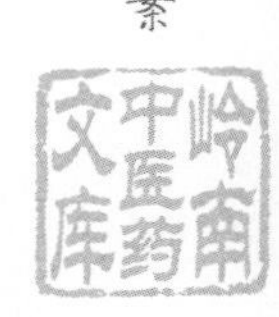

入院后给予吸氧、降颅内压、改善脑供氧等对症支持治疗。8日下午复查头颅CT示：颅内多发性脑挫裂伤，病灶较前增大。左侧额叶出血增多，约30毫升，侧脑室前角受压，中线右移约0.1厘米。继续密切观察病情行保守治疗。晚23时患者出现烦躁，查左侧瞳孔变大，直径约5毫米，对光反射消失，右侧瞳孔直径约3毫米，对光反射迟钝，再行头颅CT示：颅左颞叶脑出血明显增多，脑疝形成。患者处于深昏迷状态，有手术指征，无明显手术禁忌证，急送手术室在气管插管全麻下行左侧额颞顶开颅骨去骨瓣减压血肿清除术，术后中医以清热化痰、醒脑开窍为主，予黄连温胆汤配合安宫牛黄丸，西药予抗感染、改善脑组织代谢、营养支持对症治疗。第二日，患者转浅昏迷，西医予对症支持疗法，中药继续予黄连温胆汤鼻饲，第四日患者神志转清，查舌红苔少，脉弦涩，治以益气养阴、活血化瘀，予生脉散合通窍活血汤。1周后患者病情趋于稳定，中药以益气健脾、活血化瘀为法，配合针灸治疗。2周后患者一般情况可，中药以益气健脾、活血化瘀、补肾填精为法，配合针灸康复治疗。1个月后患者痊愈出院。

微创，顾名思义，是指用创伤最小的方法进行外科治疗，效果好、恢复快。腹腔镜手术是微创的主要方法之一，它不但保留了传统外科技术的骨干部分，即显露、分离、结扎、切除、缝合等，还具有内镜外科的创伤小、痛苦小、恢复快等特点，深受患者青睐。惠州市中医医院微创外科创办于2004年，新组建的微创泌尿外科8月23日成为惠州市中西医结合专科建设单位，并引进了价值100万元的具国际先进水平的德国狼牌腹腔镜系统、胆道镜等离子冲击波碎石机（惠州市首台）、气压式腔内碎石机、输尿管镜、膀胱镜、前列腺电切系统等先进设备。2006 年 10 月与卫生部全国研究与推广协作组合作成立颅内血肿微创清除术协作医院。目前已开展的微创手术主要有腹腔镜下胆囊切除术、胆总管切开取石术、胃肠穿孔修补术、肠粘连松解术、腹腔探查术、阑尾切除术、各种疝修补术等。

典型病例：

陈 ××，男，47 岁，因“反复右上腹部疼痛半年余”于 2004 年 5 月 10 日入院。入院前半年开始出现右上腹部疼痛，呈阵发性，伴右肩背部放射痛及恶寒、发热，在当地医院行 B 超检查提示：胆囊结石。予消炎、解痉止痛等对症治疗后症状缓解。其后右上腹部疼痛反复发作，疼痛明显时伴恶心呕吐。为进一步治疗，患者于 2004 年 5 月 10 日由门诊收入院。入院后完善相关检查，于 13 日行腹腔镜下胆囊切除术，手术时间约 20 分钟，术后予消炎对症治疗，中药以疏肝理气、清热利湿为法，3 天后痊愈出院。

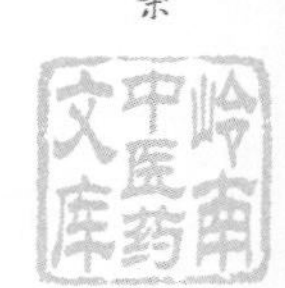

第五节 仁心仁爱回春术 矫正妙治小儿疾

一、妇产科

惠州市中医医院妇产科采用中药补肾调周与针灸疗法相结合，在诊治妇女月经不调和不育不孕疾病方面卓有成效。

1. 月经病

典型病例：

林 ×，26 岁，未婚，职工，1994 年 12 月 12 日初诊。患者既往月经期及色、量均正常。1993 年 11 月行人流术后出现闭经。曾用西医人工周期疗法治疗3个月，月经来潮，但停药后月经停止。现停经3个月，妊娠试验（–），改投中医治疗。症见时有头痛，胸闷眠差，口苦咽干，易发脾气，近半个月觉下腹隐痛不适，腰酸痛，舌边红，略暗，苔薄黄，脉弦细略数。中医诊断为闭经，辨证为肝肾阴虚、肝郁化火。先拟脱花煎活血化瘀导其经血下行。服药3剂，于17日月经来潮，量中等，色暗红，1周干净。尔后用中药人工周期调理基本方合丹栀逍遥散治疗1个月，1995年1月20日来月经，量中等，色红，1周干净。继续治疗3个月，月经周期恢复正常。

2. 不孕症

典型病例：

范×，23岁，已婚，职工，2008年3月18日初诊。患者18岁月经初潮，周期尚正常，量较少，2天干净。2年后月经渐无，每月需注射黄体酮方能行经。夫妻性生活正常，但一直未孕，患者内心焦虑。现停经2个月，妊娠试验(–)。妇检：子宫如成人拇指大小。西医诊断：①幼稚型子宫性闭经；②原发性不孕。患者平素不耐寒冷，惧吃寒凉之品。诊见形体消瘦，面色㿠白，触之手足欠温，舌淡，苔薄白，脉弦细。中医诊断：①闭经；②不孕。辨证为脾肾阳虚。治宜温补脾肾，活血通经。予心理疏导解除焦虑，树立信心。药物治疗拟八珍汤加桂枝、穿破石、川牛膝、熟附子治之。服药6剂月经来潮，量少，色淡红，3天干净。尔后采用中药人工周期调理基本方合肾气丸、四君子汤加减以温补脾肾之阳。体针取关元、气海、三阴交、隐白、足三里、肾俞、太溪，隔日一次，用补法；耳针贴压疗法取穴子宫、卵巢、输尿管、肾、盆腔，用菜籽贴压，每次按压1~2分钟，每天按压 3~4 次。每 3 天更换 1 次，7 次为 1 个疗程。服药针灸 2个月，月经正常来潮，但量少，色淡，2 天干净。继续上述疗法 2个月，月经按期来潮，色量正常。妇检：子宫如小鸡蛋大。于 2008 年 11 月受孕，2009 年 8 月顺利产下一健康男婴。

3. 微创疗法

惠州市中医医院妇产科充分运用微创疗法并结合中药治疗，诊治妇女的器质性疾病。

微创疗法主要采用宫腔镜、腹腔镜、阴道镜。宫腔镜主要用于月经过多、异常阴道流血、月经过少的不孕症原因的查找，可行保留子宫去除子宫内膜息肉及子宫黏膜下肌瘤，分离宫腔粘连，取出宫内嵌顿环，宫内疏通输卵管阻塞等治疗。腹腔镜用于检查不明原因的不孕症、输卵管积水粘连导致的不孕症、不明原因的慢性盆腔痛经症及行腹腔镜下子宫肌瘤切除术、异位妊娠手术、卵巢肿瘤手术、不孕症与盆腔静脉瘀血综合征的手术治疗。阴道镜主要用于宫颈癌前病变的检查及早期进行宫颈癌的诊断，为阻断癌前病变的进一步发展提供确切的治疗方案。此外还可行阴道镜下宫颈电切术，本项手术是目前治疗重度宫颈炎、宫颈病毒感染、早期宫颈癌前病变较好的方法。妇产科采用上述微创技术结合中药治疗各种器质性病变，取得满意效果。

典型病例：

刘 ×，女，30 岁，已婚，教师，2005 年 8 月初诊，主诉“行经腹痛 12 年，进行性加重 5 年”。患者从 15 岁月经初潮起即有痛经，5 年前难产后，痛经呈进行性加重，吃止痛药已不能缓解。平时腰痛，腹胀，白带量多质稀，月经中期少腹也疼痛难忍。产后 5 年未再受孕。曾在外院检查发现子宫后壁有多个结节状物，触痛明显，宫体不活动，双侧附件均有包块，与周围组织粘连。输卵管造影及诊断性刮宫均未见结核性病变。末次月经为7月18日，行经4天，月经每次都提前5~6天，量较多，色淡黯，质清稀，伴腰膝酸软，头晕耳鸣。舌淡黯，苔白润，脉沉细。8月10日腹腔镜检查见：盆腔内多处散在紫蓝色结节，双侧卵巢囊肿，囊液呈咖啡色。通美蓝液，见左输卵管通畅，右侧输卵管峡部完全阻塞。电切结节和囊肿送冰冻病理后诊断为：子宫内膜异位症。电灼所有紫蓝色结节，钝性+锐性妥善分离盆腔粘连。中医辨证为肾虚血瘀型，术后按补肾调周法进行治疗，当月行经腹痛明显缓解，3个月后症状消失，月经按期来潮，色量正常，身体无不适。5个月后喜获妊娠，嘱其注意饮食、休息，慎重养其胎。最终足月顺产一健康女婴。

二、儿科

惠州市中医医院在努力关爱妇女健康的同时，也把小儿健康放在尤为重要的位置。

1. 抽动症

小儿多发性抽动症的临床表现多种多样，究其发病的根本原因，应责之于风痰作祟，病变部位主要在肝脾。此即为“百病皆有痰作祟”“诸风掉眩，皆属于肝”。由于小儿“脾常不足”，而“肝常有余”，如若饮食不节，过食生冷肥甘致脾胃损伤，“脾土虚弱，清者难升，浊者难降，留中滞隔，凝聚为痰”，又或肝郁化火，火极生风，风阳鼓动，肝风挟痰循经而上，则出现眨眼、皱眉、咧嘴、耸鼻、仰颈等头面肌肉的抽动；上扰咽喉则怪声连连、喉间痰声，肝主筋，风挟痰内窜筋络、肌肉，则可见四肢抽动、鼓肚等症状。风善行而数变，故抽搐部位多变，症状多端。痰气易聚易散，所以抽动时作时止、时轻时重，病情易于反复。中医在治疗小儿抽动症方面具有良好疗效。儿科在“脾常不足、肝常有余”理论指导下，以健脾疏肝为治疗总则，取得了较满意的效果。

典型病例：

案一：钟××，男，10岁，2008年5月20日初诊，眨眼、面肌抽动、耸鼻、努嘴1年余，清喉3个月。患儿1年前无明显诱因出现频繁眨眼、努嘴、面肌抽动、耸鼻，偶有扭脖子，伴有咽中“吭吭”发声。曾就诊于本市中心医院，诊断为“抽动症”，予氟哌啶醇0.125毫克/次，2次/日，服药1周后患儿无法上学，随时随地睡觉难以叫醒，且脾气暴躁、多动，动辄打骂他人，夜间睡眠时症状消失，每遇感冒及紧张时症状加重。平素烦躁易怒，寐欠安，二便调。初诊见眨眼、面肌抽动、耸鼻、努嘴、清喉，舌红，苔薄黄，脉弦。查体：神清，精神反应可，多动，咽红，扁桃体未见肿大。查脑电图未见异常。查肝功、微量元素均未见异常。西医诊断：慢性抽动症；中医诊断：抽动症（肝风内动）。治以平肝息风，方拟天麻钩藤饮加减。方药：天麻15克，钩藤10克，生石决明12克，桑叶10克，菊花10克，龙胆草8克，栀子10克，僵蚕9克，全蝎5克，白芍15克，甘草6克，大枣3枚，麦冬12克，7剂。

二诊（2008年5月27日）：服前药7剂后症状减轻，无耸鼻，仍有努嘴及清喉声，次数减少，患儿脾气急躁，寐欠安，纳呆，便调。舌淡红，苔黄，脉略弦。前方加茯苓10克，砂仁5克，神曲5克，龙胆草加量至12克。14剂。

三诊（2008年6月10日）：患儿服上药后，抽动减轻，偶有面肌抽动、眨眼，仍有清喉，便调，舌淡红，苔薄，脉弦。继用前方减黄芩加射干15克治疗。14剂。

四诊（2008 年 7 月 25 日）：因上学患儿自行停药 1 个月，无清喉，偶有努嘴，纳可，便调。舌淡红，苔白，脉平。继以前药巩固治疗，14 剂，痊愈。

本例患儿根据其症状及舌脉等表现，辨证为肝风内动，肝为风木之脏，肝主筋，又主疏泄。肝失疏泄，筋失所养，风动筋挛，则见点头、摇头、伸颈、眨眼、皱鼻、摆臂、扬手、握拳、蹬足等，若所欲不遂，则情绪抑郁而致五志过极，肝郁化火，火极生风，风阳鼓动，肝风循经而上，故见眨眼、皱鼻、喉部发声；若肝气郁结，渐耗真阴，阴亏血少不能滋养肝经，肝虚风动，筋脉失养，则见面肌及肢体抽搐；肝火扰心，心神失养，则寐欠安；肝旺克脾，脾失运化，则纳欠佳，故平肝息风为治疗之重点。本案例以天麻钩藤饮加减。方中以天麻、钩藤、石决明平肝潜阳，龙胆草、栀子清肝泻火除烦，白芍养护肝阴，桑叶、菊花疏散外风以防引动内风，甘麦大枣汤养心安神，僵蚕、全蝎息风止痉。二诊时患儿仍脾气急躁、寐欠安、纳呆，故加大清肝火之龙胆草剂量及茯苓、砂仁、神曲以健脾祛湿和胃；三诊患儿症状明显缓解，仍有清喉，加射干利咽，减去苦寒之黄芩以防伤正。诸药合用使肝阳得潜，肝风得息，心神得养，脾胃得运，诸症得解。

典型病例：

案二：张 ×，5 岁，2006 年 8 月 5 日初诊。因耸肩摇头、挤眉弄眼、歪嘴、皱眉、腹肌抽动、叹气 1 年 3 个月就诊。曾用氟哌啶醇 3 个月，疗效欠佳。症见：耸肩摇头，挤眉弄眼，歪嘴，皱眉，面肌、四肢抽动，纳呆，便溏，面色萎黄，舌淡胖色红，苔白腻，脉滑。曾查脑电图未见异常。查肝功、微量元素均未见异常，中医诊断：抽动症（脾虚痰扰）；西医诊断：慢性抽动症。治以健脾化痰，安神息风。方用四君子汤加减：太子参 8 克，茯苓 15 克，白术 10 克，陈皮 8 克，法半夏 10 克，钩藤 12 克，白芍 10 克，石决明 15 克，夏枯草 9 克，僵蚕 9 克，全蝎 5 克，甘草 6 克，炒谷麦芽各 12 克。7 剂，每日 1 剂。

二诊（2006 年 8 月 12 日）：药后症状减轻，无腹肌抽动，仍有叹气、歪嘴、皱眉、四肢抽动，胃纳好转，二便调，舌淡红，苔黄腻，脉滑。上方去谷麦芽，加胆南星 8 克，瓜蒌皮 10 克，砂仁 3 克。继服 14 剂。

三诊（2006 年 8 月 25 日）：症状明显改善，偶有眨眼、面肌抽动。予第一次方去谷麦芽，夏枯草改为 10 克，加天麻 10 克。14 剂。随访至今未见复发。

小儿“阳常有余、阴常不足，肝常有余、脾常不足”，脾为生痰之源，脾虚水液失于运化，留而生痰，痰郁化火，火易生风，风性善动数变，故可见小儿眨眼、歪嘴、耸肩、摇头、皱眉、肢体抽动等为风所引起的证候，故治其风、其痰，必先扶脾，脾健痰去则风自静。采用培土生金、抑木息风法，以四君子汤益气健脾、培土生金，土旺则金强，太子参、茯苓、白术、陈皮健脾，夏枯草抑木，法半夏化痰浊，全蝎、僵蚕息风止痉，共奏培土生金、抑木息风之功效。二诊仍有叹气、歪嘴、皱眉、四肢抽动，胃纳好转，二便调，舌淡红，苔黄腻，脉滑。此乃痰湿未除，肝风不能得以条达也，故加胆南星、瓜蒌皮、砂仁加强化痰之功效，使脾气得健，痰湿得化，肝木条达，抽动得以平复。三诊抽动基本缓解，加天麻平肝息风止痉巩固治疗。

2. 黄疸

新生儿黄疸发生率高，严重黄疸可引发中枢神经系统损

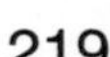

伤，早期及时治疗极为重要。儿科采用自制中药退黄口服液、退黄洗剂结合西药常规治疗新生儿高胆红素血症，取得满意疗效，能有效抑制黄疸发展。两方合用除了用于新生儿高胆红素血症的治疗外，还用于预防高胆红素血症和新生儿黄疸，避免生理性黄疸向高胆红素血症甚至胆红素脑病转变，值得推广使用。

典型病例：

林×，胎龄39周+4天，顺产，羊水Ⅲ度混浊，因“出生5天，全身皮肤黄染2天”就诊。出生时无胎粪吸入、窒息情况，体重3.5千克。症见：面目皮肤发黄，色泽鲜明如橘，哭声响亮，吸吮有力，口渴饮少，无发热，大便偏干，2~3日一行，小便黄，舌红，苔黄腻，指纹紫滞。查体：神清，呼吸顺，反应好，哭声响亮，吸吮有力，颜面、躯干、四肢皮肤黄染，色鲜明。腹平软，肝肋下1.0厘米，质软，边锐，脾肋下未及，肠鸣音正常。四肢活动好，肌力、肌张力正常。吸吮反射、觅食反射、握持反射、拥抱反射存在。辅助检查：肝功ALT、AST正常，总胆红素389.3微摩/升，直接胆红素15.1微摩/升，间接胆红素374.2微摩/升，血常规、网织红细胞计数、G–6PD均正常。西医诊断：新生儿黄疸；中医诊断：黄疸（湿热内蕴）。

辨证：缘于孕母饮食不洁，湿热内生，传于胎儿，湿热之邪熏蒸肝胆，胆汁不循常道，外溢肌肤则皮肤发黄，上行头窍故见目黄，下行膀胱则见二便黄，热为阳邪，故见黄色鲜明，舌红，苔黄腻，指纹紫滞，乃湿热蕴积之征。

治则：清热利湿。

治法：在蓝光照射24小时，酶诱导剂苯巴比妥口服，碳酸氢钠碱化血液、输白蛋白等常规治疗基础上，给予退黄口服液口服、退黄洗剂外洗。退黄口服液组成：茵陈 8 克、茯苓 6 克、田基黄 8 克、垂盆草 4 克、虎杖 5 克、黄芩 4 克、郁金 4 克、甘草 3 克、木香 2 克。退黄洗剂组成：茵陈 20 克、田基黄 20 克、垂盆草 15 克、大黄 20 克、虎杖 20 克、黄芩 20 克、郁金 20 克、茯苓 20 克、甘草 10 克。

治疗 3 天后，皮肤黄染明显消退，复查总胆红素 52.3 微摩尔/升，直接胆红素 13.8 微摩尔/升，间接胆红素 38.5 微摩尔/升，临床痊愈出院。

黄疸一般是由于胆红素产生过多，肝细胞对胆红素摄取、结合、转运、排泄障碍，以及肝内外胆道阻塞引起的胆红素代谢异常而发生的。新生儿黄疸，中医俗称胎黄，认为是由于母体湿热胎毒熏蒸或元气不足、脾不健运，不能疏泄胎毒湿热之邪，湿热毒邪郁结血分，郁而发黄；亦有少部分为脾阳不振、寒湿阻滞所致。湿热与寒湿均可使肝胆疏泄失利，胆汁外溢，引起黄疸。小儿乃纯阳之体，黄疸亦多为阳黄，故治疗以清热利湿、凉血解毒、疏肝利胆、行气健脾为主。方中茵陈为君药，清湿热，利肝胆，可促进胆汁分泌和排泄，有效降低血胆红素；田基黄、垂盆草清利湿热、凉血解毒，辅助茵陈退黄；茯苓健脾利湿；大黄、虎杖清热利湿通便，可减少胆红素肝肠循环，减轻黄疸程度；黄芩清三焦湿热，亦可利胆及促进胆汁分泌；郁金活血化瘀散结，疏通经脉之壅塞，使胆汁循肠道而出。诸药合用，相得益彰。

3. 小儿久咳

小儿久咳是临床常见疾病，以咳嗽反复发作、经久不愈为特点。中医治疗小儿久咳具有自身优势，辨证论治是其精华所在。儿科在长期治疗小儿久咳的临床实践中，认为小儿久咳与肺、脾、肝三脏密切相关，应结合三脏进行辨证治疗。

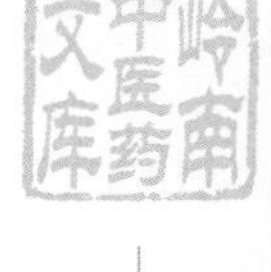

典型病例：

患儿，男，5岁，反复咳嗽1个月余，曾先后口服青霉素类、头孢类、大环内酯类等抗生素，患儿症状反复，迁延不愈。来诊见：咳嗽夜甚，痰多而稀，间有鼻塞流清涕，口干而不欲饮，面色略显㿠白，神乏困倦，大便正常，小便色清，舌淡红，苔白滑，脉浮。

证型：痰湿咳嗽。

辨证：本证以外寒内饮为特征。外寒即鼻塞流清涕，面色略显㿠白，小便色清；内饮即痰多而稀，口干而不欲饮，神乏困倦。缘患儿素体阳弱，不能布化，津液停聚，加之外感风寒，水寒相搏，则皮毛闭塞，肺气益困，转输不利，气逆向咳。

治则治法：解表散寒，温肺蠲饮。

处方：小青龙汤加减。

用药：桂枝5克，法半夏8克，白芍8克，生姜6克，山楂8克，细辛3克，麻黄5克，黄芩6克，甘草6克。服4剂而愈。

小儿久咳的治疗必须重视辨证论治，不能辨病论治或盲目遵从所谓的秘方。当时为10月初，天气比较温热，然有是证用是药，故以小青龙汤为底，易干姜为生姜，一则加强解表之功，二则减轻温热之性。在以温为大原则的基础上又佐黄芩一药，是考虑天气尚热，恐用药过温，以黄芩为佐制。山楂一药归脾、胃、肝经，有消食化积、活血散瘀的功效，起培土生金之功。久咳易积瘀，从西医的角度理解即通过活血减少痰液的分泌，促进其吸收。因患儿外感尚存，痰湿未去，恐五味子敛邪，故去掉。

第六节　起死回生唤生灵　重症监护医术精

1. 电击伤

现代医学研究表明，心搏骤停 4～6 分钟，只有 10%的人可以救活，但大多有神经系统后遗症；心搏骤停 8～10 分钟，则救活的希望极小，被人们视为不可逾越的生物界限。然而，一位因电击伤而自主心跳、呼吸停止 50 分钟的患者却在惠州市中医医院逾越了这一生物界限。

典型病例：

1998 年 6 月 19 日 15 时，惠州市制革厂下岗职工胡××自己承接了一桩电器维修业务。当他把要维修的打磨机通电检查时，灾难发生了。打磨机漏电，他“嗯”了一声仆倒在地，大约过了 3 分钟才被其妻发现，送往 2 千米以外的惠州市中医医院急诊科。

此时，时钟已指向 15 时 20 分。经检查病人大动脉搏动消失，血压为零，心跳和呼吸都停止了，双侧瞳孔散大，心电图呈一条直线，各种反射消失，这些都提示患者已临床死亡。

超常规剂量的 3 毫克肾上腺素从静脉推注进去，监护仪的心电图仍是一条直线，又用了 5 毫克肾上腺素，心脏仍然未能起搏，采用经壁穿刺心内膜起搏术，心电图仅出现心脏起搏器的脉冲波，再连续不断地心脏按压，反复超常规地使用肾上腺素、阿托品等急救品……10 多分钟过去了，心脏才出现微弱颤抖的室颤波型，这表明心脏有了电生理活动，有一点电生理活动就有了一线希望，如同茫茫黑夜中见到一点星光，但数秒钟后室颤波消失，心电活动又没了。医务人员毫不迟疑、坚定地再用药，不断地心脏按压，室颤波又出现了，抓住它！赶快心脏电击除颤，利多卡因药物除颤。电击除颤一次不行，再来一次，仍未复律，一次接一次，功率由200焦耳逐渐加大到360焦耳，各种心肺复苏药物都已超过常规用量。终于，在15时50分时第七次电击除颤后心脏出现了快速的窦性心律。心脏复苏成功了！但血压仍未能测到，心律不齐，静脉直接推注大剂量中药参附注射液，血压有了，并逐渐上升。

心肺复苏是成功了，但因患者长时间组织缺血、缺氧，各脏器均受到严重影响，心、肺、脾、肾多脏器功能衰竭，水电解质失衡，休克仍时刻威胁着患者的生命。尤其是患者脑细胞因长时间缺氧，出现脑水肿、颅内高压，已大大超过医学上的生物界限，因此即便患者心肺复苏了，也很可能会成为植物人。主任医师晏才敏院长亲临急救现场指挥抢救，制订治疗方案和心电、血氧、呼吸、血压、中心静脉压等监测方案。为了保护脑细胞、降低颅内压，晏才敏院长指示，采用冬眠疗法，把体温降至32℃以下。此法一直坚持到第6天，患者的颅内压稳定在正常范围后才逐渐复温。

患者的病情一天天好转，第10天由深昏迷转为浅昏迷，第14天他终于睁开了眼睛，第15天开始有了咳嗽反射，第17天家人叫他有了反应，双下肢开始活动，第24天开始讲话，第30天能下床行走了，第36天完全康复，未留后遗症。

2. 亚低温疗法抢救重度脑外伤

亚低温疗法是一种以物理方法将患者的体温降低到预期水平而达到治疗疾病目的的方法。临床亚低温疗法的应用由来已久，该法对脑血流有调节作用，能降低脑氧代谢率和改善细胞能量代谢，减少兴奋性氨基酸的释放，减少氧自由基的生成，减少细胞内钙超载，增加神经元泛素的合成，减少神经元坏死和凋亡，促进细胞间信号传导的恢复，减少脑梗死的面积，减轻脑水肿和降低颅内压等，改善预后。亚低温治疗在神经外科手术中已得到广泛应用，并取得良好的治疗效果。自 2006 年医院对颅脑外伤病人开展亚低温脑保护治疗以来，共治疗 15 例，患者入院时 GCS 评分 5 ~ 8 分，治疗后，据 BI 评分，预后良好未遗留功能障碍者 5 例（33.3%），遗留轻度功能障碍者 3 例（20%），遗留重度功能障碍者 3 例（20%），植物生存者 2 例（13.3%），死亡 2 例（13.3%）。

典型病例：

毛 ××，男，45 岁，因头部外伤致头痛、头晕 7 小时余，伴左耳流血、呕吐 3 次于 2008 年 11 月 8 日入院。头颅 CT 示：①左侧颞骨骨折，颅内广泛脑挫裂伤；②蛛网膜下腔出血；③筛窦炎，左侧上颌窦积液；④左侧顶枕部头皮血肿。入住外科，11 月 9 日复查头颅 CT：颅内多发性脑挫裂伤，且病灶较前增大。在气管插管全麻下行左侧额颞顶颅骨去骨瓣减压血肿清除术，术后有自主呼吸，左侧瞳孔直径约 4 毫米，对光反射消失，右侧瞳孔直径约 2 毫米，对光反射迟钝，转入重症医学科监护治疗。入科时查体：血压 86/47 毫米汞柱，GCS 评分 5 分，呈中度昏迷，右侧瞳孔直径约 6 毫米，左侧瞳孔直径约 4 毫米，对光反射消失，角膜反射迟钝。颈有抵抗，四肢肌张力正常，肌力 0~1 级，双侧 Babinski 征(+)。脑脊液常规：外观红色混浊，压力 185毫米水柱，蛋白(++)，白细胞 5.4×10^9/升，红细胞 1.46×10^{12}/升，单个核细胞 0.46，多个核细胞 0.54；脑脊液生化：葡萄糖 6.10 毫摩/升，氯 114 毫摩/升，脑脊液蛋白 2.19 克/升。诊断：①多发性脑挫裂伤；②双额叶及左颞枕叶脑出血；③蛛网膜下腔出血；④左侧颞骨骨折。予局部亚低温治疗，头部以美迪特Ⅱ型电子降温帽降温，辅以冬眠合剂镇静，体温控制在 32~35℃，持续 72 小时后逐渐复温，12 小时后恢复到正常体温。并配合其他措施如脱水、利尿、使用肾上腺皮质激素、止血、抗炎、促醒、营养支持及康复治疗。治疗 52 天后患者 BI 指数评分 55 分，查体：双肺呼吸音粗，未闻及干湿性啰音，四肢肌力 1~2 级，肌张力稍增高，双侧 Babinski 征（–）。病情好转出院。

3. 静脉溶栓术

大多数梗死是血栓栓塞引起的动脉闭塞，因此，血管再通复流是最合理的治疗方法。已有确切的证据表明，脑梗死于发病 3 小时内、心肌梗死于发病 6 小时内应用静脉溶栓疗法，不仅能显著减少患者死亡及严重残疾的危险性，而且还能大大改善生存者的生活质量。自 2004 年，重症医学科开展静脉溶栓疗法治疗以来，接受静脉溶栓疗法治疗心肌梗死病人 28 例，溶栓成功血管再通 24 例（85.71%），溶栓失败 3 例（10.71%），死亡 1 例（3.57%）。接受静脉溶栓疗法治疗脑梗死病人 7 例，患者入院时 GCS 评分 5 ~ 8 分。据 BI 评分，预后好未遗留功能障碍者 3 例（42.86%），遗留轻度功能障碍者 2 例（28.57%），遗留重度功能障碍者 1 例（14.29%），死亡 1 例（14.29%）。

典型病例：

案一：急性心肌梗死溶栓治疗

常 ××，男，73 岁，因心前区压榨样疼痛 2 小时于 2008 年 8 月 19 日入院。患者于 8 时 30 分时出现心前区闷痛不适，症状呈进行性加重，伴有大汗淋漓，遂送急诊。入院查体：血压94/68毫米汞柱，双肺未闻及干湿性啰音，心界无扩大，心率43次/分，心律不齐，未闻及瓣膜杂音。床边心电图提示：①急性下壁、后壁心肌梗死；②Ⅲ度房室传导阻滞。急查肌钙蛋白（+）。诊断：冠状动脉粥样硬化性心脏病，急性下壁、后壁心肌梗死。入院后立即予溶栓治疗，使用尿激酶30万单位静脉注射，继以尿激酶90万单位半小时内静脉滴注。患者于10点40分心电图提示S-T段下移>50%，并出现频发室性早搏，考虑再灌注心律失常，使用利多卡因抗心律失常，疗效欠佳，后改用胺碘酮抗心律失常，11时30分转复窦性心律。下午2时心肌酶提示：谷草转氨酶217单位/升，乳酸脱氧酶643单位/升，肌酸激酶3159单位/升，肌酸激酶同工酶348单位/升，羟丁酸脱氢酶548单位/升。峰值提前，溶栓成功。8月20日心前区压榨样疼痛完全缓解。查体：血压124/55毫米汞柱，双肺呼吸音清，心率95次/分，律齐，心音低钝。复查心电图提示：窦性心律，Ⅰ度房室传导阻滞。1周后转入内科继续二级预防治疗，4周后患者痊愈出院。

案二：急性脑梗死溶栓治疗

黎××，男，56岁，因不省人事1小时于2007年10月1日18时入院。患者于17时突然出现不省人事，伴四肢抽搐，无恶心、呕吐及二便失禁。入院查体：血压160/90毫米汞柱，GCS评分6分，呈浅昏迷状态，双瞳孔等大等圆，直径1毫米，对光反射迟钝，右侧肢体肌力0级，双侧巴氏征阳性。急诊头颅CT未见出血灶。诊断：①脑梗死（右侧丘脑区?）；②高血压2级（极高危）。给予尿激酶120万单位静脉滴注，并进行低分子肝素抗凝、甘露醇脱水降颅压等治疗。溶栓后10小时患者神志转清，GCS评分14分，查体：血压130/80毫米汞柱，右侧肢体肌力2~4级，双侧巴氏征阳性，溶栓成功。复查头颅CT：右侧丘脑区及左侧小脑半球缺血性改变。1周后转入内科二级预防及康复治疗。60天后患者病情稳定，查体：神清，右上肢肌力2级，右下肢肌力4级，右侧巴氏征阳性，BI指数评分60分，病情好转出院。

4. 中西医结合抢救治疗乌头碱中毒

典型病例：

患者，男，47岁，因“恶心、呕吐、头痛、腹泻6小时”于2009年2月19日2时急诊入院。4年前体检发现高血压病，血压最高达140/96毫米汞柱，间断服降压药（具体不详），血压控制不理想。既往有腰椎骨质增生病史，间断自服药酒。2009年2月18日晚8时许自服自制抗风湿药酒（成分含乌头、当归等）约200毫升后约20分钟出现头痛、头晕、恶心，呕吐胃内容物3次，量约150毫升，排黄色稀烂便2次，量约200毫升。无抽搐、意识障碍、二便失禁。由家人送至急诊，病人稍烦躁、心悸、面色苍白、皮肤湿冷、呼吸稍促、呕吐，当时查血压75/50毫米汞柱，心率110次/分，呼吸28次/分，双肺呼吸音稍粗，双肺未闻及干湿性啰音。心率110次/分，律不齐，各瓣膜听诊区未闻及明显病理性杂音。腹平软，无压痛、反跳痛，肝脾肋下未及。双下肢无水肿。床边心电图示阵发性室性心动过速。急诊予补液扩容及持续静滴多巴胺、阿拉明升压，碳酸氢钠纠酸等治疗后心率、血压仍不稳定，拟“乌头中毒?”收住ICU。入科时查体：体温36.5℃，呼吸24次/分，脉搏104次/分，血压 145/95 毫米汞柱，神清，精神疲倦，头颅五官正常，双瞳孔等圆等大，直径约 3 毫米，对光反射灵敏。颈软，气管居中，双肺呼吸音稍粗，双肺未闻及干湿性啰音。心率 114 次/分，律不齐，各瓣膜听诊区未闻及明显病理性杂音。腹平软，无压痛、反跳痛，肝脾肋下未及。双下肢无水肿。四肢肌力、肌张力正常，生理反射存在，病理反射未引出。血常规：白细胞 12.0×10^9/L，中性粒细胞 54.4%。血生化示肌酐 159 微摩/升，钾 3.2 微摩尔/升，氯 93.4 微摩/升。床边心电图示：阵发性室性心动过速。中医诊断：中毒（邪毒滞留）。西医诊断：①乌头碱中毒，阵发性室性心动过速，中毒性休克；②高血压病 1 级（高危）；③低钾血症。入科后监测生命体征及血氧饱和度，给予低流量吸氧，中医以益气养阴生津、回阳救逆为法，西医以多巴胺联用阿拉明静脉泵入稳定血压，极化液营养心肌，补液、纠正电解质紊乱并配合头孢替安抗感染、奥美拉唑制酸护胃等支持治疗。考虑患者误食邪毒之品，邪毒内陷，五脏受损，伤阴耗液，急需解毒，促进毒物排泄，加之患者大吐、大下，阴亏津少，甚则可能气随津脱，舌质红，苔薄黄，脉结代为邪毒滞留、气阴亏虚之象，急需益气养阴生津、回阳救逆，遂以 5%葡萄糖溶液 100 毫升+参麦注射液 45 毫升静滴，每日 1 次，血压波动于（110~130）/（60~70）毫米汞柱，精神状态较前好转，入科后 1 小时持续心电监护下示 P 波消失，代之以宽大畸形 QRS 波群，心率 120~130 次/分。呈持续性室性心动过速，给予利多卡因 20 毫克静脉注射约 10 分钟后心律转为窦性心律伴偶发室性早搏，继续给予利多卡因 0.8 毫克/分静脉维持，6 小时后心电图示：窦性心律，V3~V6 导联 T 波倒置。考虑患者虽已经呕吐、腹泻排出大部分毒物，但体内仍有部分残留，予中药：生姜、生甘草各15克，金银花30克，防风15克水煎服，予清热解毒、促进毒物排泄及对症治疗。经治疗，入科12小时后一般生命体征稳定，16小时后停用升压药物后未再出现低血压情况，血压恢复到既往的高血压状态，使用卡托普利+HCT联合降压，血压控制尚可，此后利多卡因减量至0.5毫克/分，共维持超过36小时，心律失常无复发，病人症状消失，心电图恢复正常，经过3天治疗和观察，痊愈出院。

5. 超大剂量阿托品救治重症有机磷农药中毒

急性有机磷农药中毒是一种非常凶险的危急重症，是我国常见中毒之一。我国农村和城镇有机磷农药中毒占急诊中毒的49.1%，居各种中毒之首。在1997年前，惠州市中医医院抢救有机磷农药中毒以阿托品为主要药物，强调阿托品化，亦有"宁可过量、不能不足"的说法。自从成立ICU以后，用解磷定注射液及氯解磷定+阿托品，结合血液灌流、血浆置换等综合措施抢救有机磷中毒，大大提高了抢救成功率。2000年医院成功救治一例超大剂量阿托品耐受并出现多次反跳的重症有机磷农药中毒患者。患者入院后8天内共用阿托品8365毫克，解磷定65.5克，经14天住院治疗，痊愈出院。

典型病例：

患者女性，55岁，体重50千克。因自服乐果500毫升1小时于2000年2月13日22时到急诊就诊。查体：神志不清，浅昏迷，皮肤湿冷，面色苍白，大汗，流涎，四肢可见肌肉震颤，大蒜味重。双瞳孔等大，直径2~3毫米，对光反应迟钝。颈软，双肺可闻少许细湿性啰音。心率50次/分，律齐。腹平软，肝脾肋下未触及，肠鸣音活跃。入院后即按有机磷农药中毒处理。当即给予20 000毫升清水洗胃、吸氧、静注阿托品15毫克、解磷定1.0克，患者未出现面红、心率加快等反应。急查血胆碱酯酶15单位（正常参考值：30~80单位）。诊断：重症有机磷中毒。即收入ICU抢救。入科后每2~4小时洗胃1次，每次5000毫升，共5次。洗胃间期持续胃肠减压。用阿托品5毫克静注，间隔10分钟重复1次，同时给予解磷定静滴，重复静注阿托品7次后出现腋下无汗液、口干、皮肤干、心率在90~100次/分等阿托品化现象。遂逐渐延长阿托品给药间隔时间，维持阿托品化状态，静滴甘露醇防治脑水肿。14日给予血液灌流后全血胆碱酯酶活性达50%，患者昏迷减轻，呈嗜睡状态，间中可简单对答。

15日晚22时，患者出现昏迷加深，呼吸浅速，全身抽搐，口吐白沫，腋下、颈后出汗，血压88/45毫米汞柱，呼吸32次/分，双瞳孔等大，直径2.5毫米，对光反射消失，双肺可闻及痰鸣音且细湿性啰音增多，即给予气管插管，呼吸机辅助呼吸。急查血胆碱酯酶10单位。确定为有机磷农药中毒反跳，重新调整阿托品用量，改为持续静注，阿托品输注速度最高为10毫克/分。患者反复抽搐，神志不清，故同时给予苯巴比妥钠、冬眠灵、非那根镇静止惊，予速尿、地塞米松、甘露醇防治脑水肿，予多巴胺持续静滴及吸氧、吸痰等综合治疗，患者于3小时后重新达到阿托品化。然后使用阿托品2毫克/时维持。

16日患者阿托品用量需求增多，达3.5毫克/时，考虑血

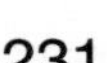

胆碱酯酶老化，用血液净化机血浆置换治疗，置换液为新鲜冰冻血浆。血浆置换后胆碱酯酶活性为80%。患者昏迷减轻，呈嗜睡状态，血压稳定。阿托品用量减少。

18日患者清醒，停用呼吸机，阿托品0.5毫克/时维持，并逐渐减量至停用。27日患者康复出院，住院14天，期间共用阿托品8365毫克，解磷定65.5克。

6. 特重型多处刀伤合并急性成人呼吸窘迫综合征

典型病例：

患者，男，40岁，因胸背部被匕首刺伤疼痛流血1小时余于2007年10月6日2时急诊入院。查体：血压70/50毫米汞柱，心率117次/分，呼吸22次/分，面色苍白。胸背部第10胸椎旁两侧各见一长度约3厘米、深度不同的刀口，右侧深及右肾背侧，伤口均见活动性出血，左肺呼吸音减弱。腹胀，全腹压痛，反跳痛，肠鸣音弱，右下腹腔穿刺抽出不凝血。急诊血常规：红细胞计数2.09×10^{12}/升，血红蛋白80克/升。入院后急送手术室行左肺修补+左胸腔闭式引流+胸背部伤口清创+腹部探查+右肾修补术，术中出血量约6300毫升，给予输浓缩红细胞、血浆、冷沉淀等治疗。术后血压仍不稳定，自主呼吸未恢复，转入ICU监护治疗，转入时自主呼吸已恢复。查体：血压125/60毫米汞柱，心率146次/分，呼吸35次/分，血氧饱和度99%。浅昏迷，烦躁不安，与呼吸机出现人机对抗。球结膜水肿。左侧胸腔闭式引流管固定通畅，引出少量血性液体。腹部腹带加压包扎，腹腔引流管固定通畅，引出少量鲜红色液体。血常规：红细胞计数2.66×10^{12}/升，血红蛋白79.2克/升，红细胞压积0.26，血小板计数38×10^{9}/升；血气分析：pH 7.46，动脉血氧分压9.39

千帕，氧饱和度95%；氧合指数<100毫米汞柱；ALI（急性肺损伤）的GO–CA评分为G 3分、O 1分、C 1分、A 0分；胸片：左侧血气胸、左肺裂伤。转入时诊断：①胸背部刀刺伤并出血性休克；②左肺挫裂伤并左侧血气胸；③ARDS；④右肾挫裂伤；⑤脾脏挫裂伤；⑥腹膜后血肿。入科后继续给予呼吸机辅助呼吸，使用反比通气、呼气末正压。患者血压一度下降至66/33毫米汞柱，伴四肢厥冷，体温不升，大动脉搏动微弱，给予碳酸氢钠溶液纠正酸中毒，706代血浆快速扩容，多巴胺、多巴酚丁胺及阿拉明持续静脉微量泵入维持血压，浓缩红细胞、血浆、白蛋白补充血容量等抢救治疗，并配合抗感染、止血、保护胃黏膜预防应激性溃疡等对症支持处理。抢救2小时后血压稳定在（125~140）/（70~90）毫米汞柱，监测中心静脉压、瞳孔及各项生命体征。术后第二天经过扩容、补充血容量、稳定血压等措施治疗后，患者神志恢复，予停用血管活性药，但转入两天内多次发生急性左心衰情况，给予强心、镇静、利尿、扩管等处理均能缓解，监测血压指标及氧合指数均未见改善，仍有人机对抗情况。考虑气管插管耐受性不佳，且患者短期不能脱机，于术后第三天给予气管切开，给予定期纤支镜吸痰，增加呼气末正压改善肺顺应性，增加肺容量及对抗肺水肿，根据病原学检测结果选用抗生素，监测中心静脉压维持体液平衡，使用甲强龙抗炎、抗毒性及减少毛细血管渗出，泵入丙泊酚镇静，施行全静脉营养等对症支持治疗。患者耐受性改善，人机对抗情况逐渐缓解，动脉血气指标、氧合指数在一周内明显改善，两周后基本达到正常水平，呼气末正压逐渐停止使用，呼吸频率16~20次/分，吸氧浓度<40%即能取得满意效果，动脉

血压分压保持在 8 千帕以上，氧合指数>300 毫米汞柱；肺水肿情况亦改善，左心衰发作次数逐渐减少，直至循环系统情况基本平稳。于入科后 17 天脱离呼吸机辅助呼吸，第 18 天成功拔除气管导管，余伤口愈合良好，病情平稳，于第 20 天转入外科普通病房治疗，转出后于第 30 天顺利出院。

第九章

和　谐

惠州市中医医院走过了漫漫的50多年的历程，从艰苦创业、无奈撤并再到恢复重建，如今已届知天命之期。她那正当壮年的丰满与磨砺之后的娇妍，正以其迷人的魅力和辉煌风采立于罗浮山下、东江岸边。

50多年来，惠州市中医医院从1965年创立时的50名职工、50张病床，即便是时隔10年后的1975年复院时，其当日门诊量也仅为500多人，到如今万寿山上占地面积22 500米^{2}庭院式的星级病房（内二区），编制床位300张，全年门诊量292 877人次，全年业务收入突破亿元大关。

一个有希望、充满活力的惠州市中医医院正展现在我们的面前。

惠州市中医医院中医药发展的总体目标向人们赫然展示：

2015年，惠州市中医医院在广东省中医名院建设单位、国家重点中医院建设单位的基础上，积极向标杆医院学习取经，结合医院实际，不断

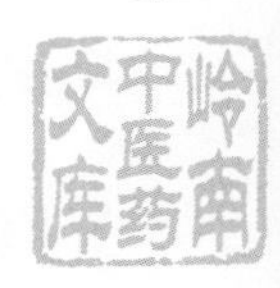

总结经验，完善不足，向更高、更好迈进。

建成一批重点中医（中西医结合）专科，2～3个省级重点专科、3～5个市级重点专科。其中，将内分泌科（重点病种：2型糖尿病、糖尿病并末梢神经炎、糖尿病足）、针灸康复科（重点病种：腰椎间盘突出症、颈椎病、中风）创建成为省级重点专科。内一科将胸痹、眩晕、中风作为重点专病，内二科将消化道疾病、肝病作为重点专病，内五科将脑血管病的康复治疗作为重点，妇产科将中西医结合治疗月经病、不孕不育作为重点，儿科将喘证、胎黄、泄泻、小儿神经疾病作为重点病种，上述各科均创建成为市级重点专科。重点开展中医科研和重点专科建设，将原有重点专科建设成为综合服务功能强、中医特色突出、专科优势明显的专科，并成为全院中医医疗和临床教学、科研的主要阵地，将原有较薄弱科室建成中医专科特色突出、综合服务功能比较完善的专科，成为医院发展的骨干。

计划引进5名以上有博士学位的人才，选拔培养2名以上具有省级水平的专家和20名以上市级学科带头人，使60%以上的医务人员取得本科以上学历，中医类别全科医师岗位培训、规范化培训率达到100%。

一个服务功能完善、中医药特色突出、与人民群众需求相适应的中医药服务体系逐步形成；中医医教研体系更加完善，结构更趋合理，科研条件明显改善；中医药应对突发公共卫生事件能力明显增强，广泛参与突发公共卫生事件的救治，积极参与社区卫生服务；开创以重点专科带动全院业务发展、以科研带动临床工作的新局面；薄弱科室基础得到全面巩固，在医院各项事业发展中发挥更加重要的作用；中医药人才培养体系进一步完善，队伍素质得到提高；医疗服务持续改善，诊疗能力明显提升，公益性质进一步彰显，多元化服务格局形成；人民群众多层次、多样化的中医诊疗服务需求逐步得到满足，具有现代化科学管理水平和现代化医疗水平的惠州市中医医院逐渐成型。

沿悠悠东江蜿蜒，入罗浮山脉探幽。惠州中医人寻找着葛洪的仙踪，品味着苏东坡的杏林佳作，再细数惠州市中医医院的风雨 50 年。一个个远去的故人，一段段记忆犹新的佳话，一步步成长的足迹，饱含着几代人艰苦创业的汗水与泪水，镌刻着惠州中医人顽强向上的品格与气节。

回首来路，是一个个步履蹒跚却热血沸腾攀登在祖国中医学峰峦的中医人，他们热情、他们执着、他们坚定、他们顽强、他们自信、他们果敢……

回首来路，从天边的云彩中和深山的岚气里，飘然而至的是中华医药的灵魂；那正在田间的崎岖和山岩的峻峭里，探索和攀登的正是中华医药的希望！

再看今朝，惠州中医的领头人，率领着体魄强健的惠州中医人，神采奕奕、意气风发地一路走来，他们吸纳着中华远古医养同源之灵气，向世人传递着中华医药无比神奇的魅力，传承和诠释着中华医药的过去和未来。

万寿山把惠州中医人的疲惫尽归林中，夕阳无限娇媚地映照在菱湖的湖面上。美丽的白衣天使和俊俏的中医儿郎汇集在惠州市中医医院富丽堂皇的大会议室，他们静声屏息地把目光凝聚在会议室正中灯光璀璨的舞台上，一对身着节日喜庆色彩服装的青年男女，正声情并茂地演绎着惠州市中医医院的院歌——《祝福》：

溯东江
登罗浮
岚烟深处访仙踪
葛洪留下洗药池
荡尽岭南百姓愁
千年誓言
大医精诚
我们一代一代
为她演绎
为她传诵

西湖荷
万寿松
莫道尘世苦与痛
汗水绽放花万朵

祈祷生命晨曦钟
小小银针
百味灵草
我们救死扶伤
迎接新生
消除沉疴

啊
朋友
告别曾经的苦痛
留下永恒的笑容
不要说再见
不要说重逢
挥一挥手
让我们久久地为你祝福

歌声淳厚，琴声悠悠。这就是我们当代惠州中医人！他们传承着国医五千年光辉灿灿的文明历史，放声讴歌着古老国医划时代的伟大与辉煌！

中华医学，东方永不凋谢的太阳。中医大舞台，永不落幕的医养交响曲！

附录

一、惠州市中医医院历任领导名录

1. 1964 年 8 月至 1969 年

姓　名	性　别	籍　贯	职　务	备　注
张进贤	男	河南洛阳	院　长	1967 年 1 月调离
夏伯宽	男	广东惠阳	副院长	
朱德福	男	山东曲阜	副院长	

2. 1976 年 1 月至 1981 年 2 月

姓　名	性　别	籍　贯	职　务	备　注
关礼华	女	广东番禺	院长 党支部书记	1978 年 8 月起任党支部书记、院长
夏伯宽	男	广东惠阳	副院长	1979 年 10 月病故
杨安清	男	湖北	党支部书记 副院长 党支部副书记	1975 年 1 月起任党支部书记 1977 年 4 月起任党支部书记、副院长 1978 年 8 月改任党支部副书记、副院长
朱德福	男	山东曲阜	副院长	1976 年病故
史文治	男	河北交河	党支部副书记 副院长	1978 年 3 月起任副院长 1980 年 3 月起任党支部副书记、副院长 1981 年 2 月调离
陈　甦	男	福建福州	副院长	1979 年 9 月起任副院长
叶剑夫	男	广东兴宁	副院长 党支部副书记	1979 年 11 月起任副院长 1981 年 5 月起任党支部副书记、副院长

3. 1981年3月至1984年7月

姓　名	性　别	籍　贯	职　务	备　注
白仪	女	广东大埔	院长 党支部书记	1981年5月起任党支部书记、院长 1984年2月起不再担任党支部书记
邱燕贤	男		党支部书记	1984年2月起任党支部书记
黎佛保	男	广东惠阳	副院长	1983年4月起任副院长
杨安清	男	湖北	副院长 党支部副书记	1981年5月起任党支部副书记、副院长 1983年7月调离 1984年1月调回任副院长
叶剑夫	男	广东兴宁	副院长 党支部副书记	1984年2月离任
陈甦	男	福建福州	副院长	1983年12月退休

4. 1984年7月至1987年10月

姓　名	性　别	籍　贯	职　务	备　注
刘英杰	男	广东博罗	院长	
邱燕贤	男		党支部书记	1984年11月调离
杨安清	男	湖北	副院长 党支部书记	1984年12月起任党支部书记、副院长
韩汉华	男	广东揭阳	副院长	1987年3月起任副院长

5. 1987年10月至1991年4月

姓　名	性　别	籍　贯	职　务	备　注
晏才敏	男	湖南浏阳	党支部书记	
黎佛保	男	广东惠阳	副院长	1987年10月起任副院长
刘英杰	男	广东博罗	副院长	1988年10月起任副院长
方书飞	男	广东普宁	党支部副书记	1987年10月起任党支部副书记

6. 1991年5月至1995年8月

姓　名	性　别	籍　贯	职　务	备　注
晏才敏	男	湖南浏阳	院长 党支部书记	
方书飞	男	广东普宁	副院长 党支部副书记	
黎佛保	男	广东惠阳	副院长	
刘英杰	男	广东博罗	副院长	

7. 1995年8月至2001年4月

姓　名	性　别	籍　贯	职　务	备　注
晏才敏	男	湖南浏阳	院长 党总支书记 党委书记	1995年8月成立党总支，晏才敏同志任党总支书记 1996年8月成立党委，晏才敏同志任党委书记
秦允江	男	广东普宁	副院长	
谭彩群	女	广东惠州	副院长 党委副书记	1996年8月起任党委副书记、副院长 2000年10月调离

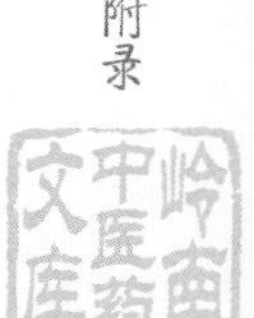

(续表)

姓　名	性　别	籍　贯	职　务	备　注
廖承建	男	湖南衡阳	副院长	1999年9月起任副院长
殷舒华	男	广东龙川	党委副书记	2000年10月起任党委副书记

8. 2001年5月至2011年12月

姓　名	性　别	籍　贯	职　务	备　注
廖承建	男	湖南衡阳	院长 党委书记	2001年5月起主持全面工作 2002年5月起担任院长 2002年9月起任党委书记、院长
秦允江	男	广东普宁	副院长	2001年12月退休
殷舒华	男	广东龙川	党委副书记	
胡福禄	男	山东济南	副院长	2000年9月起任副院长
田育红	女	河南洛阳	副院长	2002年5月起任副院长
文平凡	男	广东惠州	副院长	2002年12月起任副院长

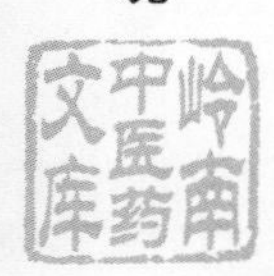

二、惠州市中医医院大事记

1996年

1996年8月28日，医院党委、纪委成立。

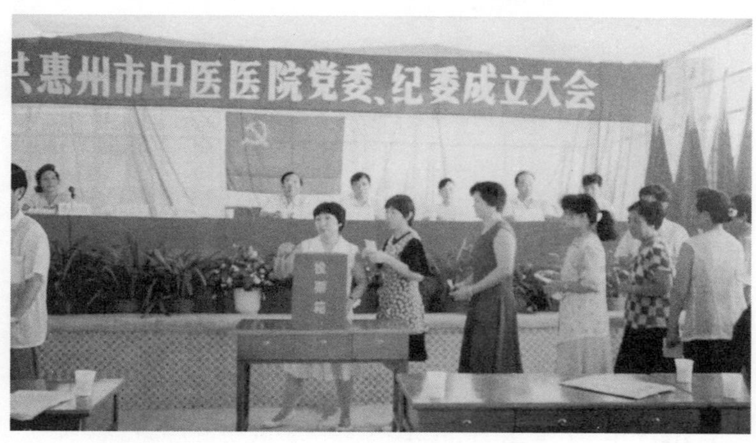

2002年

2002年12月14日，医院开展送医下乡活动。

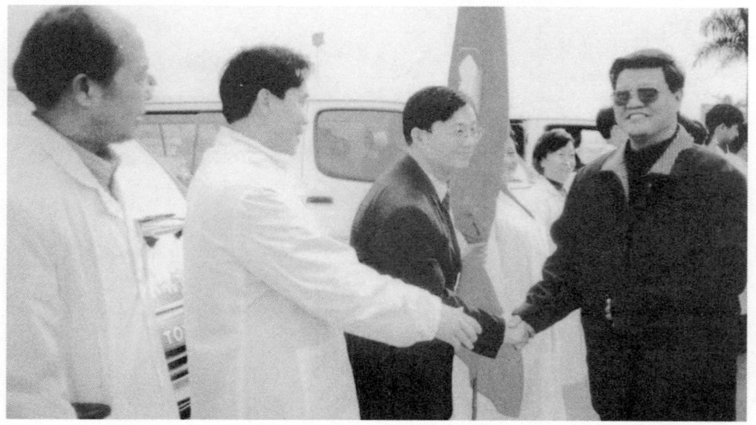

2003年

2003年6月24日，医院召开“万众评公务”动员大会。

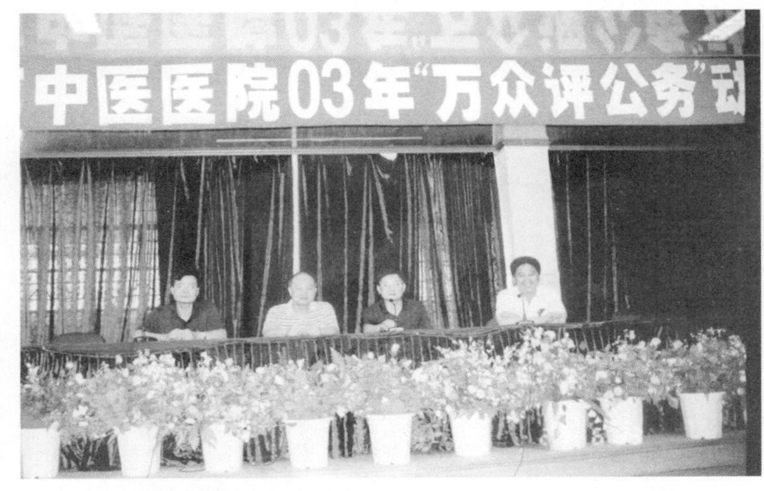

2003年10月16日，医院组织医务人员开展防治“非典”演练。

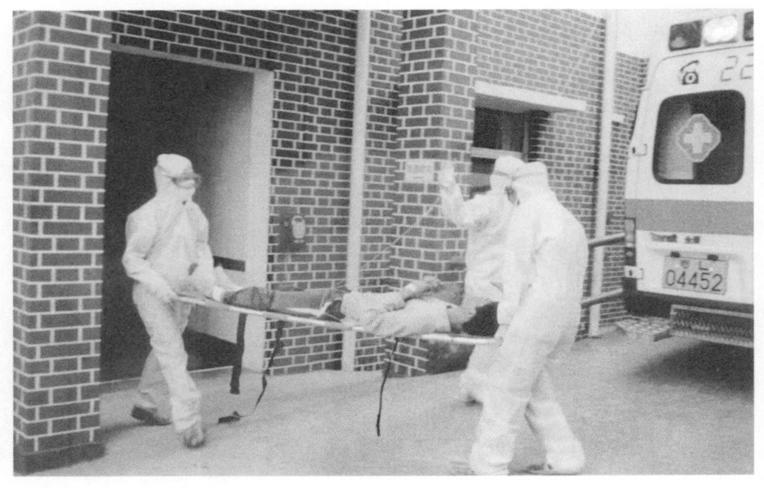

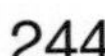

2003年10月30日，医院被评为暨南大学教学医院。

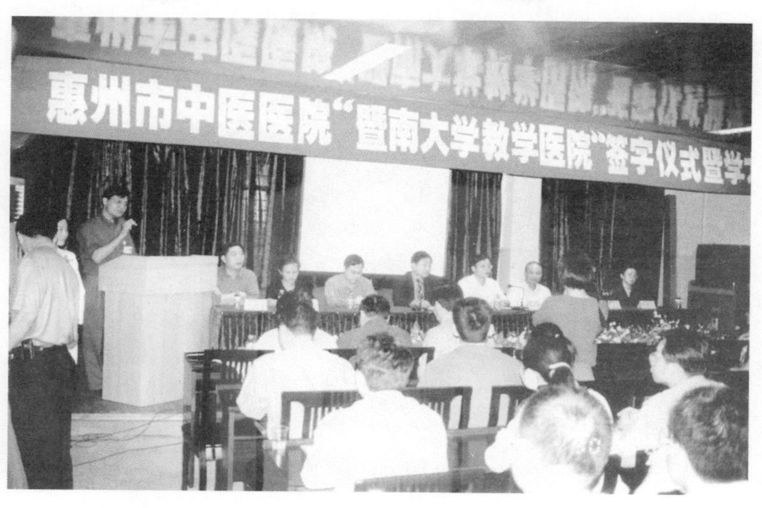

2003年11月22日，医院举办了惠州市首届骨科学习班。

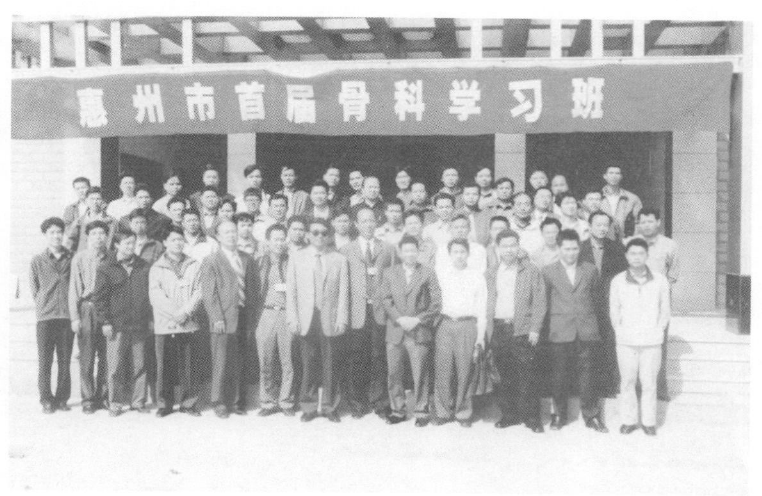

2003 年，医院召开中层干部竞争上岗动员大会。

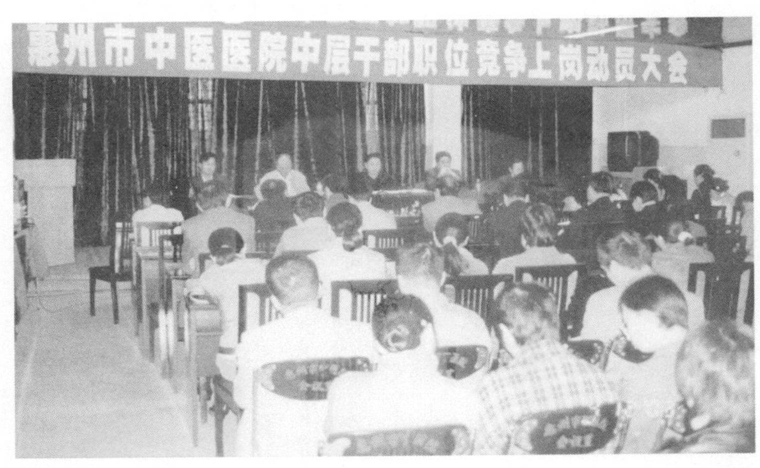

2004 年

2004 年 3 月 18 日，医院举行科主任、护士长竞争上岗演讲答辩、民主测评会。

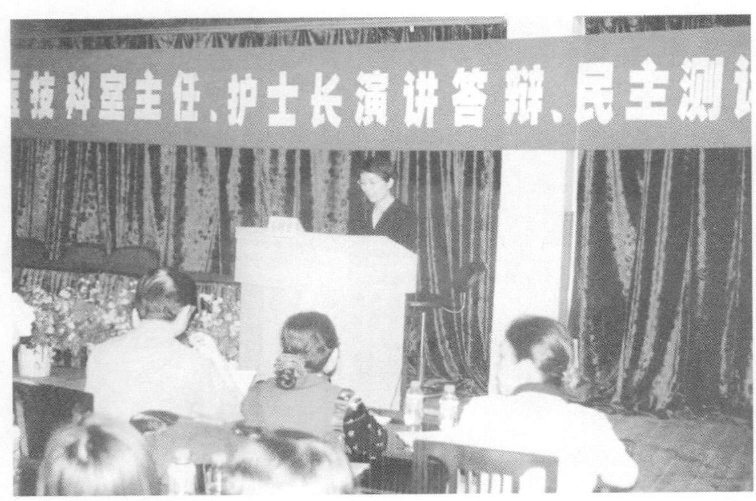

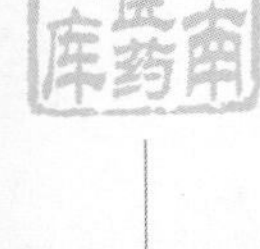

2004 年 5 月 19 日，医院举行暨南大学医学院教学医院挂牌仪式。

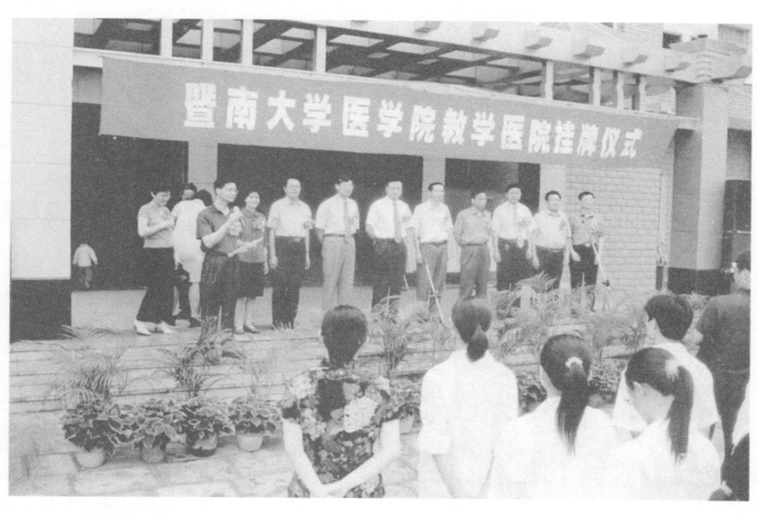

2004 年 8 月 10 日，医院召开医德医风社会监督员座谈会。

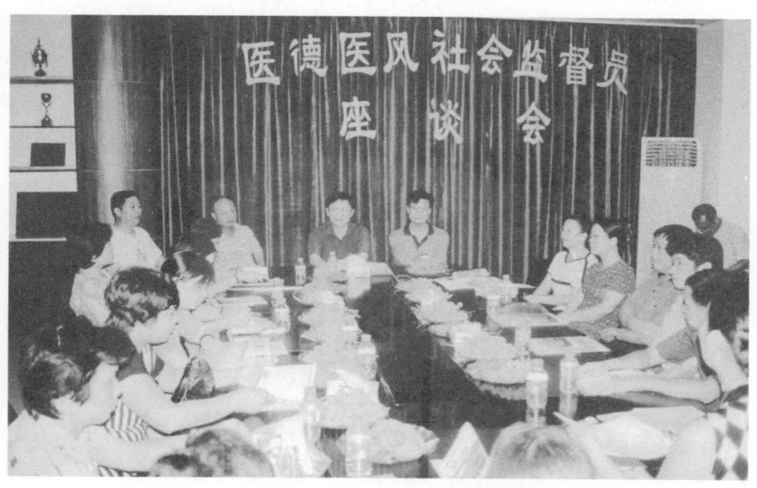

2005 年

2005 年 3 月 25 日，医院召开创建国家三级甲等中医院动员大会。

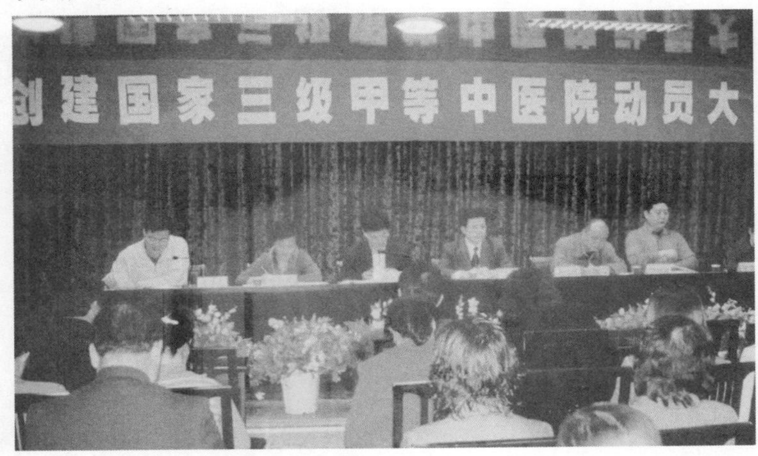

2006 年

2006 年 3 月 31 日，医院举行南方医科大学附属惠州中医医院挂牌仪式。

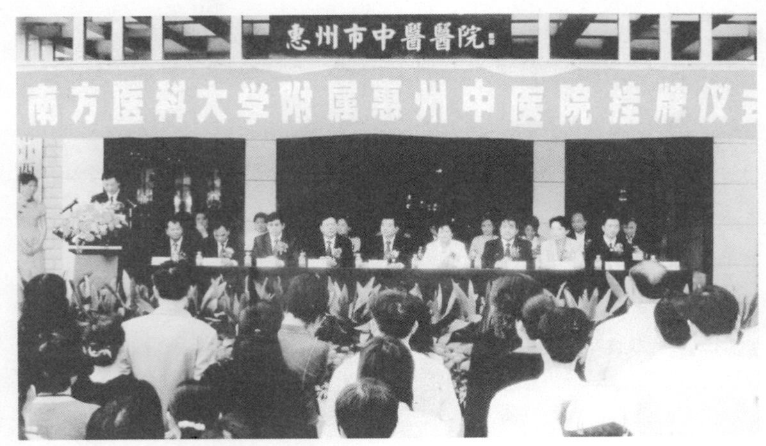

2006 年 11 月 3 日，医院举办新院建设专家座谈会。

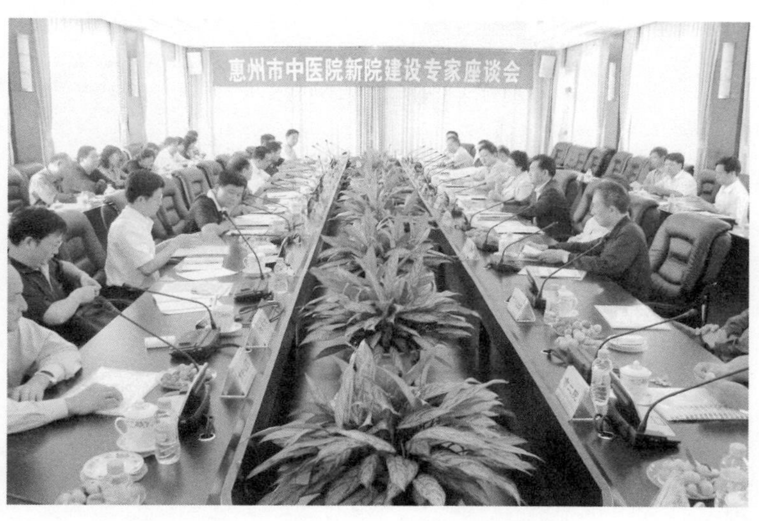

2006 年 12 月 22 日，医院召开医院等级评审情况通报会。

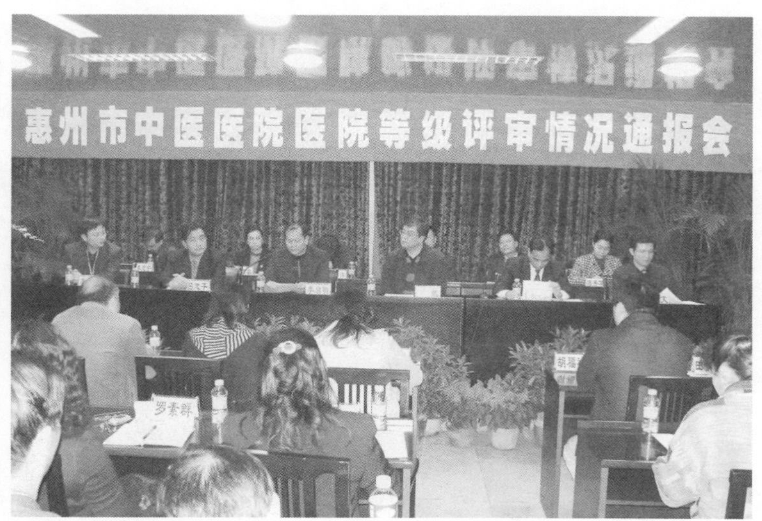

2007 年

2007 年 3 月 11 日，医院承办广东省中医名院标准研讨会。

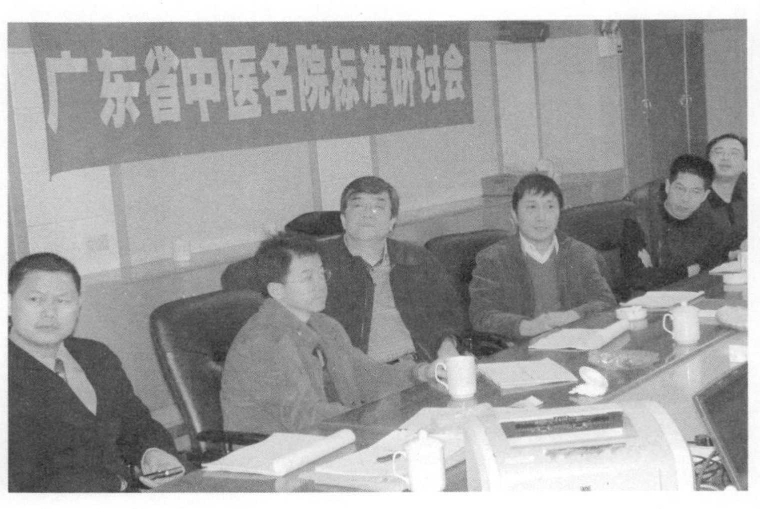

2007 年 3 月 30 日，医院举行“三甲”医院挂牌仪式。

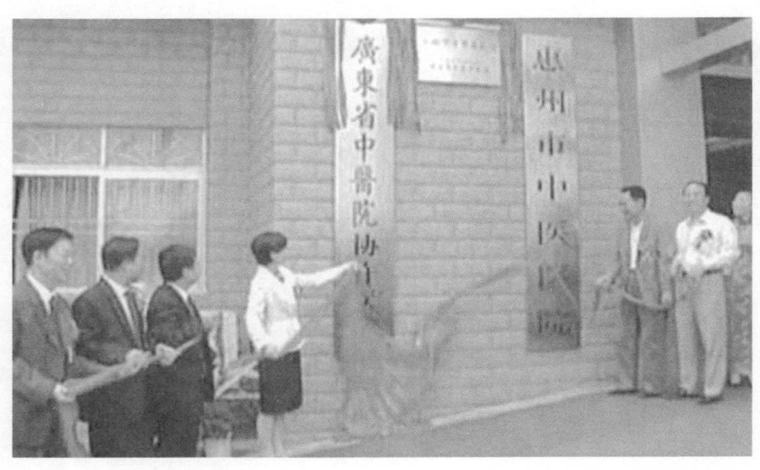

2007 年 5 月 11 日，医院召开中层干部任职期满述职述廉会。

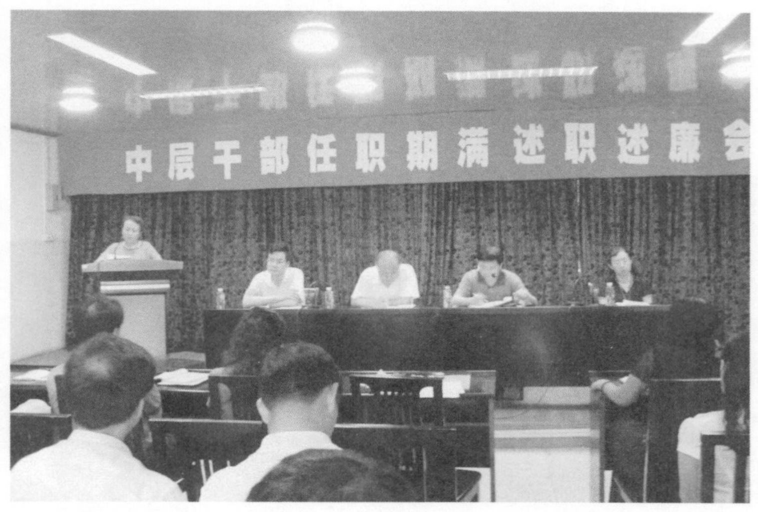

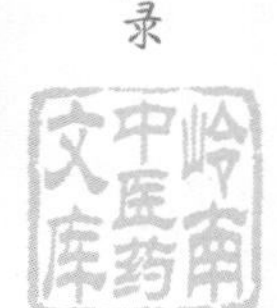

2007 年 5 月 20 日，医院开始进行药品采购专家网上遴选。

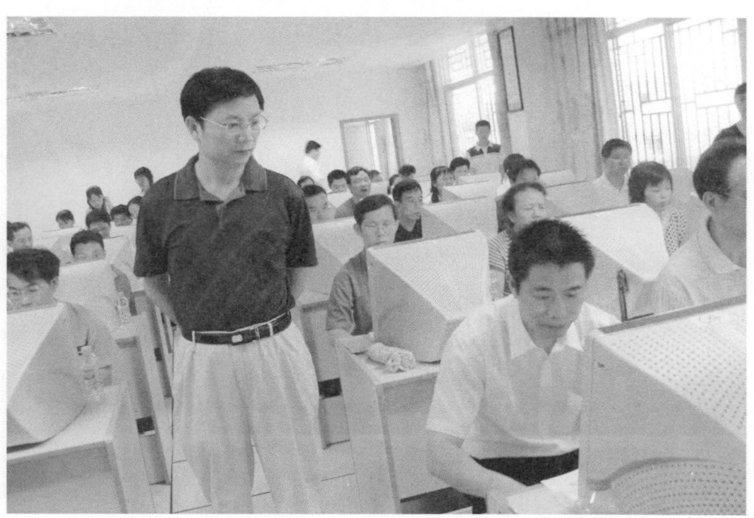

2007 年 8 月 30 日，惠州市领导与开发商签订医院新院建设协议。

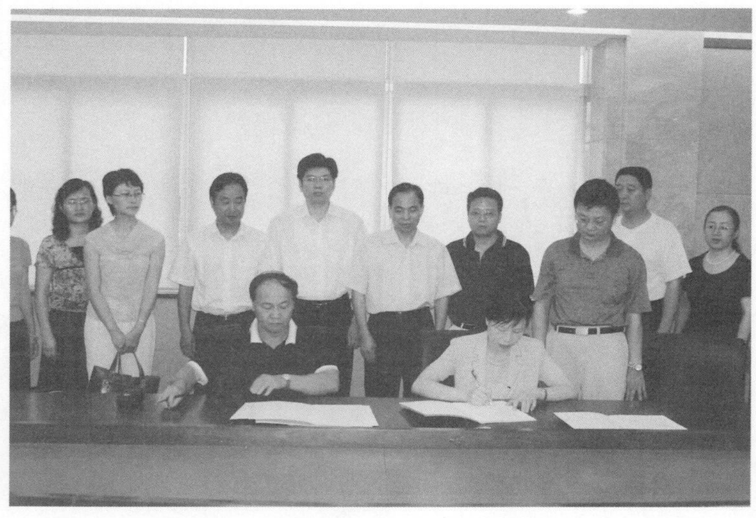

2007 年 12 月 5 日，医院承办中医中药中国行活动惠州站启动仪式。

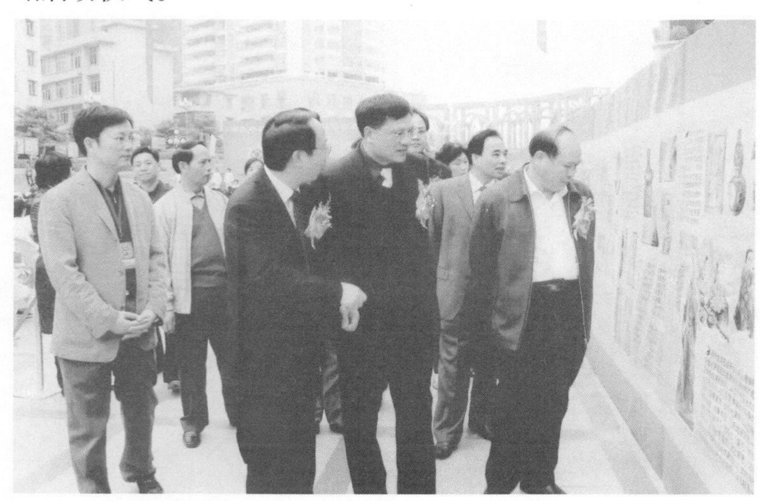

2008 年

2008 年 5 月 6 日，医院选手参加惠州市护士岗位技能竞赛并取得优异成绩。

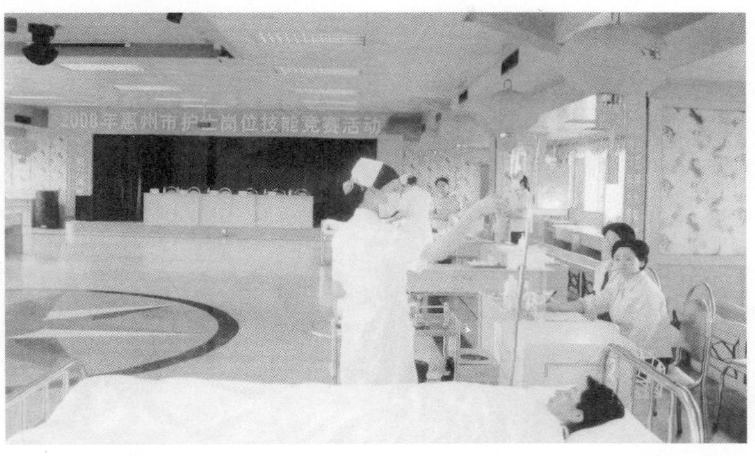

2008 年 5 月 9 日，医院组织员工参加奥运火炬惠州站传递活动。

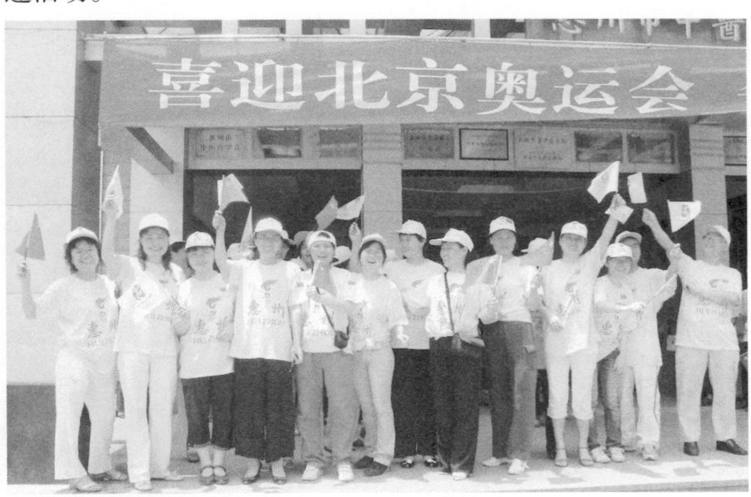

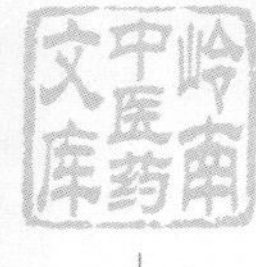

2008 年 6 月 19 日，医院党委到对口支援单位寨头村慰问贫困党员。

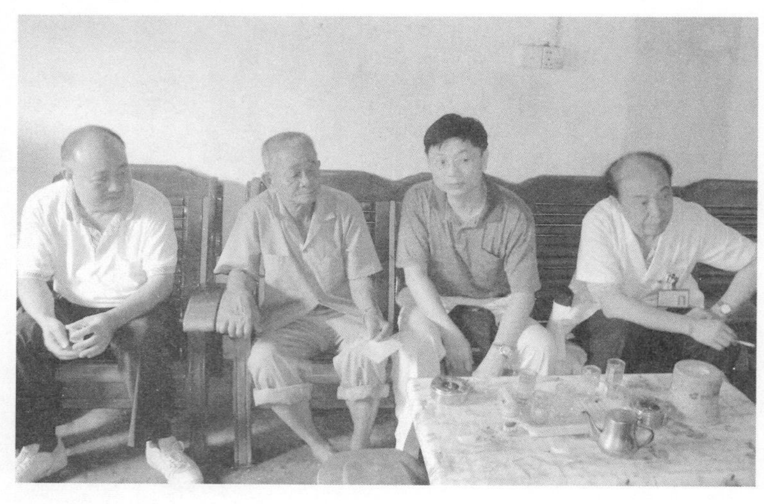

2008 年 7 月 8 日，医院召开广东省中医重点专科（骨伤科）验收通报会。

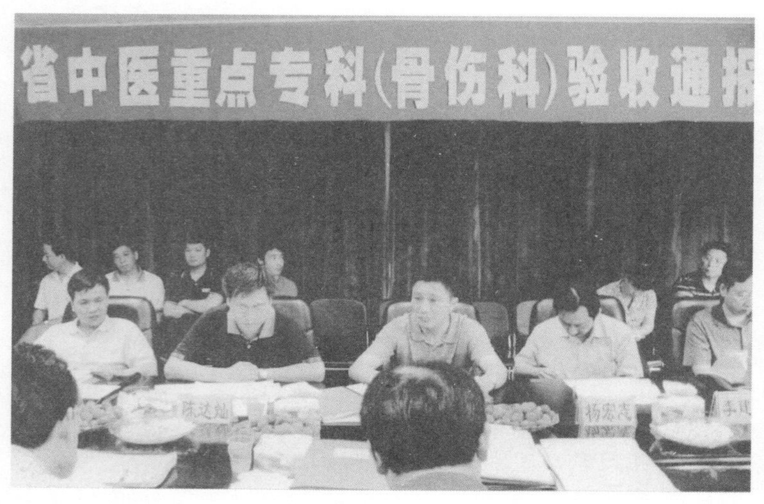

2008 年 7 月 9 日，创全国文明城市广东省检查组来院检查。

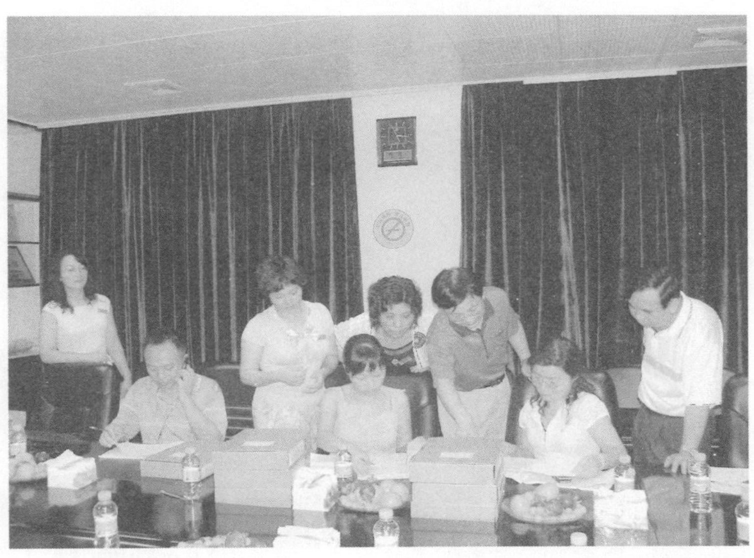

2008 年 9 月 17 日，廖承建院长做客惠州广播电台行风热线节目。

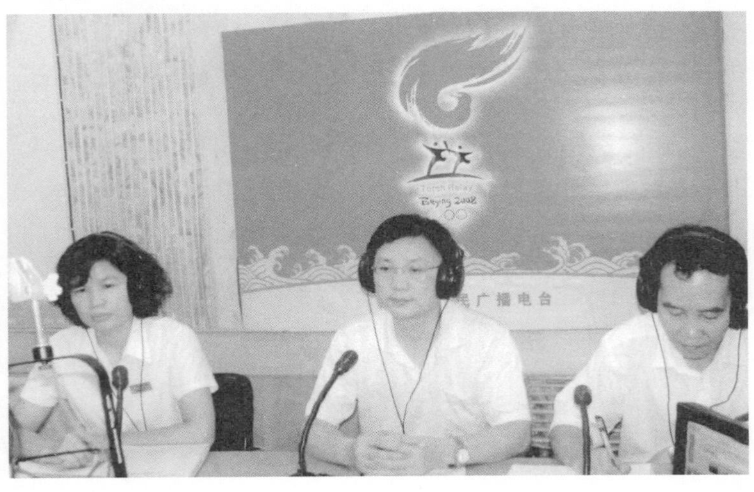

2009 年

2009 年 6 月 18 日，医院捐助 3 万元帮助寨头村建立村卫生站。

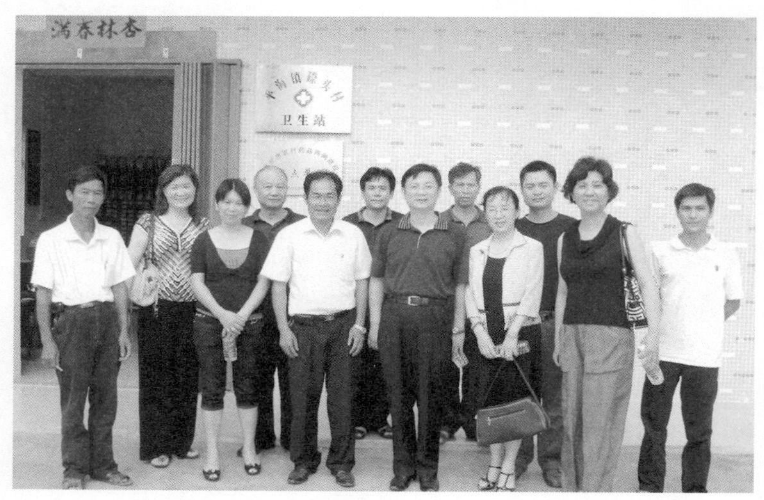

2009 年 7 月 24 日，医院召开工会委员会换届选举暨第三届一次职工代表大会。

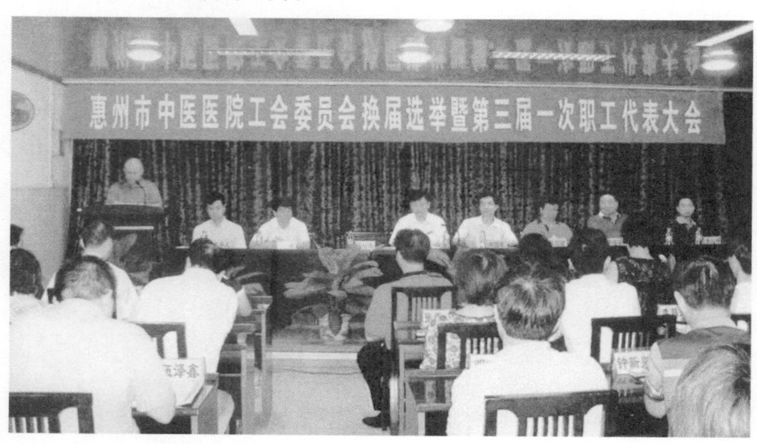

2009 年 11 月 9 日，医院党委进行了换届选举。

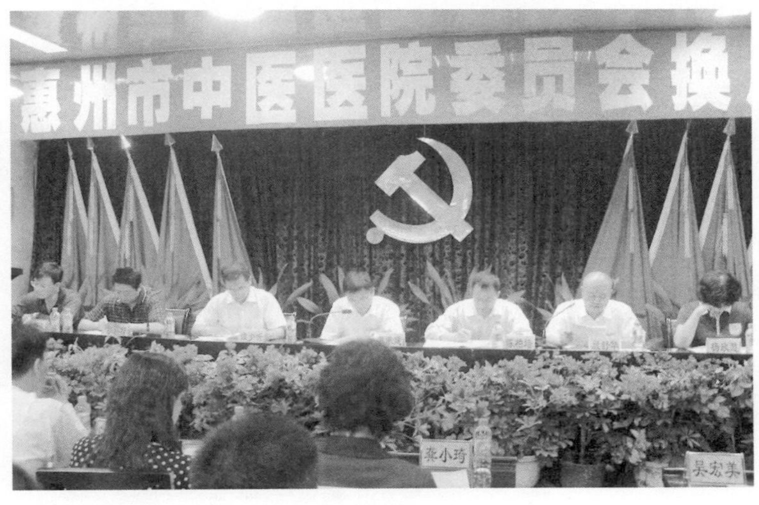

2010 年

2010 年 3 月 15 日，医院党员干部到青塘村与该村村干部共商脱贫方案。

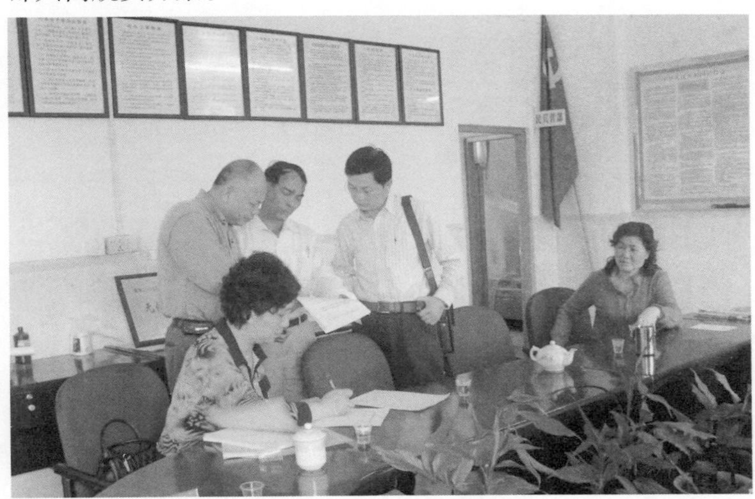

2010 年 4 月 19 日，医院干部群众向青海地震灾区群众捐款献爱心。

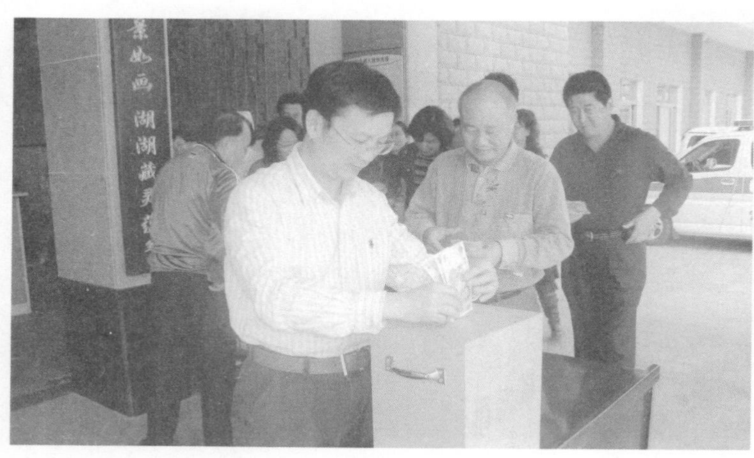

2010 年 4 月 20 日，医院举行新院开工奠基仪式。

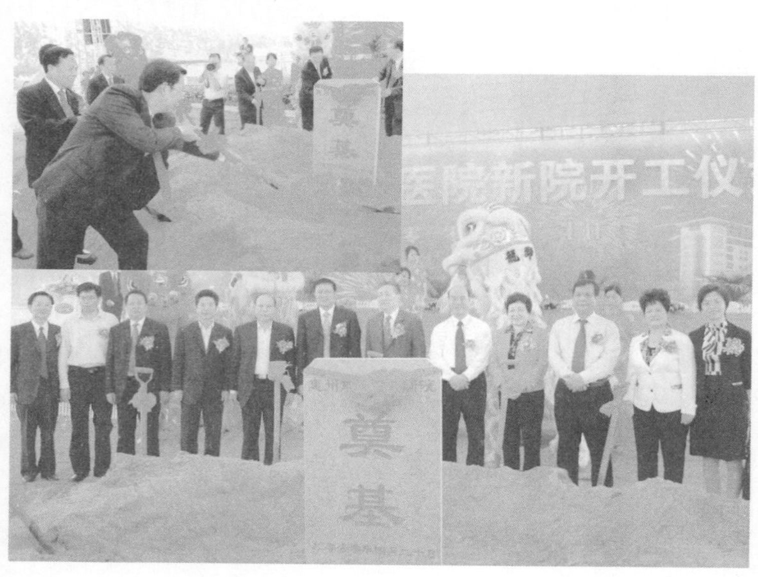

2010年6月22日，医院举行高级人才招聘面试会。

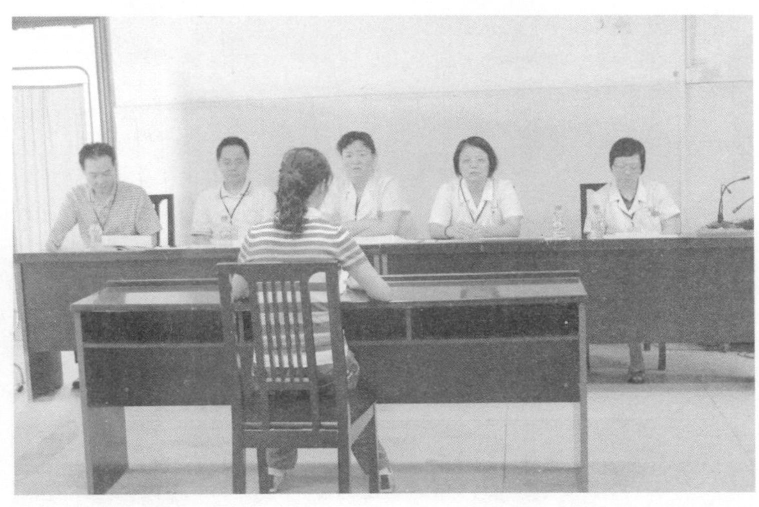

2010年6月28日，医院党委成员到青塘村与该村党员一起开展主题党日活动。

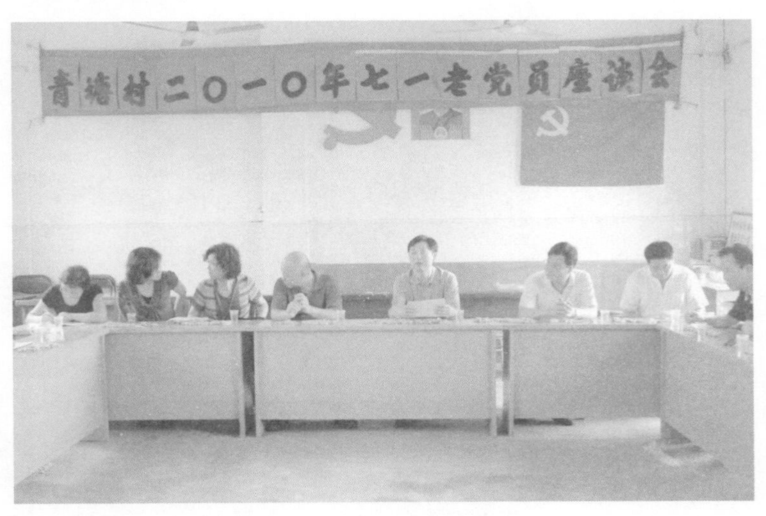

2010 年 6 月 30 日，医院领导到临床科室开展文明城市迎检督查。

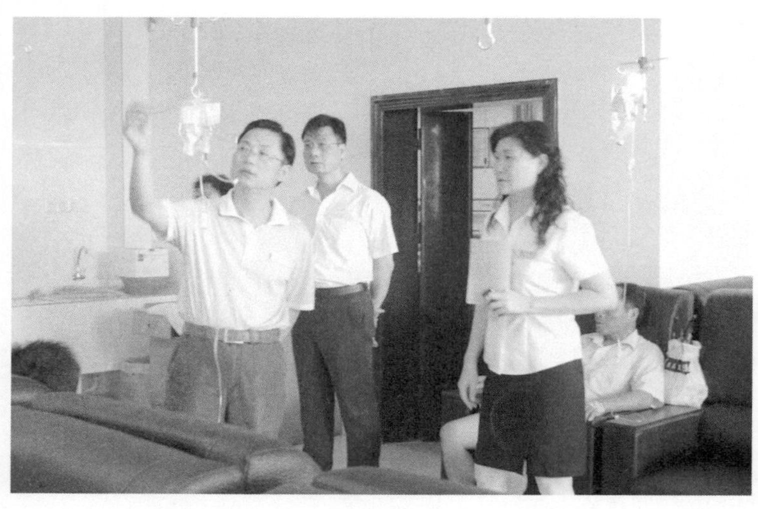

2010 年 6 月 30 日，医院派出多支保健医疗队承担广东省运动会医疗保健任务。

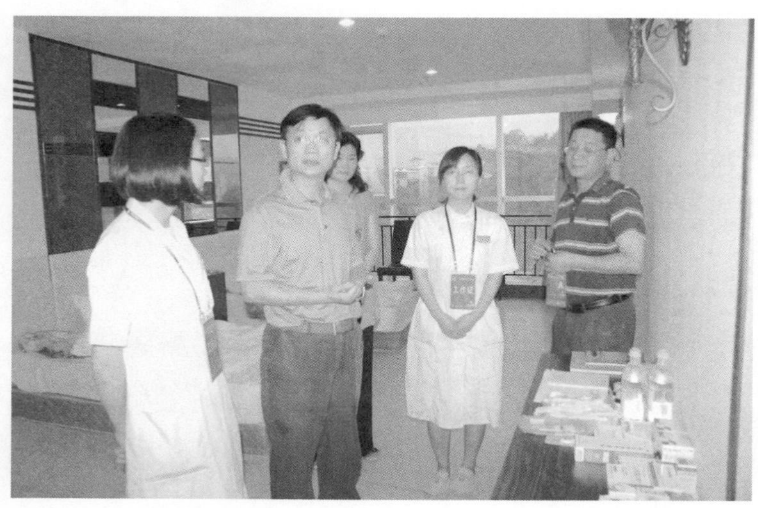

2011年

2011年1月14日，医院开展了感恩、报恩主题演讲活动。

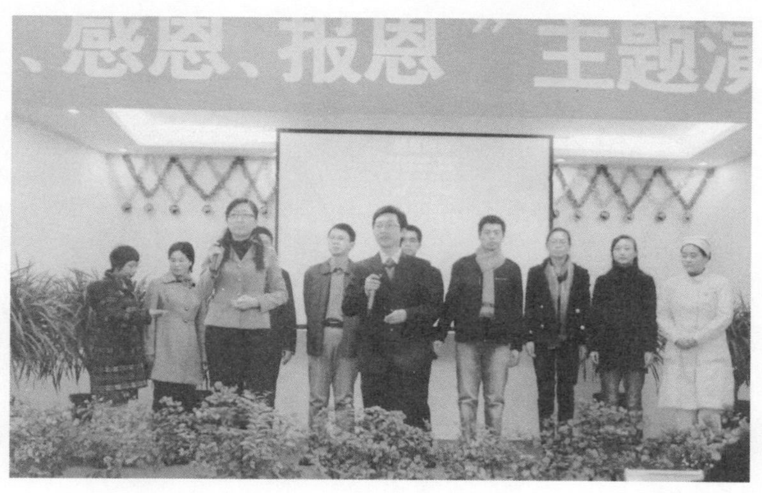

2011年1月18日，医院通过广东省厂务公开民主管理工作先进单位的复查并获得认证证书。

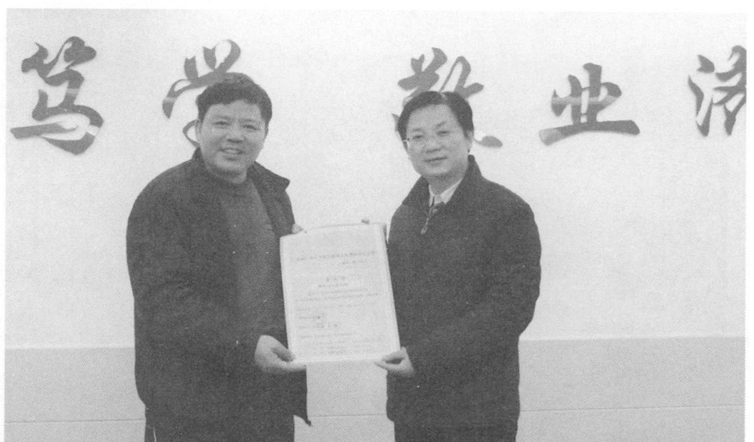

2011 年 4 月 14 日，惠州市委第五巡视组到医院开展巡视工作。

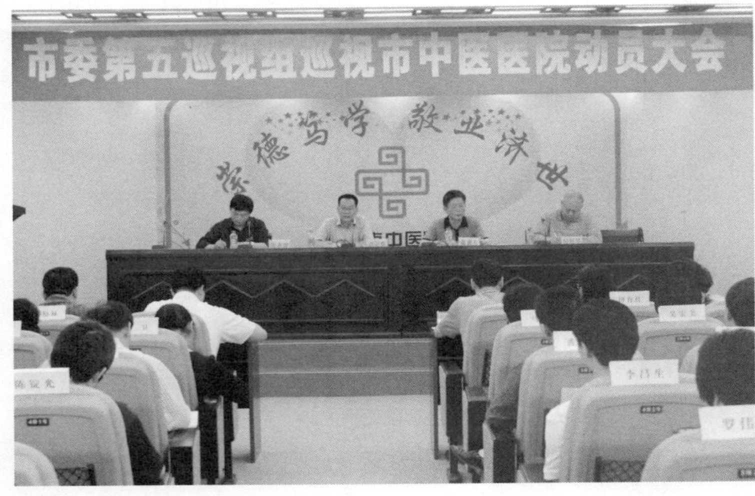

2011 年 6 月 3 日，惠州市委组织部领导到医院开展领导班子考察工作。

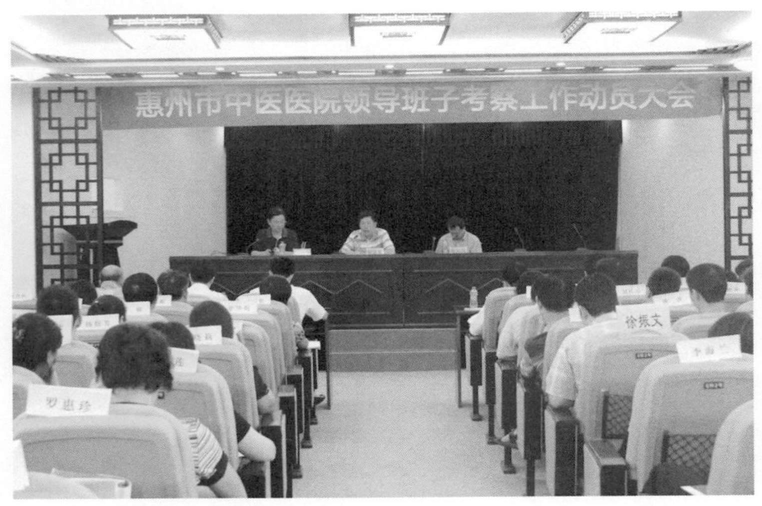

后　记

2011 年岁晏，我为《罗浮山下国医魂》圈上了最后一个句号。一年之后，院长廖承建也从岗位上荣退下来。

2016 年 4 月，农历丙申年的阳春。这是《罗浮山下国医魂》封稿 4 年后一个春暖花开、阳光灿烂的日子。

惠州市中医医院的党委副书记、纪委书记龚小琦女士开着私家车，把我载向《罗浮山下国医魂》一书中曾经描绘过的惠州市中医医院东江新城院区。龚小琦告诉我《罗浮山下国医魂》即将出版，问我想不想补充点什么？想不想见见封稿后新上任的刘庆荣院长？

车窗外，宛若绸缎般美丽的西枝江荡漾在柳枝婆娑的春光里。是啊，四年来，惠州市中医医院已然鸟枪换炮；而屠呦呦摘取诺贝尔医学奖这颗王冠上的明珠，更是把中医学推向上了世界医药学的巅峰。而这一切，却源自罗浮山下之葛洪的《肘后备急方》中的那株青蒿……

我禁不住心痒难挠。

一

2010年，早春二月。

坐落在美丽的西子湖畔、菱湖之旁，始建于1965年的惠州市中医医院，经过近50年的发展和几代人的努力，已然成为惠州地区规模最大的综合性中医医院。就在老百姓把惠州市中医医院视若国医保护神、心目中的国医护卫舰“惠州舰”的时候，惠州市疾病预防控制中心主任、党总支书记刘庆荣出任惠州市卫生局副局长、党组成员。他的案头，赫然就是一摞关于惠州市中医医院新院的相关文件以及正在动工兴建的施工图。

惠州市卫生局党组指定他分管中医工作，刘庆荣面对的是一摊基建图纸，高达3.4亿元的建设投资，国家三级甲等中医医院的建设标准……

刘庆荣不禁感叹，惠州人是在打造惠州中医的“瓦良格”！他禁不住为时任院长廖承建捏了一把汗：惠州人好不容易铸就的“惠州舰”，能拖得动“瓦良格”吗?

历史有许多时候令人哭笑不得，这次也是如此。

2012年10月，刘庆荣接到一纸调令：出任惠州市中医医院党委书记、院长，也就是说他要做的是把“惠州舰”发挥至极致，把“瓦良格”铸就成“辽宁号”！

建设资金、设备设施、供水供电、道路交通……

从副局长到院长，从担心到面对，刘庆荣头大了。

更令刘庆荣焦头烂额的是：由于工程规模调整，建设资金要增加 1 亿 3600 万，这笔资金从哪里来……

经过许许多多精彩抑或感动、惆怅抑或茫然的故事，刘庆荣以他的睿智、担当和执着，硬是让惠州市中医医院新院在 2012 年 12 月 28 日这一天启用。

其实，要在近乎荒芜的东江新城把惠州市中医医院新院打造成为现代化的综合性中医医院，面临着设备购置、设施配套、环境改造等一系列的困难。如何才能尽早地使新院区全面投入运营，鸣响惠州中医医院之"辽宁号"启航的笛声呢？

刘庆荣和惠州中医人结合菱湖老院区及东江新城院区的实际情况，积极探索在同一个管理架构、同一个管理班子领导下的"一院两区"运营模式，逐步实现了有中医专科特色的菱湖老院区、提供现代化综合性中医诊疗服务的东江新城院区齐头并进的业务模式，呈现出了"惠州舰"扬眉吐气、"瓦良格"蜕变为"辽宁号"的可喜局面：截止到 2015 年底，新院区及菱湖院区全年总收入与刘庆荣上任之初的 2012 年底相比，居然增长了 76.44%！

二

其实，令刘庆荣挠头的不仅是案头那一大摞关于新院建设的图纸和方案，还有一份国家中医药管理局印发的《三级中医医院评审标准（2012 年版）》。

好在惠州市中医医院早在 2006 年的时候，就在前任院长廖承建的带领下，通过了"三甲"中医医院评审！

2012 年，原本就被千头万绪的新院建设工作折腾得焦头烂额的刘庆荣，面临着迎接国家三级甲等中医医院评审的工作，他责无旁贷地将此项工作列为惠州市中医医院各项工作的重中之重。

好在惠州市中医医院历来注重基础工作，历届班子都与时俱进；好在局长出身的刘庆荣处变不惊，在千头万绪中能够有条不紊！

刘庆荣带领着全院上下齐心协力，逐项逐条对照《三级中医医院评审标准（2012 年版）》，全面开展检查，查漏补缺，完善整改，持续改进医疗服务质量，规范诊疗行为，着重在提高“中医药服务功能”和“综合服务能力”两大方面下功夫。

为了确保通过国家等级医院评审，刘庆荣身先士卒，亲自担任迎接三级中医医院等级评审领导小组组长，设立了“三甲”迎评工作办公室，抽调了工作责任心强、有一定的组织协调能力的专职人员担任创建“三甲”办公室的工作，邀请广东省中医院有关专家进行全员培训。制定了切实可行的《迎接国家三级甲等中医医院评审工作实施方案》，并印发到各科室。对照三级甲等中医医院评审标准逐项逐条进行任务分解，落实了责任领导和责任科室。与职能、临床科室主任签订了《“三甲”评审工作目标责任书》。经过一年多的准备，2014 年 3 月，在国家中医药管理局组织的三级甲等中医医院等级评审中，惠州市中医医院以令同行折服的高分，圆满通过了评审。

三

国学和国医，是古老中国强盛不衰的两大奇葩和瑰宝，传承和弘扬国医是惠州市中医医院不断发展的传家宝。

惠州市中医医院有着深厚的中医药文化的传统底蕴，其文化墙、济世鼎、国医鼻祖雕像等景象早已深入人心。如何让这些璀璨的国学元素融入国医的实践之中，更好地让国人接受并从骨子里真正喜欢，这是刘庆荣的使命，更是他追求的崇高境界。

到“十二五”末期，惠州市中医医院经过不断加大名医、名科、名院建设力度，涌现出了省、市名中医 10 人，惠州市管拔尖人才 2 人。刘庆荣充分挖掘他们的潜能，在发展推进中医名院建设的实践中，为他们创造良好的文化氛围。

建立名医馆、开设名医工作室，是刘庆荣把国学和国医有机融合的第一项举措。刘庆荣将分散在各个诊室、病区的 10 位名老中医、专家汇集在名医馆，馆内装饰结合了中国传统中医药文化元素，庄重典雅，古色古香，馆内设置了 9 间独立诊室，实行封闭式“一医一患”服务，专人导诊。名医馆的设立，合理利用了现有环境资源和人力资源，整合了各学科优势，为患者看名中医提供了方便。

在刘庆荣的心中，国医大师吕景山一直是中医界的泰斗、悬壶济世的“神医”，更难能可贵的是，他始终保持着严谨治学、乐善好医的本质。2015 年冬，刘庆荣冒着寒冷亲自前往山西吕景山家登门拜访，和他畅谈惠州中医发展，聊起中医传承，征询合作方案……

刘庆荣的这一举动，得到了惠州市委、市政府的高度重视，市委书记陈奕威、市长麦教猛等市领导亲自接见吕老，此举无疑为助力惠州市中医药事业的发展起到了锦上添花的作用。吕老的女儿也是吕老的弟子，她一再盛赞广东人踏实的作风和执着的精神。2015 年 12 月 18 日，吕景山国医大师在广东省的首间传承工作室在惠州市中医医院东江新城院区设立，并举行了“吕景山国医大师传承工作室”揭牌仪式，吕老现场收陈洪等 4 位惠州市中医医院中医拔尖人才为弟子。此后，吕老还定期来惠州指导、教学、坐诊，开展一系列的诊疗服务和学术传承活动，让广大市民不出惠州就能享受到全国最高级别中医专家的服务。

在名老中医、专家的带领下，骨二科（脊柱骨病科）成为广东省中医院脊柱微创技术中心推广基地（惠州基地）、广东省中医院脊柱疾病诊疗协助中心，骨三科（手足关节病科）成为广东省中医院关节病诊疗协作中心、广东省中医药学会运动医学专业委员会关节微创技术推广基地，内五科（脑病科）成为广东省中医院脑病协作单位脑卒中筛查与基地建设单位、中医药防治中风联盟卒中中心建设单位、广东省中医药学会脑病专业委员会二十周年先进单位。内分泌科、脾胃病科等 7 个省重点专科充分利用中西医结合优势开展治疗，在粤东地区享有盛誉。同时，该院开展的抗癌中药化疗法，在稳定甚至缩小瘤体方面具有较好疗效，且无明显毒副作用，成为肿瘤患者实现带瘤生存的不错选择。

刘庆荣把信息化、智能化建设有效融合于中医的发展和实践中，这是他的又一全新举措。惠州市中医医院通过信息化、智能化系统的建设，实现了免费 Wifi 全覆盖，开通了“银医通”自助终端服务，实现了预约、挂号、缴费、查询等一体化自助服务；在惠州首家开通“掌上医院”服务平台，通过微信与支付宝载体，实现了与医院官网、医院信息系统的数据对接，市民只需关注医院微信号或通过支付宝扫描医院微信或支付宝二维码，即可实现挂号、候诊、缴费、入院、出院结账等多项智能服务，流程轻松高效快捷，有效解决了市民就医过程中挂号排队时间长、看病等候时间长、取药排队时间长、医生问诊时间短的问题。在惠州首家设置智能化免煎中药房，改变了传统中药配方、服药方式，实现了对传统中药房的颠覆式变革。药师通过信息系统获取医生处方，智能药柜上对应中药颗粒药罐的隔间指示灯闪亮，提示取药配药，并通过自动化设备实现自动调剂、配比及独立药盒封装。以上举措构筑了移动互联网时代新型就医模式，推进了医疗质量与服务效率的明显提升，使有限的医疗资源让更多人群受益。

刘庆荣其实还有很多不错的想法。自从屠呦呦载誉归来，中医药学成为世界医学关注的焦点，第三届中医科学大会也选址在惠州罗浮山召开。作为工作在集国医经典之大成的罗浮山下国医人，刘庆荣正在筹备建立惠州市中医药研究所、广东省葛洪中医药研究院，并积极开展与香港大学中医药学院等的战略合作，携手推进中医药文化国际化……

四

我对刘庆荣并不熟悉，一位叫朱烨敬的惠州中医人讲述的故事让我为之感动和震撼：

2008 年 5 月 12 日，一场世纪特大地震发生在我国四川，一幢幢房屋顷刻间变成废墟，一个个生命霎时间撒手人寰。地动山崩，吞噬了数万同胞的生命。山河哭泣，国难当头，中华热血男儿岂不动容！时任惠州市疾病预防与控制中心主任的刘庆荣同志马上想到，灾后的卫生防疫是更为艰巨的任务。他深知，医疗救助与卫生防疫工作必定是抗震救灾的工作重心。时间就是生命，灾情就是命令。当接到广东省卫生厅要求各地组建卫生防疫队的通知时，刘庆荣同志向惠州市卫生局请命："让我上！"一批80后的年轻人在他的影响下也争相报名，组成了全省唯一一支由单位一把手亲自带队的卫生防疫队！面对生与死的考验，他没有豪言壮语，只有默默的祝福，他做足了思想准备，也做好了最坏的打算，他不知道，这一去何时能归。带着惠州人民的重托，他带领队员们紧急赶往灾区！

然而，救灾前线的困难和危险远远超出了他的想象。从成都到茂县的路已经严重毁坏，桥梁横断，道路塌方，泥石横飞，原本三小时的路程，他们不得不绕道马尔康，翻越三座海拔4500多米的雪山日夜兼程走了三天三夜。一路上余震不断，左边是悬崖峭壁，右边是万丈深渊，汽车只能缓慢地行驶，每走一步都有丧命的危险。在雪山上行走，脚下打滑，他不得不带领队员不时下车推车、铲雪，一步一步走向山顶，当到达白雪皑皑的雪峰时，所有人早已疲惫不堪，然而他首先想到的不是休息，而是默默地在心中呼喊：快点！快点！再快点到灾区，让更多灾民得到救助！

在海拔3000多米的藏区村落和灾民安置点，他身上背负着几十公斤重的消毒器具，忍受着头痛欲裂、呼吸困难的高原反应，每走一步都非常吃力，有好几次都差点晕倒。每次快要倒下的时候，总有一个信念支撑着他："我不能倒，因为我是医生，我是共产党员，我是灾区人民的希望！"

在救灾前线，他带领队员在海拔3500多米的高原，白天忍受着高原烈日的炙烤，饿了就吃点八宝粥、饼干；晚上就在刺骨寒风中，在漏雨的帐篷里和衣而睡。

在巴蜀大山深处的抗震救灾前线，刘庆荣带领队员们战胜了恶劣的自然条件，经历了生与死的考验，用忠诚和坚强回报了党和人民的信任！

缘于一份责任，他坚守在医院的领导岗位；缘于一份情怀，他把医院当成了自己的家；缘于一份信念，他乐此不疲地忙碌着。“顺，不妄喜；逆，不惶馁；安，不奢逸；危，不惊惧。”这是刘院长对自己的要求。无论遇到什么考验，他总是能满腔热情、乐观向上，他笑着说：“2013 年版的刘庆荣比 2012 年版的刘庆荣苍老了许多。”工作中有人遇到困难时，他也时刻鼓励道：“不论遇到什么困难，请不要忘记露出一点笑容……”

倚着西枝江的金山大桥远远眺望：惠州市中医医院新院就像惠州医疗界的一艘航空母舰，停泊在惠民之州，她让这里的百姓感到安全，她护佑着 470 万惠州人民以及东江流域的客家乡亲！

李华生

2016 年 5 月

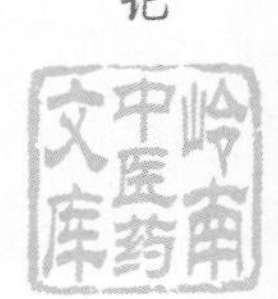